Kohlhammer

Hermann Schoenauer (Hrsg.)

Ulrike Winkler
Hans-Walter Schmuhl

Die Behindertenhilfe der Diakonie Neuendettelsau 1945–2014

Alltag, Arbeit, kulturelle Aneignung

Verlag W. Kohlhammer

1. Auflage 2014

Satz: Andrea Siebert, Neuendettelsau
Gesamtherstellung: W. Kohlhammer GmbH, Stuttgart

Print:
ISBN 978-3-17-026242-3

E-Book-Formate:
pdf: ISBN 978-3-17-026243-0
epub: ISBN 978-3-17-026244-7
mobi: ISBN 978-3-17-026319-2

Inhalt

Zum Geleit

Als der Spiegeljournalist Peter Wensierski im Jahre 2006 seine Recherchen zur Heimerziehung in staatlichen, privaten und kirchlichen Einrichtungen in den 50er und 60er Jahren des 20. Jahrhunderts publizierte, trat er eine Welle los. Die zum Teil erschreckenden Ergebnisse seiner Nachforschungen erforderten es, dass sich unsere Gesellschaft mit diesem Thema auseinandersetzen musste. Ein Thema, das lange Zeit nicht wahrgenommen wurde und das wahrzunehmen für die Beteiligten unangenehm war. Die jugendlichen Opfer konnten sich nicht wehren. Oft traumatisiert, verdrängten sie die Erlebnisse und Ereignisse ihrer Kindheit und Jugend. Eine Aufarbeitung erfolgte zuerst nicht. Erst im Lauf der Jahre setzte diese ein.

Ein runder Tisch, zusammengesetzt aus Vertretern staatlicher Institutionen, kirchlicher Einrichtungen, den Vertretern der Opfer und von politischer Seite, nahm sich der Problematik in den vergangenen Jahren an. Ein Abschlussbericht wurde 2011 vorgelegt. Das erlittene Unrecht wurde thematisiert und diskutiert sowie Möglichkeiten der Aufarbeitung und Entschädigung für erlittenes Leid eruiert und umgesetzt.

Auch innerhalb der Diakonie Neuendettelsau wurde die Diskussion wahrgenommen. Seit den 30er Jahren hatte die Diakonissenanstalt keine eigentliche Einrichtung der Fürsorgerziehung mehr. Doch Kinderheime und die Einrichtungen für Menschen mit Behinderung, in denen auch lernschwache Kinder und Jugendliche untergebracht waren, entsprachen dem Heimcharakter der damaligen Zeit.

Für die Diakonie Neuendettelsau war es ein Bedürfnis, auch diesen Teil ihrer Geschichte zu untersuchen und aufzuarbeiten. Die eingehenden Nachfragen von Betroffenen bestätigten sie in diesem Unternehmen. Mit Frau Dr. Winkler, in deren Händen das Projekt lag, und Herrn Prof. Dr. Hans-Walter Schmuhl wurden zwei Wissenschaftler beauftragt, die Ereignisse zu rekonstruieren, menschliches Leid offen zu legen, aber auch wissenschaftlich einzuordnen. Beide Autoren haben bereits vielfältig zu dieser Thematik geforscht und Publikationen über andere Einrichtungen vorgelegt. Der Diakonie Neuendettelsau war es bewusst, dass dieser Teil der Geschichte bearbeitet werden musste und hat deshalb die beiden in dieser Thematik erfahrenen Wissenschaftler damit beauftragt.

Schon in der Vergangenheit hat sich die Diakonie Neuendettelsau schwierigen Kapiteln ihrer Geschichte gestellt. So wurde der Einsatz von Zwangsarbeitern während des Zweiten Weltkrieges untersucht, die Ergebnisse publiziert und sich finanziell am Entschädigungsfond beteiligt. Und auch der dunkelste Fleck unserer Geschichte, die Ermordung von Menschen mit Behinderung aus unseren Einrichtungen in der sogenannten „Euthanasie"-Aktion im Dritten Reich wurde beleuchtet und offen gelegt. Die wissenschaftliche Aufarbeitung erfolgte in der Publikation „Warum sie sterben mussten. Leidensweg und Vernichtung von Behinderten aus den Neuendettelsauer Pflegeanstalten im Dritten Reich", die

1990 von Hans-Ludwig Siemen und Christine-Ruth Müller vorgelegt wurde. Bis heute und auch zukünftig werden wir diesen Opfern in vielfältiger Weise gedenken.

Sowohl in ihrer Vergangenheit wie auch in der Gegenwart und auch in Zukunft ist es der Diakonie Neuendettelsau ein Anliegen, sich ihrer historischen Verantwortung zu stellen, um neuen Missständen gegenübertreten zu können und um ihrer gesellschaftlichen Verantwortung gerecht zu werden. Mein Dank gilt an dieser Stelle den beiden Autoren, die in den letzten Jahren mit dieser Arbeit beschäftigt waren. Professor Dr. Hans-Walter Schmuhl beschäftigte sich mit der wissenschaftlichen Einordnung der Ereignisse, Dr. Ulrike Winkler führte zahlreiche Interviews mit Betroffenen und Mitarbeitenden und wertete diese Ergebnisse systematisch aus.

Die Diakonie Neuendettelsau möchte aber nicht nur eine Wiedergabe der Ereignisse geben, sondern basierend auf den Ergebnissen der Untersuchungen hat man eine Konzeption für einen zukunftsorientierten Umgang zu der Thematik Gewalt in allen unseren Einrichtungen erarbeitet, welche in den „Ethischen Leitlinien der Diakonie Neuendettelsau" Eingang gefunden hat.

Das Wissen um die eigene Geschichte ist wichtig, auch wenn es manchmal schmerzhaft ist. Aber nur dieses Wissen – sei es positiv oder negativ besetzt – erlaubt uns Schlüsse aus der Geschichte zu ziehen.

Mein Dank gilt auch allen Beteiligten, die sich den Fragen in den Interviews gestellt haben, die Einblick in ihre Emotionen, Gefühle, Ängste, ihren Ärger gegeben und ihre Erfahrungen offengelegt haben. Dies war sicher nicht immer leicht.

Ich bedauere, dass viele Menschen Ungerechtigkeit in unseren Einrichtungen in der damaligen Zeit erfahren haben. Wir hoffen, mit dieser Publikation ein Stück Gerechtigkeit vorgelegt zu haben, um diesen Teil unserer Geschichte und die Betroffenen nicht in Vergessenheit geraten zu lassen. Wir können uns an dieser Stelle nur bei den Opfern für das Erlittene entschuldigen.

Im Frühjahr 2014

Prof. Dr. h. c. Hermann Schoenauer, Rektor

Dank

Diese Studie geht auf einen Forschungsauftrag der Diakonie Neuendettelsau zurück. Wir danken ihrem Rektor, Herrn Pfarrer Prof. Dr. h. c. Hermann Schoenauer, erneut sehr herzlich für das in uns gesetzte Vertrauen. In diesen Dank schließen wir Herrn Jürgen Zenker, den Abteilungsdirektor der Diakonie Neuendettelsau, Dienste für Menschen mit Behinderung, mit ein.

Danken möchten wir Herrn Matthias Honold M.A., dem Archivar der Diakonie Neuendettelsau, der uns und unsere Arbeit kenntnisreich, kompetent und unbürokratisch unterstützte. Diesen Dank dehnen wir gerne auf alle diejenigen Mitarbeiterinnen und Mitarbeiter der Diakonie Neuendettelsau aus, die uns in vielerlei Hinsicht behilflich waren. Besonders bedanken wir uns dafür, dass sie eine angenehme Atmosphäre für unsere Interviews mit den Bewohnerinnen und Bewohnern schufen.

Weiterhin danken wir herzlich Frau Beate Maaß und Frau Eva Schmuhl, B. A., die zügig und zuverlässig die mehrstündigen und inhaltlich schwierigen Interviews transkribierten.

Unser tief empfundener Dank gilt unseren Gesprächspartnerinnen und Gesprächspartnern. Den Mitarbeitenden danken wir für ihr Interesse, ihre Offenheit und ihre Bereitschaft, uns von den Höhen, aber auch von den Tiefen ihres langjährigen Berufsalltages zu berichten. Die Bewohnerinnen und Bewohner öffneten uns mit ihren Erinnerungen nicht nur eine Tür in eine ganz andere Welt und ließen uns damit an ihrem Leben teilhaben, sondern sie zeigten uns auch, wie man ein schweres Schicksal mit Würde und Großmut tragen kann. Diese Begegnungen werden uns unvergessen bleiben.

Erneut haben uns unsere Partner, Rolf Winkler und Dr. Regina Geitner, geduldig und liebevoll unterstützt. Ihnen danken wir sehr.

Trier und Bielefeld, im April 2014

Ulrike Winkler und Hans-Walter Schmuhl

Editorische Vorbemerkung

In diesem Buch geht es um die Darstellung und Analyse von Strukturen und Handlungsmustern in den Einrichtungen der Evangelisch-Lutherischen Diakonissenanstalt Neuendettelsau ab den 1950er Jahren bis in unsere Zeit hinein. Anlass dieser Studie waren Beschwerden ehemaliger Bewohner/-innen über Gewalterlebnisse, denen im Folgenden nachgegangen wird. Gleichwohl ging es nicht darum, die Täter/-innen zu entlarven und an den Pranger zu stellen. Aus diesen und aus datenschutzrechtlichen Gründen werden daher nur wenige Männer und Frauen mit ihrem wirklichen Namen genannt. Bei diesen handelt es sich um „Personen der Zeitgeschichte", also um die Vorsteher, Pfarrer, Oberinnen und Ärzte der Diakonissenanstalt Neuendettelsau. Zur besseren Orientierung der Leserinnen und Leser sind deren Namen bei der ersten Nennung kursiv gesetzt. Ein Personenregister am Ende des Buches gibt einen Überblick über die Personen, die unter ihrem wirklichen Namen auftreten.

Die Namen von Diakonissen, Diakonen und Mitarbeiter/-innen wurden hingegen – ebenso wie die Namen von Bewohner/-innen – durch Pseudonyme ersetzt. Dabei sind die Namen frei erfunden, die Buchstaben, die die Hausnamen symbolisieren, entsprechen in der Regel nicht den tatsächlichen Initialen, sondern folgen in aufsteigender Linie dem Alphabet. Details der Biographien, die konkrete Hinweise auf die tatsächliche Identität der anonymisierten Personen geben könnten, sind weggelassen worden. Überhaupt wurden personenbezogene Angaben, die aus Archivgut erhoben wurden, auf denen noch eine Sperrfrist liegt, weggelassen, sofern es der Forschungszweck zuließ. Schutzwürdige Belange Dritter bleiben unbedingt gewahrt.

Eine Fassung des Manuskripts mit allen Namen sowie eine Liste der verwendeten Pseudonyme wurden im Historischen Archiv der Diakonie Neuendettelsau unter Verschluss genommen, um künftigen Forscherinnen und Forschern, die nach Ablauf der Sperrfristen an dem Thema weiterarbeiten möchten, ihre Aufgabe zu erleichtern.

Ein Letztes: Wir haben uns entschlossen, die Briefe, Berichte und Beschwerden von Bewohner/-innen an die leitenden Persönlichkeiten der Diakonissenanstalt Neuendettelsau buchstabengetreu wiederzugeben. Damit wollten wir zeigen, wie Menschen, die der Schriftsprache manchmal kaum mächtig waren, trotzdem versuchten, in einer bürokratisierten Welt, die stark auf einen formalisierten Briefaufbau, eine korrekte Rechtschreibung und eine gewählte Ausdrucksweise setzt, ihre Interessen zu Gehör zu bringen. Auch ihre Aussagen in den Interviews wurden nur leicht geglättet

Einleitung

Anlass der Studie

Diese Studie wurde von Herrn Rektor Prof. Dr. h. c. Hermann Schoenauer im Jahre 2011 angeregt. Mit ihr sollte einerseits den von ehemaligen Bewohner/-innen erhobenen Vorwürfen von körperlicher und seelischer Gewalt gezielt und gründlich nachgegangen werden,[1] andererseits war von Anfang an eine Erweiterung des Forschungsgegenstandes beabsichtigt. Denn Gewalt entwickelt sich nie im luftleeren Raum, sondern es gilt, die Strukturen zu untersuchen, die ein bestimmtes Verhalten ermöglichen, verursachen, auslösen, begünstigen oder aber erschweren bzw. verhindern.

Forschungsstand und Literaturlage

Schon lange vor der 2006 einsetzenden Debatte um die öffentliche Ersatzerziehung haben sich verschiedene Fachdisziplinen, allen voran die Pädagogik und die Geschichtswissenschaft, der Untersuchung der Zustände in der öffentlichen und in der konfessionellen Heimerziehung in der Bundesrepublik Deutschland angenommen. Diese kann, nicht zuletzt befördert durch den erneuten Diskussionsschub, mittlerweile als recht gut erforscht gelten,[2] auch wenn nach wie vor

1 Zuletzt wandte sich Arthur A. an die Diakonie Neuendettelsau und berichtete über seine Erlebnisse im Städtischen Krankenhaus in Ansbach 1952. Dort wurde der damals 4-Jährige, der sich bei einem Unfall einen Schädelbruch zugezogen hatte, von Neuendettelsauer Schwestern versorgt. Insbesondere an die Oberschwester hat Herr A. keine guten Erinnerungen: „Aus irgendwelchen Gründen war die Oberschwester der Meinung, das Kind [also Herr A.] müsse sein Essen in möglichst kurzer Zeit zu sich nehmen. Dauerte es nach ihrem Dafürhalten zu lange, landete man im ‚Katzenkämmerchen', einem kleinen (wahrscheinlich) Abstellraum, in dem eben drei oder vier Katzen herumschlichen. [...] Zum anderen war das Kämmerchen nicht oder nur wenig beheizt, so dass man nach kurzer Zeit zu frieren anfing. [...] Aber es kam noch schlimmer. Wahrscheinlich bedingt durch die Kopfverletzung und das vielleicht auch ungewohnte Essen kam es häufig vor, dass ich mich erbrach. In diesem Falle wanderte man auch in [das] Katzenkämmerchen und die Oberschwester verlangte, dass man das in den Teller Erbrochene weiter aß. Dass man dieses nach Magensäure schmeckende Essensgemisch nicht herunterbrachte, liegt wohl in der Natur der Sache. Daneben drohte die Oberschwester ständig damit, dass sie den Besuch durch die Eltern untersagen würde, wenn man denen irgendetwas sagen würde." Arthur A. an die Diakonie Neuendettelsau, 31.8.2013.

2 Als neueste Publikationen zur konfessionellen Heimerziehung seien genannt: Ulrike Winkler, „‚Den eigenen Weg finden'. Hundert Jahre Jugendhilfe Hephata (1908–2008)", in: Hans-Walter Schmuhl (Hg.), Hundert Jahre Jugendhilfe Hephata Diakonie, 1908–2008, Schwalmstadt-Treysa 2008, S. 16–51; Matthias Benad / Hans-Walter Schmuhl / Kerstin Stockhecke (Hgg.), Endstation Freistatt. Fürsorgeerziehung in den v. Bodelschwinghschen Anstalten Bethel bis in die 1970er Jahre, Bielefeld 2009, [2]2011; Wilhelm Damberg / Bernhard Frings / Traugott Jähnichen / Uwe Kaminsky (Hg.), Mutter Kirche – Vater Staat? Geschichte, Praxis und Debatten der konfessionellen Heimerziehung seit 1945, Münster 2010; Ulrike Winkler, Vom Rettungshaus zum Jugenddorf – Das Hessische Diakoniezentrum Hephata in den 1950er bis 1970er Jahren, in: EREV

„blinde Flecken", etwa hinsichtlich der Heime in der ehemaligen Deutschen Demokratischen Republik,[3] zu konstatieren sind. Jene Heime aber, in denen Kinder und Jugendliche mit geistiger und/oder körperlicher Behinderung untergebracht, gepflegt, behandelt, erzogen, beschult und ausgebildet wurden, führen nach wie vor ein Schattendasein, wurden und werden in den Forschungsdesigns zur Heimerziehung, wenn überhaupt, nur am Rande berücksichtigt. Dabei bildeten die Einrichtungen für so genannte „Schwererziehbare", gar „Unerziehbare", und „Verwahrloste" lediglich *eine* Facette eines großen Heimkosmos, waren doch zehntausende Mädchen und Jungen in Säuglingsheimen, in Kleinkinder- und Kinderheimen, in Waisenhäusern, in jugendpsychiatrischen Einrichtungen, in „Mutter und Kind-Heimen" und eben auch in Heimen für Menschen mit geistiger und/oder körperlicher Behinderung untergebracht. Mit den von uns verfassten Studien zum Johanna-Helenen-Heim, einem Haus der Evangelischen Stiftung Volmarstein für körperbehinderte Mädchen und Jungen, zur Diakonischen Stiftung Wittekindshof, einer Einrichtung für Menschen mit geistiger Behinderung, sowie einer von der Verfasserin vorgelegten Arbeit über die Stiftung kreuznacher diakonie konnte Licht in ein bislang noch unerforschtes Gebiet der Diakonie-, aber auch der bundesdeutschen Sozialgeschichte gebracht werden werden.[4]

(Hg.), Heimerziehung in den 50er und 60er Jahren, in: Schriftenreihe des EREV, 51. Jg., Nr. 1, 2010, S. 57–64; Ulrike Winkler, Gewalt in der evangelischen Heimerziehung in den 1950er und 1960er Jahren – Befunde und Erklärungsversuche, in: Jochen-Christoph Kaiser / Rajah Scheepers (Hgg.), Dienerinnen des Herrn. Beiträge zur weiblichen Diakonie im 19. und 20. Jahrhundert, Leipzig 2010, S. 309–324; Tilman Lutz, Strenge Zucht und Liebe: die pädagogischen Arrangements im Rauhen Haus in den 1950er und 1960ern, München 2010; Helmut Bräutigam, Heimerziehung im Evangelischen Johannesstift zwischen 1945 und 1970, Berlin 2011; Ulrike Winkler / Hans-Walter Schmuhl, Heimwelten. Quellen zur Geschichte der Heimerziehung in Mitgliedseinrichtungen des Diakonischen Werkes der Ev.-Luth. Landeskirche Hannovers e. V. von 1945 bis 1978, Bielefeld 2011; Bernhard Frings / Uwe Kaminsky, Gehorsam – Ordnung – Religion. Konfessionelle Heimerziehung 1945–1975, Münster 2012; Sylvelyn Hähner-Rombach, „Das ist jetzt das erste Mal, dass ich darüber rede …" Ergebnisse der Studie zur Heimgeschichte der Gustav Werner Stiftung zum Bruderhaus und der Haus am Berg gGmbH zwischen 1945 und 1970, Frankfurt am Main 2013.

3 Neuerdings aber: Beauftragter der Bundesregierung für die Neuen Bundesländer (Hg.), Aufarbeitung der Heimerziehung in der DDR. Expertisen, Berlin 2012. Zuletzt: Laura Hottenrott, „Roter Stern – wir folgen deiner Spur". Umerziehung im Kombinat der Sonderheime für Psychodiagnostik und pädagogisch-psychologische Therapie (1964–1987). Eine Bestandsaufnahme, Torgau 2012.

4 Hans-Walter Schmuhl / Ulrike Winkler, Gewalt in der Körperbehindertenhilfe. Das Johanna-Helenen-Heim von 1947 bist 1967, Bielefeld 2010, ^{2}2012; dies., „Als wären wir zur Strafe hier" Gewalt gegen Menschen mit geistiger Behinderung – der Wittekindshof in den 1950er und 1960er Jahren, Bielefeld 2011, ^{3}2012; Ulrike Winkler, „Es war eine enge Welt" Menschen mit Behinderungen, Heimkinder und Mitarbeitende in der Stiftung kreuznacher diakonie, 1947 bis 1975, Bielefeld 2012. Ähnliche Forschungsprojekte haben die von Bodelschwinghschen Stiftungen Bethel – jeweils unter Mitarbeit der/des Verfasser/in – in Gang gesetzt. Siehe aber neuerdings: Gerda Engelbracht / Andrea Hauser, Mitten in Hamburg. Die Alsterdorfer Anstalten 1945–1979, Stuttgart 2013.

Quellen und Methodik

Die nachfolgenden Ausführungen zum Heimalltag in der Phase des Reformprozesses in den Einrichtungen der Diakonie Neuendettelsau beruhen maßgeblich auf den Schilderungen und Erinnerungen (ehemaliger) Bewohner/-innen und (ehemaliger) Mitarbeiter/-innen. Die Entscheidung, sie, die „Expert/-innen in eigener Sache",[5] zu Wort kommen zu lassen (und sie beim Wort zu nehmen), basiert auf einer immer wieder gemachten Beobachtung: Der Alltag, also, *das, was alle Tage passiert,* schlägt sich nur selten, zumeist aber gar nicht in den Schriftquellen nieder. Mehr noch: Unter den Papierbergen in den Archiven – Dienstanweisungen und Hausordnungen, Dienstpläne und Planungskonzepte, Berechnungen und Statistiken, Freundesblätter und Jahresberichte – wurden die Akteure und Akteurinnen regelrecht begraben. Von wenigen Ausnahmen (Vorsteher, Pfarrer, Ärzte, Hausväter, leitende Schwestern) abgesehen, „verschwanden" sie und wurden zu gesichts- und geschichtslosen Objekten in den „Anstaltsgeschichten". Dabei sind es doch gerade die Vielen und die Namenlosen, jene, die vermeintlich keine Geschichte „machen", die aber in aller Regel gemeint sind, wenn historisch von „Alltag" oder von „Alltagsgeschichte" die Rede ist.[6] Allerdings ist an dieser Stelle anzumerken, dass die Gruppe der interviewten Bewohner/-innen keinen repräsentativen Querschnitt durch die „Anstaltsbevölkerung" darstellt. In dem Jargon gesprochen, der nahezu ein Jahrhundert lang in der „Behindertenhilfe" gang und gäbe war und den viele der Menschen, die fast ihr ganzes Leben in einer Einrichtung der „Behindertenhilfe" verbracht haben, längst verinnerlicht haben, kommen in den Interviews die „Frischeren" zu Wort – Menschen mit leichten kognitiven Beeinträchtigungen oder gar Menschen ohne jede Intelligenzminderung, die es aufgrund von mancherlei Wendungen und Wechselfällen in ihrem Lebenslauf, vor allem aber aufgrund von Fehlentscheidungen der einweisenden Behörden in die „Behindertenhilfe" verschlagen hat. Viele von ihnen haben sich im Laufe der Zeit den Status von „Hilfspfleger/-innen" erarbeitet, haben über eine „Werkstätte für Behinderte" den Sprung zumindest in den zweiten Arbeitsmarkt geschafft, bewältigen das Leben in einer selbstständigeren Wohnform oder haben sich im Heimbeirat engagiert. Die Stimmen der „Schwächeren", also von Menschen mit schweren kognitiven Beeinträchtigungen, die in ihrer Soziabilität und Kommunikationsfähigkeit stark eingeschränkt sind oder anders, neutraler, ausgedrückt: die sich in einer anderen,

5 Elsbeth Bösl, Politiken der Normalisierung. Zur Geschichte der Behindertenpolitik in der Bundesrepublik Deutschland, Bielefeld 2009, S. 74. Vgl. für den Bereich der Menschen mit seelischen Behinderungen: Hans-Walter Schmuhl, Experten in eigener Sache. Der Beitrag psychiatrischer Patienten zur „Irrenrechtsreform" im 19. und frühen 20. Jahrhundert, in: Sozialpsychiatrische Informationen 39, 2009, Heft 3, S. 7–9.

6 Alf Lüdtke, Einleitung: Was ist und wer treibt Alltagsgeschichte?, in: ders. (Hg.), Alltagsgeschichte. Zur Rekonstruktion historischer Erfahrung und Lebensweisen, Frankfurt am Main / New York 1989, S. 9–47, S. 9.

für uns nicht verständlichen Sprache ausdrücken, können wir nicht einfangen. Ihre Welt bleibt uns verschlossen, auch wenn wir das Instrumentarium der *Oral History* zur Anwendung bringen. Sie tauchen daher in dieser Studie nur in den Erzählungen der Anderen, der „frischeren" Mitbewohner/-innen und der Mitarbeiter/-innen, auf.

Ansonsten war es mit Hilfe von leitfadengestützten, also die Gesprächssituation strukturierenden und Erzählroutinen aufbrechenden Interviews möglich, umfassende Kenntnis über (fast) alle Fragen des menschlichen Daseins und Miteinanders, zu Handlungen und Routinen im Heim zu erlangen: zur Ausstattung der Räumlichkeiten, zur Beschaffenheit und zum Aussehen der ausgegebenen Kleidung, der Schuhe und Bettwäsche, zur Hygiene und der medizinischen Versorgung, zur Menge und zur Qualität der verabreichten Speisen, zu den Tisch- und Esskultur(en), zu Ge- und Verboten, Strafen und Belohnungen, zu Lern-, Ausbildungs- und Arbeitsinhalten, zu Möglichkeiten der Freizeitgestaltung und den Hobbys unserer Gesprächspartner/-innen, zu Mobilität und Außenkontakten, Sexualität, Aufklärung und Geschlechterbeziehungen, zu religiösen Praxen und Ritualen, zum Sprachgebrauch usw. Unser ausführlicher Fragenkatalog rief also bei unseren Gesprächspartner/-innen vorrangig ihr Fakten- bzw. ihr „Betriebswissen"[7] ab, von dem sie, hätten sie „frei" erzählen dürfen, bestimmte Details sehr wahrscheinlich nicht berichtet hätten. Um einmal ein Beispiel zu geben: Nicht wenige unserer Gesprächspartner/-innen reagierten verblüfft, wenn wir sie nach ihrem Essbesteck befragten. Viele hatten schlichtweg vergessen, dass sie lange Zeit nur mit einem Löffel hatten essen dürfen. Dabei stellt das Vorenthalten bürgerlicher Kulturtechniken eine besonders subtile Art dar, das Selbstbild von Heranwachsenden klein zu halten, ihnen einen wichtigen Baustein auf dem Weg zum Dasein eines Erwachsenen vorzuenthalten. Dieser Befund gilt übrigens auch für jene, die durchaus in der Lage gewesen wären, mit Messer und Gabel umzugehen. Mit diesem neu geschaffenen oder besser: erstmals gehobenen Quellenbestand konnten wir unserem Erkenntnisinteresse an einem intimen Blick in den Alltag der Filialen der Diakonie Neuendettelsau entsprechen.

Indem wir das Faktenwissen unserer Gesprächspartner/-innen mit Schriftquellen kombinierten, kontextualisierten und niederschrieben, war es schließlich möglich, diesem eine *objektiv-historische Dimension* zu geben, etwa als Mosaikstein in der Geschichte der Behindertenpolitik der Bundesrepublik Deutschland. Nicht zuletzt konnte mit der schriftlichen Dokumentation der Augenzeugenschaft unserer Gesprächspartner/-innen ein Korrektiv zur bisherigen – mittlerweile allerdings in Veränderung begriffenen – (Diakonie-)Geschichtsschreibung „von oben" etabliert werden.[8]

---

7 Siehe Arnd-Michael Nohl, Interview und dokumentarische Methode. Anleitungen für die Forschungspraxis, Wiesbaden 2006, S. 20f. Arnd Nohl bezieht sich hier auf den mittlerweile klassischen Aufsatz von Michael Meuser / Ulrike Nagel, ExpertInneninterviews – vielfach erprobt, wenig bedacht. Ein Beitrag zur qualitativen Methodendiskussion, in: Alexander Bogner / Beate Littig / Wolfgang Menz (Hgg.), Das Experteninterview, Opladen 2002, S. 71–93.

8 Nicht zuletzt war die Rekonstruktion ihres Alltages für das Selbstverständnis und Selbstbild der (ehemaligen) Bewohner/-innen unter unseren Interviewpartner/-innen immens wichtig, konnte

Wir haben Wert darauf gelegt, mit Frauen und Männern unterschiedlicher Jahrgänge zu sprechen. So wurde der älteste Bewohner 1924, der jüngste Bewohner 1966 geboren. Die älteste Bewohnerin kam 1933 zur Welt, die jüngste 1953. Die älteste Diakonisse gehört dem Jahrgang 1931, die jüngste Mitarbeiterin dem Jahrgang 1954 an. Zugleich war es uns wichtig, alle Filialen der Diakonie Neuendettelsau im Blick zu behalten.

Die interviewten Bewohner/-innen waren aufgrund unterschiedlichster Diagnosen -„geistige Behinderung", „Schwachsinn", „Impfschaden", „Epilepsie", „psychische Erkrankung", „Hirnverletzung" - eingewiesen worden. In manchen Fällen war eine drängende soziale Notlage - etwa die Evakuierung aus einer bombengefährdeten Gegend wegen des Zweiten Weltkrieges oder der Tod der Angehörigen während Flucht und Vertreibung - ausschlaggebend für den „Weg ins Heim" gewesen.

In diesem Zusammenhang sei darauf hingewiesen, dass uns auch in diesem Projekt wieder einmal Menschen begegnet sind, die mit dem Stigma der „geistigen Behinderung" oder des „Schwachsinns" in eine Einrichtung der Behindertenhilfe kamen, ohne dass derlei „Befunde" diagnostisch fundiert gewesen wären.[9] Gerade bei diesen Frauen und Männern stellte die Heimeinweisung eine erhebliche Weichenstellung in ihrem Leben dar, die von diesen übrigens sehr unterschiedlich bewertet und verarbeitet wurde. Hierüber weiter unten mehr.

Fast alle unsere Gesprächspartner/-innen leben bzw. arbeiten seit Jahrzehnten in der Diakonie Neuendettelsau - in einem Fall beläuft sich der Heimaufenthalt auf mittlerweile 74 Jahre! Gerade den langjährigen Bewohner/-innen und Mitarbeiter/-innen verdankt diese Studie einzigartige Einblicke in eine Einrichtung, die - maßgeblich vom paternalistischen Blick des 19. Jahrhundert auf den „Behinderten" als eines unmündigen „Kindes" geprägt - sich Mitte des 20. Jahrhunderts auf den langen und - noch nicht beendeten - Weg der „Integration" und „Normalisierung", der Teilhabe und schließlich der „Inklusion" gemacht hat.

---

doch so ein wichtiger Teil ihrer Biographie dem Vergessen entrissen und dem „gesellschaftlichen Wissen", zum Beispiel mit dieser Studie, zugeführt werden.

9 Für den katholischen Bereich erbrachte Dr. Bernhard Frings einen entsprechenden Nachweis. Vgl. ders., Heimerziehung im Essener Franz Sales Haus 1945–1970. Strukturen und Alltag in der „Schwachsinnigen-Fürsorge", Münster 2013, 55, 62–64. Seine Ergebnisse festigen unsere These von einer „Sammelbeckenfunktion" der evangelischen und katholischen Anstalten, die unabhängig von deren Konfessionsgebundenheit entstand. Vielmehr sahen sich die konfessionellen Träger in einer Konkurrenz zu öffentlichen Einrichtungen, deren Pflegesätze sie regelmäßig unterboten und sich zudem bereit erklärten, die „schwierigen" oder „unheilbaren" Fälle aufzunehmen, um damit für die einweisenden Kostenträger interessanter zu werden.

Tabelle 1: Verzeichnis der interviewten (ehemaligen) Bewohner/-innen[10]

Name	**Jg.**	**Einrichtung**	**Zeitraum**
Udo E.	1946	Bruckberg, Oberdachstetten	seit 1961
Hannelore F.	1937	Neuendettelsau	1943–1954
Leni A.	1936	Neuendettelsau, Bruckberg	seit 1948
Helmut B.	1941	Bruckberg	seit 1961
Gabriel C.	1931	Polsingen	seit 1948
Heidi D.	1950	Neuendettelsau, Rothenburg	seit 1959
Lieselotte G.	1935	Himmelkron	seit 1969
Hanna H.	1948	Polsingen	seit 1972
Detlef J.	1947	Bruckberg, Obernzenn	1957–1972, seit 1984
Thomas K.	1966	Bruckberg, Oberdachstetten	seit 1969
Heinz L.	1940	Neuendettelsau	seit 1947
Meta M.	1939	Neuendettelsau, Bruckberg	seit 1956
Emma N.	1941	Neuenedettelsau, Himmelkron	seit 1967
Heike O.	1953	Neuendettelsau, Bruckberg	seit 1962
Dagmar P.	1952	Rothenburg, Bruckberg	seit 1959
Vera Q.	1936	Obernzenn, Bruckberg, Obernzenn	seit 1953
Waltraud Z.	1933	Himmelkron	seit 1957

10 Das Interview mit einer Bewohnerin (* 1936) aus Polsingen konnte aufgrund ihrer Sprachbehinderung leider nicht ausgewertet werden.

Tabelle 2: Verzeichnis der interviewten Diakonissen, Diakone und Mitarbeiter/-innen[11]

Name	Jg.	Beruf	Einrichtung	Zeitraum
Paul S.	1953	Heilerziehungspfleger	Bruckberg	seit 1974
Florian T.	1953	Heilerziehungspfleger/Diakon	Bruckberg	seit 1971
Frieda U.	1938	Heilpädagogin/ Diakonisse	Neuendettelsau	1960–2004
Rainer V.	1947	Heilerziehungspfleger/ Diakon	Polsingen	1967–2012
Heidemarie W.	1931	Heilpädagogin/ Diakonisse	Neuendettelsau	1953–1999
Gisela X.	1947	Heilerziehungspflegerin/Diakonisse	Himmelkron	seit 1968
Torsten Y.	1950	Heilerziehungspfleger	Bruckberg	seit 1972
Michael A.	1950	Heilerziehungspfleger	Bruckberg	seit 1972
Brigitte B.	1954	Heilerziehungspflegerin	Rothenburg	seit 1971

Die unterschiedlichen Perspektiven

Pädagogische Verhältnisse sind von institutioneller und kommunikativer Macht und von einseitiger Abhängigkeit geprägt. Es verwundert daher nicht, dass die Schilderungen (und Bewertungen) der ehemaligen Bewohner/-innen mit jenen ehemaliger Mitarbeiter/-innen nicht immer konform gingen. Und tatsächlich konnte der Blick eines Bewohners oder eines Erziehers oder einer Schwester auf ein- und dasselbe „Faktum" sehr unterschiedlich sein. Dies soll kurz am Beispiel des auch noch in den 1960er Jahren in einigen Filialen der Diakonissenanstalt Neuendettelsau verwendeten Aluminiumtellers verdeutlicht werden. An diese häufig zerbeulten, verbogenen und aufgrund jahrelangen Gebrauchs zerkratzten Teller erinnerten sich die (ehemaligen) Bewohner/-innen sehr ungern. Kamen zusätzlich Becher aus Aluminium zum Einsatz, so waren diese – mit heißem Tee oder heißer Milch gefüllt – kaum anzufassen, mehr noch: „Dann verbrennst du dich", wie eine Gesprächspartnerin aus Bruckberg warnte.[12] Aus der Sicht der Leitung und des Personals – nicht selten unterbesetzt, mit großen Gruppen konfrontiert und am Rande ihrer körperlichen und seelischen Kraft stehend – er-

11 Ein/e Mitarbeiter/-in zog ihr/sein Interview nach der Lektüre des Manuskripts zurück, gestattete aber die Aufnahme einiger wichtiger Informationen.

12 Interview Meta M., 18.4.2012.

leichterte das Aluminiumgeschirr die tägliche Arbeit enorm: Es war preisgünstig, stapelbar, leicht zu reinigen und nahezu unverwüstlich. Es hielt Generationen von Heimbewohner/-innen aus.

Erinnerungen und die damit einhergehenden (Be-)Wertungen und Wirklichkeiten hängen also ganz stark von der jeweiligen Person, ihrer Position innerhalb eines hierarchischen Gefüges, ihrem biographischen Hintergrund, ihrem „sozialen Wissen“[13] usw. ab. Indes haben alle diese Wirklichkeiten ihre Berechtigung, keine ist als „richtig“ oder als „falsch“ zu bewerten, keine ist mehr wert als die andere. Im Gegenteil: Erst wenn möglichst viele Erinnerungen zusammen gedacht werden – sei es die einer Bewohnerin von Himmelkron, eines Heilerziehungspflegehelfers in Polsingen, eines Bewohners in Bruckberg oder einer Diakonisse in Neuendettelsau –, kommt man der Vielgestaltigkeit des Alltags in den Heimen, seinen guten und schlechten Seiten, ein Stück näher. Durch Überkreuzvergleiche der Interviews, die Hinzuziehung von schriftlichen Quellen und mehrfaches gezieltes Nachfragen konnten Erinnerungsfehler (etwa bei Namen, Jahreszahlen usw.) beseitigt werden. Schließlich sind vor Drucklegung allen Interviewpartner/-innen Teile des sie betreffenden Manuskripts mit der Bitte um Kontrolle, Korrektur, Ergänzung und Autorisation zugegangen.

Zur Konzeption der Studie – die Untersuchungsgegenstände

Im Folgenden sollen diejenigen Bereiche im Alltag von Neuendettelsau, Bruckberg, Polsingen, Rothenburg ob der Tauber, Obernzenn und Himmelkron näher untersucht werden, die besonders von den Veränderungen der 1960er/70er Jahre betroffen waren. Hierzu um Auskunft gebeten, setzten die (ehemaligen) Bewohner/-innen naturgemäß andere Schwerpunkte und Inhalte als die (ehemaligen) Mitarbeiter/-innen. Allen Bewohner/-innen war es ein wichtiges Anliegen, über ihre *Heimeinweisung*, ihre *erste Zeit im Heim* und ihr *Verhältnis zu den Mit-*

---

13 Klaus Latzel definiert in Anlehnung an Alfred Schütz und Thomas Luckmann das „soziale Wissen“ als ein im Prozess der (primären und sekundären) Sozialisation internalisiertes Wissen, das „zum größten Teil aus Routinewissen, aus den Bedeutungsstrukturen der Sprache, aus typisierten Handlungsweisen des praktischen Bewusstseins besteht, welches hilft, das alltägliche Leben zu meistern“. Das „soziale Wissen“ beinhaltet außerdem Urteile und Vorurteile, Normen und Wertmaßstäbe, Überzeugungen und Glaubensinhalte, die als „Deutungs- und Sinnmuster auch für die großen Fragen des Lebens und des Sterbens Orientierung bieten sollen“. Es ist „historisch variabel, aber inhaltlich begrenzt, und es ist als Grundlage kollektiver Identitäten, in unterschiedlichem Maße sozialspezifisch verteilt“. Alfred Schütz / Thomas Luckmann, Strukturen der Lebenswelt, Bd. 1, Frankfurt am Main 1979, siehe: Klaus Latzel, Kriegsbriefe und Kriegserfahrung: Wie können Feldpostbriefe zur erfahrungsgeschichtlichen Quelle werden?, in: Werkstatt Geschichte 22 (1999), S. 7–23, S. 10, Anm. 9, sowie ders., Vom Kriegserlebnis zur Kriegserfahrung. Theoretische und methodische Überlegungen zur erfahrungsgeschichtlichen Untersuchung von Feldpostbriefen, in: Militärgeschichtliche Mitteilungen 56 (1997), S. 1–30. Dass das Konzept des „sozialen Wissens“ auch für Menschen mit geistiger Behinderung mit großem Erkenntnisgewinn angewandt werden kann, ist nachzulesen in: Ulrike Winkler, „Der ist Blöde und Dumm“ – Erlebnis, Erfahrung und das „soziale Wissen“ von Menschen mit geistiger Behinderung, in: Hans-Walter Schmuhl / Ulrike Winkler (Hgg.), Welt in der Welt. Heime für Menschen mit geistiger Behinderung in der Perspektive der Disability History, Stuttgart 2013, S. 161–178.

arbeiter/-innen zu sprechen, von deren Anwesenheit und Verhalten sie teilweise in hohem Maße nicht nur physisch, sondern auch psychisch abhängig waren und sind. Schmerzliche Erinnerungen an tiefgreifende Gewalterlebnisse und damit verbundene Ohnmachtserfahrungen standen neben guten Erinnerungen an ein von Freundlichkeit bestimmtes Miteinander. Weiterhin benannten die Bewohner/-innen den großen Bereich der *Beschulung*, der *Ausbildung* und der *Arbeit*. Sodann war ihnen ihre *räumliche Situation* und *soziale Mobilität*, und hiermit eng verbunden ihre Möglichkeiten zur *gesellschaftlichen Partizipation* und *Wahrnehmung von Verantwortung in ihrem eigenen Lebensbereich* (Stichwort: Heimbeirat), wichtig. Besonders prägnant sind den Männern und Frauen die Veränderungen im Umgang mit dem anderen Geschlecht in Erinnerung geblieben. Nicht für alle unsere Gesprächspartner/-innen, dies sei bereits angemerkt, bedeutete die „Auflockerung" des *Geschlechterverhältnisses* eine Errungenschaft. Manchmal wurde dieser „Markt der Möglichkeiten" auch als unwillkommene, weil unbekannte und anstrengende Herausforderung im persönlichen Alltag bewertet.

Für die interviewten Mitarbeiter/-innen waren drei Themenbereiche besonders wichtig. Da waren zunächst die vorgefundenen *Arbeitsbedingungen*, die vor der Umsetzung des „Plans zur Sanierung" 1972 als teilweise außerordentlich schwierig und als chronisch überfordernd erlebt wurden. Als Stichworte seien schon hier der gravierende Personalmangel, die großen Gruppen und die prekären materiellen Gegebenheiten in der unmittelbaren Nachkriegszeit, aber auch noch in der jungen Bundesrepublik genannt, unter denen sowohl die Bewohner/-innen als auch die Schwestern, Brüder und Mitarbeiter/-innen litten. Einen zweiten Schwerpunkt bildete die verbesserte *interne Qualifizierung*, die mit einem Zugewinn an Kompetenz und Souveränität im beruflichen Alltag einherging und für persönliche Zufriedenheit sorgte. Schließlich war es allen Mitarbeiter/-innen wichtig, über ihr alltägliches *Zusammensein mit den Bewohner/-innen* zu sprechen, das ihnen – seit Jahrzehnten – mehr ein von Empathie getragenes Miteinanderleben denn ein „Arbeiten" war und ist. Fünf unserer Gesprächspartner/-innen sind Diakonissen oder Diakone, haben sich also – neben ihrer Arbeit in der Diakonie Neuendettelsau – für ein spezifisches Modell der Glaubens-, Dienst- und – im Fall der Diakonissen auch – Lebensgemeinschaft entschieden. Was hat sie motiviert? Welchen Halt gab und gibt ihnen ihre Gemeinschaft in ihrem (Berufs-)Alltag?

Die Beschreibung der oben aufgelisteten Themenbereiche folgt – von wenigen inhaltlich begründeten Ausnahmen – einem chronologischen Verlauf. Wie erwähnt, sollen dabei insbesondere die Umbruchzeiten der 1960er/70er Jahre im Fokus stehen, die sich nur aus dem Geschehen in den Jahren zuvor erklären und deuten lassen. Da es den jetzigen Bewohner/-innen außerordentlich wichtig war, ihre heutige Lebenssituation, ihre Wünsche und Hoffnungen zu schildern, begleitet diese Studie sie bis in unsere Zeit hinein. Damit haben sie ihre Kriterien an eine Gesellschaft formuliert, die zwar vollmundig die Inklusion von Menschen mit geistiger Behinderung postuliert, sich mit der Umsetzung jedoch sehr schwer tut.

Leben und Arbeiten in den Einrichtungen der Diakonie Neuendettelsau – Die Rahmenbedingungen seit den 1950er Jahren

„Lasst doch mal den Bruckberg frei machen. Wir sind doch keine Ausreißer.“[14] Diese Forderung richtete die 1954 geborene Heike O. Anfang der 1970er Jahre an die damalige Leitung von Bruckberg, einer Filiale der Evangelisch-Lutherischen Diakonissenanstalt Neuendettelsau. Bei einem ihrer Spaziergänge über das Gelände der Einrichtung war der jungen Frau nämlich aufgefallen, dass dieses von einem Drahtzaun umgeben war. Tatsächlich begann wenige Tage später ein Arbeiter, den Zaun – beginnend am Schloss – zu entfernen.[15]

Dieses wichtige Ereignis – gleichsam ein Symbol für den Reformbeginn in Bruckberg – ging sicherlich nicht auf das Drängen von Frau O. zurück, auch wenn ihre und die Stimme anderer Heimbewohner/-innen ihren Teil dazu beigetragen haben dürften. Vielmehr korrespondierte die Entscheidung der Leitung, das Gelände zu öffnen, die Wege öffentlich zugänglich zu machen und die Bewohner/-innen nicht länger zu verstecken, mit einer sich wandelnden Wahrnehmung von „Behinderten“ in der deutschen Gesellschaft, die im Folgenden skizziert werden soll.

Grundsätzlich ist zunächst anzumerken, dass Menschen mit Behinderungen keine homogene Gruppe darstellen – letztlich haben sie nur gemeinsam, dass sie mit dem stigmatisierenden Begriff „behindert“ belegt werden. Neuere Forschungsansätze betrachten „Behinderung“ nicht (nur) als etwas Naturgegebenes, Vorfindliches, Unhinterfragbares, das seinen Sitz im Körper (oder – im Falle einer „geistigen“ oder „seelischen Behinderung“ – im Gehirn) des behinderten Menschen hat und als „natürlicher“ Defekt oder Defizit, als individueller Mangel oder Makel verstanden werden muss, dem das System sozialer Staatlichkeit durch medizinische, soziale und berufliche Rehabilitation wortwörtlich „zu Leibe rückt“. Vielmehr verstehen wir „Behinderung“ heute vor allem als eine „soziokulturelle Konstruktion“, als Ergebnis der in einer Gesellschaft „herrschenden“ Vorstellungen über „Normalität“ und „Abweichung“. Solche Konstruktionen von Behinderung schließen immer auch Gruppen von Menschen mit körperlichen, kognitiven oder psychischen Beeinträchtigungen aus, da „Behinderung“ stets von einer „Idealklientel“ her gedacht wird: etwa dem männlichen, erwachsenen „Kriegsbeschädigten“ mit einer Arm- oder Beinprothese, dem durch Verkehrs-, Sport- oder Arbeitsunfall querschnittgelähmten Rollstuhlfahrer, dem „Contergankind“ usw. Das bedeutet, dass andere Gruppen von Menschen mit Behinderungen – Frauen, geistig, seelisch oder schwer mehrfach behinderte Menschen – gesellschaftlich nicht wahrgenommen werden.[16] Das aber hat ganz

---

14 Interview Heike O., 19.4.2012.

15 Auskunft Martin Piereth, 19.6.2013.

16 Eine luzide Einführung in die neue *Disability History* und ersten Überblick bieten die Beiträge in: Elsbeth Bösl / Anne Klein / Anne Waldschmidt (Hgg.), Disability History. Konstruktion von Behinderung in der Geschichte, Eine Einführung, Bielefeld 2010; sowie neuerdings: Elsbeth Bösl,

konkrete Folgen für diese Menschen, denn sie finden in der „Behindertenpolitik" des Staates kaum Berücksichtigung.

In Deutschland etwa bildete sich in der Folge des Ersten Weltkriegs in der „Behindertenpolitik" eine Art Drei-Klassen-Gesellschaft heraus, die auf Jahrzehnte hinaus die soziale Lage von Menschen mit Behinderungen prägen sollte: die „Oberschicht" der „schwerbeschädigten" Kriegs-, Arbeits- und Unfallverletzten, die Masse der „Krüppel", also der Menschen mit körperlichen Behinderungen, die *nicht* zu den privilegierten Gruppen gehörten, und schließlich die „Unwertigen": Menschen mit körperlichen Behinderungen, die aufgrund ihres „Siechtums" auch nicht teilweise in den allgemeinen Arbeitsmarkt integrierbar schienen, ferner Menschen mit Mehrfachbehinderungen sowie Menschen mit geistiger Behinderung, Epilepsie oder einer psychischen Erkrankung.[17] Ihre weitgehende *rechtliche* Gleichstellung erfolgte erst in den 1960er Jahren mit dem Bundessozialhilfegesetz (BSHG) von 1961, das körperlich, geistig und – ab 1969 – seelisch „Behinderte" in *eine* Hilfe- und Bezugsberechtigtengruppe einordnete, was für Menschen mit geistiger Behinderung eine enorme Aufwertung bedeutete. Die Sozialabteilung des Bundesinnenministeriums hatte übrigens von Anfang an geplant, sämtliche Gruppen von Menschen mit Behinderungen einzubeziehen, neben den Blinden, Gehörlosen und Sprachgeschädigten auch die „geistig und seelisch Behinderten", weil diese, wie es aus dem Ministerium hieß, „in gleicher oder ähnlicher Weise schutzbedürftig"[18] seien. Dabei musste der Widerstand der Interessengruppen der „Körperbehinderten" überwunden werden, die im Gesetzgebungsverfahren geltend gemacht hatten, es könne „die gemeinsame Behandlung körperlich und geistig Behinderter in der Öffentlichkeit missverstanden [werden und würde] auf jeden Fall von den Körperbehinderten als Abwertung aufgefasst".[19] Diese Äußerung zeigt, wie weit man von einer *sozialen* Gleichstellung von Menschen mit geistiger oder seelischer Behinderung noch entfernt war.

Die „Behindertenpolitik" in der frühen Bundesrepublik Deutschland wies weitere gravierende Defizite auf: Zum einen orientierte sie sich noch immer am so genannten *Kausal*prinzip, d. h. sie staffelte soziale Leistungen nach der *Ursache* einer „Behinderung", privilegierte damit die Opfer von Kriegs-, Arbeits- und Unfallverletzungen und diskriminierte alle Menschen, deren „Behinderung" als „angeboren" galt – vor allem wieder viele Menschen mit geistiger Behinderung. Erst das BSHG, seine Novellen 1969 und 1974, schließlich das Arbeitsförderungsgesetz von 1969 brachten die allmähliche Durchsetzung des *Final*prinzips, d. h. Leistungen sollten nun – unabhängig von der Ursache einer „Behinderung" – nach der *Bedürfnislage* bemessen werden. Das war ein wichtiger Schritt in

Was ist und wozu brauchen wir die Dis/ability History, in: Schmuhl/Winkler (Hgg.), Welt in der Welt, S. 21–41.

17 Hierzu: Hans-Walter Schmuhl, Exklusion und Inklusion durch Sprache – Zur Geschichte des Begriffs Behinderung, Berlin 2010.

18 Zit. n. Friederike Föcking, Fürsorge im Wirtschaftsboom. Die Entstehung des Bundessozialhilfegesetzes von 1961, München 2007, S. 317.

19 Zit. n. ebd.

Richtung „Chancengleichheit" für alle Menschen mit Behinderungen. Zum anderen hatte sich die „Behindertenpolitik" jahrzehntelang fast ausschließlich auf die *medizinische* und *berufliche* Rehabilitation von „Behinderten" konzentriert. Ihre *soziale* Rehabilitation stand demgegenüber lange Zeit zurück, konnte ihnen aber angesichts einer zunehmend offeneren Gesellschaft schließlich nicht mehr vorenthalten werden. Chancengleichheit und Lebensqualität, Individualität und die Pluralisierung von Lebensentwürfen – Signaturen der modernen Industriegesellschaft – sollten nun also auch auf die „Randgruppe" der „Behinderten" ausgeweitet werden.[20] Dabei standen zunächst vor allem wieder Menschen mit körperlicher Behinderung im Zentrum der Reformbemühungen, die sich zudem der Unterstützung neuer Berufsgruppen sicher sein konnten. Waren doch neben den traditionell tonangebenden Orthopäden und Rehabilitationsmediziner/-innen, der konfessionellen „Krüppelfürsorge" und den etablierten Interessenverbänden nun sozialwissenschaftlich ausgebildete, kritische Fachleute wie Sozialarbeiter/-innen, Heilpädagogen und Heilpädagoginnen oder Beschäftigungstherapeuten und -therapeutinnen sowie kritische Publizisten und Publizistinnen getreten, die nicht nur daran gingen, die Alltagsroutinen in den Heimen zu verändern, sondern die auch Einfluss auf die öffentliche Meinung nahmen. Zugleich gründeten Menschen mit körperlichen Behinderungen Selbsthilfeorganisationen, etwa die Clubs Behinderter und ihrer Freunde e. V., die einfallsreich und selbstbewusst, bisweilen provokant (so die „Krüppelbewegung") ihre Interessen formulierten und durchzusetzen suchten.[21] Die „Körperbehinderung" rückte vollends in den Fokus der öffentlichen Wahrnehmung, als die schlimmen Folgen des Schlafmittels „Contergan" der Firma Grünenthal bei Neugeborenen offenbar wurden.[22] Insbesondere die mediale Inszenierung dieser Form von Behinderung löste eine Weiterentwicklung der „Behindertenpolitik" aus, die sich zunächst aber eher auf die Trennung von Arbeiten, Lernen und Wohnen konzentrierte. Das expandierende Sonderschulwesen und die „Beschützenden Werkstätten" stehen für diese Entwicklung. Im Zuge so genannter „Auflockerungsmaßnahmen" wurden sich selbst verwaltende Außenwohngruppen eingerichtet, Wohn-

---

20 Ulrich Herbert, Liberalisierung als Lernprozess. Die Bundesrepublik in der deutschen Geschichte – eine Skizze, in: ders. (Hg.), Wandlungsprozesse in Westdeutschland. Belastung, Integration, Liberalisierung 1945–1980, Göttingen 2002, S. 7–49.

21 Vgl. z. B. Christian Mürner / Udo Sierck, Krüppelzeitung. Brisanz der Behindertenbewegung, Neu-Ulm 2009; dies., Behinderung. Chronik eines Jahrhunderts, Weinheim/Basel 2012, S. 94–105.

22 Bösl, Politiken, S. 226–241. Vgl. auch Fritz Uwe Niethard / Ernst Marquardt / Jürgen Eltze (Hgg.), Contergan – 30 Jahre danach, Stuttgart 1994; Ludwig Zichner / Michael A. Rauschmann / Klaus-Dieter Thomann (Hgg.), Die Contergankatastrophe – Eine Bilanz nach 40 Jahren, Darmstadt 2005; Walburga Freitag, Contergan. Eine genealogische Studie des Zusammenhangs wissenschaftlicher Diskurse und biographischer Erfahrungen, Münster u. a. 2005; Alexander v. Schwerin, Die Contergan-Bombe. Der Arzneimittelskandal und die neue risikoepistemische Ordnung der Massenkonsumgesellschaft, in: Nicholas Eschenbruch / Viola Balz / Ulrike Klöppel / Marion Hulverscheidt (Hgg.), Arzneimittel des 20. Jahrhunderts. Historische Skizzen von Lebertran bis Contergan, Bielefeld 2009, S. 255–282.

möglichkeiten wurden dezentralisiert bzw. regionalisiert.[23] Zugleich rückte der Abbau materieller Barrieren – als sinnfälligstes Beispiel können sicherlich die „Bürgersteige" genannt werden – als Anpassung der Lebenswelt an die besonderen Bedürfnisse von Menschen mit körperlicher Behinderung mehr und mehr ins Blickfeld.[24] Allmählich wandelte sich also die „Behindertenpolitik" zu einer „Gesellschaftspolitik", in deren Mittelpunkt die Optimierung der sozialen Teilhabe und die „langfristige" Integration von „Behinderten" in die Gesellschaft standen.

Die Neuausrichtung der bundesdeutschen „Behindertenpolitik" kam auch Menschen mit geistiger Behinderung zugute, allerdings mit zeitlicher Verzögerung und zunächst weit weniger umfassend als im Körperbehindertenbereich.[25] Galt doch für „Geistigbehinderte" der gesellschaftliche Konsens, dass ihnen mit einer lebenslangen Heimunterbringung am besten gedient sei, und – unausgesprochen – auch der Gesellschaft. So aufgeschlossen man sich mittlerweile für ein selbstbestimmtes Leben von Menschen mit körperlichen Beeinträchtigungen außerhalb von Anstaltsmauern zeigte und sich einen „Körperbehinderten" durchaus als Nachbarn, Kollegen oder Mitschüler vorstellen konnte, so wenig galt dies für Menschen mit geistiger Behinderung. So ergab eine 1970/71 durchgeführte bundesweite Befragung, dass „zwei Drittel der Bevölkerung einer Heimunterbringung geistig behinderter Kinder den Vorzug gegenüber einem Verbleib in der Familie gaben. Knapp vier Fünftel hielten abgeschieden gelegene Orte und weniger dicht besiedelte Gegenden dafür am besten geeignet."[26] Es steht zu vermuten, dass die Befürwortung einer Separierung „geistig behinderter" Erwachsener noch eindeutiger ausgefallen sein dürfte. Insofern verweist Heike O.s lakonische Feststellung, dass der Zaun unnötig sei, da sie und die anderen „doch keine Ausreißer" seien, auf die soziale Isolation der Bewohner/-innen. An wen „da draußen" hätten sich Heike O. und die anderen wenden, wo hätten sie hingehen können?

Die gesellschaftliche Integration von Frauen und Männern, Mädchen und Jungen mit geistiger Behinderung fand daher nach wie vor in der Segregation, also in den Anstalten und Heimen und in den meist auf demselben Gelände errichteten Kindergärten, Schulen und „Werkstätten für Behinderte" statt. Neue „Sonderwelten" entstanden, nicht selten weiterhin sorgsam mit Zäunen und Mauern von der „Normalbevölkerung" abgetrennt.

---

23 Vgl. Wilfried Rudloff, Institutionalisierung und Deinstitutionalisierung in der bundesdeutschen Behindertenpolitik (1945–1990), in: Schmuhl/Winkler (Hgg.), Welt in der Welt, S. 109–131, S. 122.

24 Vgl. auch Kerstin Stockhecke / Bärbel Thau / Martin Wedeking / Rolf Westheider, Die Entdeckung der Beweglichkeit – Alter, Krankheit und Behinderung in der Geschichte, in: Lippische Mitteilungen, Nr. 76, 2007, S. 177–199.

25 Das Schlusslicht bildete die Gruppe der Menschen mit chronischen psychischen Erkrankungen, vgl. Rudloff, Institutionalisierung und Deinstitutionalisierung, S. 123f.

26 Rudloff, Institutionalisierung und Deinstitutionalisierung, S. 113f. Vgl. auch Helmut von Bracken, Vorurteile gegen behinderte Kinder, ihre Familien und Schulen, Berlin 1976.

Vor allem die Vertreter konfessioneller Behinderteneinrichtungen betrachteten geschlossene Heime für Menschen mit geistiger Behinderung als notwendige „Schutz- und Schonräume", in denen die ihnen Anvertrauten vor den Herausforderungen der „Normalgesellschaft" bewahrt werden sollten. Ausgesprochen deutlich vertrat diese Position der Verband deutscher evangelischer Heilerziehungs-, Heil- und Pflegeanstalten, dem auch die Evangelisch-Lutherische Diakonissenanstalt Neuendettelsau mit ihren Filialen – Bruckberg, Polsingen, Himmelkron, Rothenburg o. d. Tauber, Obernzenn – angehörte. So wandte sich 1964 der Verbandsvorsitzende *Johannes Klevinghaus* (1911–1970), zugleich Leiter des westfälischen Wittekindshofes,[27] entschieden gegen die Kritiker des „Prinzips Anstalt" (Wilfried Rudloff):

> „Immer wieder begegnet man der Vorstellung, Anstalt sei Einengung, Lebensminderung, Freiheitsberaubung. In Wirklichkeit ist das Gegenteil der Fall. Anstalt ist geschützter Raum und darum Freiheitsbereich, Möglichkeit zu freier Bewegung und Entfaltung."[28]

Und weiter:

> „Die Anstalt bietet mit ihrer Weite dem geistig behinderten Menschen etwas, das wir alle notwendig brauchen. Das ist die Korrespondenz von Heim und Welt. […] Mit ihrer Möglichkeit der Korrespondenz von Heim und Welt, mit ihren wandelnden Zeitungen und einem Marktplatz voller Neuigkeiten, mit ihrem Wechsel von Arbeit und Freizeit, mit ihren Festen und Feiern, mit ihrem Miteinander der Geschlechter und von alt und jung, von ‚Starken' und ‚Schwachen' bildet die Anstalt ein Gemeinwesen, das der Lebensentfaltung des Geistesschwachen in ganz besonderer Weise dienen kann. […] Die Anstalt ist eine Welt für sich, weil sie eine Welt für ihn, den Geistesschwachen, sein soll. Sie ist es aber wiederum nicht so, dass sie nicht Welt in der Welt wäre mit einer bestimmten Zielrichtung auf die Welt hin."[29]

Männer, Frauen und Kinder mit geistiger Behinderung sollten also in der Anstaltswelt Glieder einer Gemeinschaft und – vermittelt über diese – Teil der Mehrheitsgesellschaft werden. Mit anderen Worten: So sollte also erst ihre gesellschaftliche *Segregation* ihre *Integration* in die Gesellschaft ermöglichen. Der Anspruch „Welt in der Welt" zu sein, übersah jedoch zweierlei: *Erstens* wurde die tiefe ökonomische, politische und kulturelle Abhängigkeit der Welt der Anstalt von der Welt „draußen" verschleiert. Klevinghaus und mit ihm die meisten evangelischen Anstaltsleiter wollten zwar nicht, dass die Anstalten zu „Abecken der Gesellschaft" – vergleichbar den „Abstellkammern der Wohnungen" und „Müllplätzen der Städte" – wurden, trotzdem entsprachen die Anstalten, entsprachen auch die Einrichtungen der Evangelisch-Lutherischen Diakonissenanstalt Neu-

27 Zur Geschichte des Wittekindshofes: Hans-Walter Schmuhl / Ulrike Winkler, „Der das Schreien der jungen Raben nicht überhört" Der Wittekindshof – eine Einrichtung für Menschen mit geistiger Behinderung, 1887 bis 2012, Bielefeld 2012.

28 Johannes Klevinghaus, Die Anstalt als Lebenshilfe?, in: Die Innere Mission, 54. Jg., Nr. 1, 1964, S. 9–17, S. 11.

29 Johannes Klevinghaus, Der geistig behinderte Mensch in der heutigen Gesellschaft, in: Brinkmann (Hg.), Heil und Heilung, S. 87–93, S. 92. Für die nachfolgenden Zitate ebd.

endettelsau dem gesellschaftlichen Bestreben, Behinderungen, insbesondere geistige, an die gesellschaftlichen Ränder zu verbannen, sie geräuscharm, unauffällig und günstig zu verwalten und im öffentlichen Raum möglichst unsichtbar zu machen – die meist geographisch weit abgelegenen Einrichtungen dokumentieren dies eindrucksvoll. *Zweitens* übersah der Gedanke der (lebenslangen) Beheimatung die strukturellen Zwänge, die sich in einem „geschützten Raum" entwickeln und verselbstständigen konnten. Konstituierende Merkmale gerade von großen Anstalten waren „die Unterwerfung [der Bewohner/-innen] unter die Routinen, Regeln und Ordnungsprinzipien"[30] der Einrichtungen, ein in baufälligen und überbelegten Gebäuden vollzogener entindividualisierender „Massenbetrieb" – Zentralküche, Schlafsäle, Gemeinschaftsräume –, eine schlechte materielle Ausstattung, zu wenig, teilweise nicht einschlägig ausgebildetes und daher überfordertes Personal, das auch zu seelischer und körperlicher Gewalt griff, um „durch die Arbeit zu kommen".[31] So konnte der (gut gemeinte) „Schutz- und Schonraum" zu einer regelrechten Falle werden, der den Anspruch der „Lebensentfaltung des Geistesschwachen" in einem vermeintlichen „Raum der Weite" konterkarierte und dazu führte, dass Menschen ihre Hilflosigkeit erst erlernten:[32] „Lebenspraktische Fähigkeiten und Alltagsfertigkeiten konnten hier aufgrund der Kollektivbetreuung durch zentrale Versorgungsstrukturen nicht erworben werden."[33] Beispielsweise haben viele Heimbewohner/-innen – auch die jüngeren unter ihnen und auch in Neuendettelsau – nicht kochen gelernt, obwohl sie teilweise jahrzehntelang in einer Küche arbeiteten. Hierüber weiter unten mehr.

Die späten 1960er – gemeinhin festgemacht an der Chiffre „1968" –, vor allem aber die 1970er Jahre markieren den Beginn der Reformen im Umgang mit Menschen mit geistiger Behinderung, die unter dem von der „Internationalen Liga von Vereinigungen zugunsten geistig Behinderter" geprägten Schlagwort des „Normalisierungsprinzips"[34] zusammengefasst werden können. Als Merkmale eines „normalen Lebens" werden demnach ein normaler Tagesrhythmus, die Trennung von Wohnen, Arbeit und Freizeit, ein normaler Jahresrhythmus und normale Erfahrungen im Lebensablauf (dazu gehört u. a. das Recht auf ein „Erwachsenwerden"), das Recht auf Selbstbestimmung, auch auf sexuelle, sowie normale ökonomische Lebensmuster und Umweltstandards (innerhalb der Gemeinschaft) verstanden. Anfangs vor allem von Elterninitiativen, wie zum Beispiel der „Lebenshilfe für das behinderte Kind e. V.", getragen und befördert, machten sich sukzessive auch die großen konfessionellen Anstalten das Prinzip

30 Rudloff, Institutionalisierung und Deinstitutionalisierung, S. 109.

31 Schmuhl/Winkler, Gewalt in der Körperbehindertenhilfe; dies., „Als wären wir zur Strafe hier"; Winkler, „Es war eine enge Welt"; für den katholischen Bereich siehe: Frings, Heimerziehung im Essener Franz Sales Haus; sowie neuerdings ders., Behindertenhilfe und Heimerziehung – Das St. Vincenzstift Aulhausen und das Jugendheim Marienhausen (1945–1970), Münster 2013.

32 Martin E.P. Seligmann, Erlernte Hilflosigkeit, München/Weinheim ³1986.

33 Rudloff, Institutionalisierung und Deinstitutionalisierung, S. 118.

34 Grundsätzlich: Walter Thimm, Das Normalisierungsprinzip: Eine Einführung, Marburg ⁵1994. Das Folgende nach: Bengt Nirje, Das Normalisierungsprinzip – 25 Jahre danach, in: Vierteljahresschrift für Heilpädagogik und ihre Nachbargebiete, Nr. 1, 1994, S. 12–32, S. 13.

eines selbstbestimmten und möglichst „normalen" Lebens für Menschen mit geistiger Behinderung zu Eigen.

Dies galt auch für die Diakonissenanstalt Neuendettelsau, deren Rektor *Johannes Meister* (1926–2014) nicht nur hoffte, dass mit dem Aufbau eines bundesweiten Netzes von Sonderschulen und „Werkstätten für Behinderte" „zukünftig weit mehr geistig Behinderte als bisher vom Elternhaus aus Schule und Werkstätten besuchen und am allgemeinen Leben teilhaben können".[35] Gleichwohl sei, so Meister, dessen Amtszeit von 1963 bis 1975 den Beginn, den Höhepunkt und die Konsolidierung einer neuen „Behindertenpolitik" umfasste, weiter, „auch in Zukunft der Bedarf an Heimplätzen für geistig Behinderte so groß […], dass die Plätze, die zur Zeit zur Verfügung stehen, bzw. gerade neu geschaffen werden, auf alle Fälle benötigt werden."[36] Mit anderen Worten: Die Dezentralisierung der „Behindertenarbeit", verbunden mit offenen und halboffenen Angeboten, wurde von Seiten der traditionellen Einrichtungen durchaus begrüßt, gleichwohl war man entschlossen, das bestehende Angebot an Heimplätzen aufrechtzuerhalten oder sogar noch zu erhöhen, wenn auch unter besseren Bedingungen (neue Gebäude, Verkleinerung der Gruppen, Koedukation, fachlich qualifiziertes Personal usw.). Unter den Befürwortern eines Heimausbaus fand sich – dies mag überraschen – auch der Begründer der Elterninitiative Lebenshilfe für das behinderte Kind e. V. *Tom Mutters* (* 1917).[37] Der Niederländer benannte vier Gruppen von „Geistigbehinderten", bei denen er eine Anstaltsunterbringung angeraten sah. Dies waren zum einen „Kinder, die so schwer geschädigt sind, dass sie auch in den allerorts entstehenden Tageseinrichtungen kaum wirklich gefördert werden können."[38] Sodann nannte Mutters „Kinder, deren Schädigung von so ernster Art ist, dass ambulante Hilfen nicht oder noch nicht in Erwägung gezogen werden können". Als dritte Gruppe machte der Niederländer „lebenspraktisch bildbare Kinder" aus, „für welche kurz- oder langfristige Anstaltshilfe auf Grund familiärer Verhältnisse oder durch das Fehlen entsprechender ambulanter Hilfen

---

35 Plan zur Sanierung der stationären Einrichtungen für geistig Behinderte und psychisch Kranke der Evang.-Luth. Diakonissenanstalt, Neuendettelsau 1972, S. 3f.

36 A. a. O., S. 4.

37 Rudloff, Institutionalisierung und Deinstitutionalisierung, S. 125. Die am 23. November 1958 in Marburg gegründete Elterninitiative entwickelte von Anfang an eine große Aktivität und eine für damalige Verhältnisse einmalige gesellschaftspolitische Dynamik. Etliche Ortsvereine entstanden, die zunächst ehrenamtliche, dann professionelle Beratung und Hilfen für Betroffene anboten, letztlich selbst zum Träger von Kindergärten, Schulen, Werkstätten und Wohnheimen wurden. Ziel der „Lebenshilfe" war es, Menschen mit Behinderung durch individuelle und bedarfsgerechte Hilfen ein weitgehend selbstständiges und „normales" Leben zu ermöglichen. Dies bedeutete vor allem, die Menschen möglichst in ihren Familien zu belassen und tagesstrukturierende offene und halboffene Angebote zu machen. Die Freien Wohlfahrtsverbände und ihre Mitgliedseinrichtungen beäugten die Bemühungen der „Lebenshilfe" zunächst außerordentlich misstrauisch. Man fürchtete nicht nur um die eigene Existenz, sondern sah auch das seit Jahrzehnten praktizierte Modell der Anstaltspflege in Gefahr. Letztlich fand man aber zu einer guten und vertrauensvollen Kooperation. Vgl. Bundesvereinigung Lebenshilfe für Menschen mit geistiger Behinderung (Hg.), 50 Jahre Lebenshilfe. Aufbruch – Entwicklung – Zukunft, Marburg 2008.

38 Das Folgende nach: „Zur Fortbildung". Mitarbeiterbriefe des Verbandes Deutscher Evangelischer Heilerziehungs-, Heil- und Pflegeanstalten, Nr. 1, 1968, S. 15f.

in erreichbarer Nähe notwendig sei". Schließlich sprach Mutters die große Gruppe der erwachsenen Männer und Frauen an, die „beim Älterwerden nicht mehr in der eigenen Familie oder in einem Wohnheim bleiben können".

Rektor Meister sah sich unterdessen in seinen Einschätzungen und seinem Planvorhaben bestätigt, rissen doch die Aufnahmegesuche von Seiten der Behörden und Angehörigen nicht ab. So waren 1971 nicht weniger als 561 Aufnahmegesuche in Neuendettelsau eingegangen, denen aber nur in 101 Fällen entsprochen werden konnte.[39] Die Nachfrage nach Plätzen für Jungen und männliche Jugendliche im Alter bis 18 Jahre war dabei besonders hoch.

Tabelle 3: Aufnahmegesuche an die Diakonissenanstalt Neuendettelsau, 1971[40]

Anfragen/Jahre	**0–18**		**19–50**		**über 50**		**Insgesamt**
	m	w	m	w	m	w	
aus Bayern	188	86	33	38	17	18	380
außerhalb Bayerns	92	67	17	10	0	2	188
Gesamt	280	153	50	48	17	20	568

Anders als andere „Geistigbehindertenanstalten" hatte Neuendettelsau immer auch Menschen mit Epilepsie und „Kranke mit abgelaufenen Psychosen"[41] stationär aufgenommen und betreut. Gerade für die letzte Gruppe gab es von Seiten der Bezirkskrankenhäuser und Nervenkliniken in Bayern eine rege Nachfrage nach Heimplätzen. Auch hier sah Rektor Meister sich und Neuendettelsau zukünftig mehr in der Pflicht.

1972 lebten in den acht stationären Einrichtungen der Diakonissenanstalt Neuendettelsau 1.725 „geistig Behinderte und psychisch Kranke",[42] die „nach dem Mischungsprinzip"[43] untergebracht wurden. Die Belegung der einzelnen Häuser – hier nach Alter unterschieden – stellte sich dabei folgendermaßen dar:

39 Vgl. Plan zur Sanierung, S. 7.

40 Zahlen nach: Ebd.

41 Ebd., S. 6. Zu den Anfängen der Arbeit mit psychisch erkrankten Menschen in Neuendettelsau demnächst: Hans-Walter Schmuhl / Ulrike Winkler, Im Zeitalter der Weltkriege. Die Diskonissenanstalt Neuendettelsau unter den Rektoren Hans Lauerer (1918–1953) und Hermann Dietzfelbinger (1953–1955), Neuendettelsau 2014.

42 Plan zur Sanierung, S. 2.

43 Ebd., S. 6.

Tabelle 4: Belegung in Neuendettelsau und Filialen, 1972[44]

Haus/ Alter in Jahren	0–10	11–18	19–49	ab 50	Gesamt	Betten-bestand
Neuendettelsau	96	149	320	11	288	295
Bruckberg	22	155	264	125	566	560
Polsingen	20	36	196	109	361	354
Himmelkron	12	46	235	160	454	460
Rothenburg	12	14	39	1	66	65
Gesamt					1725	1734

Rektor Meister war entschlossen, die Kapazitäten für Menschen mit geistiger Behinderung und chronischer psychischer Erkrankung[45] mindestens auf dem bestehenden Niveau zu halten, musste aber konzedieren, dass trotz einer zwischen 1960 und 1970 getätigten Investitionssumme von fast 24 Millionen DM die Häuser und die in ihnen herrschenden Bedingungen den geänderten Ansprüchen und den Anforderungen einer innovativeren „Behindertenarbeit" in keiner Weise entsprachen. Trocken umschrieb der Einrichtungsleiter den Zustand des „Schlosses" in Polsingen, in dem Frauen mit geistiger Behinderung lebten: „Äußerlich zwar sehr romantisch – für eine moderne Arbeit an den Behinderten jedoch kaum noch tragbar".[46]

Der „Plan zur Sanierung" 1972

Der innerhalb kurzer Zeit aufgelegte Sanierungsplan in Höhe von beeindruckenden 115,5 Millionen DM[47] über einen Zeitraum von zehn bis fünfzehn Jahren sah – ganz einer integrativen „Behindertenpolitik" verschrieben – eine Doppelfunktion der neu zu gestaltenden Einrichtungen vor: So sollten sie sowohl als „Trainingszentren"[48] der Vorbereitung auf ein Leben außerhalb dienen als auch eine (dauerhafte) „Welt unter vereinfachten Bedingungen" für die „Behinderten" sein, die den Anforderungen der modernen Konkurrenzgesellschaft „draußen"

44 Zahlen nach: Ebd., S. 2, S. 18. Die Belegungszahlen für Neuendettelsau (Friedenshort und Heilerziehungsheim), Bruckberg, Polsingen (Schloss und Heimat), Himmelkron (Schloss und Gottestreue) und Rothenburg (Gottesweg) wurden zusammengefasst.

45 Die, so Vorsteher Meister, „freilich auch in Zukunft nur im sogenannten Defektzustand in unsere Häuser aufgenommen werden können". Plan zur Sanierung, S. 6. Gemeint waren Menschen, deren psychische Erkrankung manifest und chronisch war und für die keine Hoffnung auf Besserung mehr bestand.

46 Ebd., S. 5.

47 Ebd., S. 22.

48 Ebd., S. 10. Für die nachfolgenden Zitate ebd.

nicht gewachsen zu sein schienen. „Geborgenheit“, „eine bestmögliche Förderung“, „ein möglichst weiter und möglichst normaler Lebensraum“ mit „so viel[en] individuelle[n] Entfaltungsmöglichkeiten [...] als er [der „Behinderte“] erfassen und bewältigen kann“, sollten in neuen und modernen Häusern ermöglicht werden.

Insbesondere im Bereich der Kinder- und Jugendarbeit sah sich die Diakonissenanstalt gefordert. Hier vergrößerte und verbesserte sie ihr schulisches Angebot markant. Mit der damit einhergehenden Konzentration auf Neuendettelsau (Laurentius-Sonderschule) und Bruckberg (Sonderschule St. Martin) brach sie allerdings mit dem Konzept eines regionalisierten Angebotes, das es den Kindern und Jugendlichen ermöglichte, weiterhin zu Hause leben zu können. Pragmatische Überlegungen hatten zu dieser Entscheidung geführt. Rektor Meister hoffte, mit „einer solchen Größenordnung [...] das erforderliche Fachpersonal trotz der ländlichen Lage“[49] gewinnen zu können. Die Folge war, dass in Polsingen und Himmelkron die „schwächsten“ und vermeintlich oder tatsächlich kaum zu fördernden Kinder und Jugendlichen konzentriert wurden, jene, die man in der internen Anstaltshierarchie als „gewöhnungsfähig und pflegebedürftig“[50] kategorisiert hatte. Als „gewöhnungsfähig“ galt – im Gegensatz zu „erfahrungsfähig“ und „erkenntnisfähig“ –, wer zwar „fähig für Kontakt und Aktivität“ war, aber unfähig, „von sich aus Kontakt zu schließen oder aktiv zu werden“. Das Verhalten dieser Gruppe wurde – ohne individuelle Differenzierung – verallgemeinernd so beschrieben: „Mehrheitlich Einzelgänger mit teilweiser Fähigkeit zur Selbstbesorgung. Gehorsam [!] gegenüber einer Autorität.“ Hinsichtlich ihres Leistungsvermögens rangierte diese Gruppe am unteren Ende: „Kurze Beschäftigungen an Grundmaterial. Elementare Bewegungsarten. Förderung in den Alltagsleistungen und in der Beherrschung der Selbstbesorgung. Förderung des Arbeitscharakters bei sich wiederholender Beschäftigung.“

Schließlich sah die ambitionierte Planung kleinere Gruppen (deren Zahl sich von 93 auf 144 erhöhen sollte),[51] die Abschaffung der Schlafsäle zugunsten von Mehrbett- und Einzelzimmern und – erstmals in der Geschichte der Diakonissenanstalt – die Trennung von Wohnen und Arbeiten vor. Eine Entscheidung, die den Bewohner/-innen gut tat, wie die 1905 geborene Hausmutter von Polsingen, Schwester Gertrud G.,[52] nach der Fertigstellung des Nordanbaus 1971 zufrieden konstatierte: „Mit Stolz und Freude pendeln diese ‚Arbeiterinnen‘ zwischen ihren Wohnungen und ihrem Arbeitsplatz hin und her.“[53]

Insbesondere auf den quantitativen und qualitativen Ausbau der Werkstätten legte man großen Wert, hoffte man doch, mit den dort den Bewohner/-innen

49 Ebd., S. 12. Für das nachfolgende Zitat ebd.

50 Siehe die entsprechende Skizze in: Plan zur Sanierung, S. 13. In Bruckberg war ebenfalls eine – wenn auch sehr kleine – Abteilung vorgesehen. Die nachfolgenden Ausführungen nach ebd., S. 15.

51 Ebd., S. 18.

52 Das Amt der leitenden Schwester hatte sie von 1941 bis 1973 inne.

53 Jahresbericht der Pflegeanstalt Polsingen mit Schlossgut über das Jahr 1971, 1.2.1972, S. 10, in: ZADN, Akte Polsingen Schloss XII 1971 – 1974 – 1980.

vermittelten Kenntnissen und Fertigkeiten rund „40 Prozent [von ihnen] wenigstens für 10–20 Jahre außerhalb der Anstalt eingliedern zu können".[54]

Ein geradezu revolutionärer Akt war die Aufhebung der jahrzehntelangen strikten Geschlechtertrennung. Zwar hatte man auch zuvor schon Jungen und Mädchen gemeinsam unterrichtet, sobald sie aber älter wurden, betreute man sie in getrennten Gruppen und Häusern. Vor allem bei den erwachsenen „Geistigbehinderten" hatte man außerordentlich streng auf deren Trennung geachtet, insbesondere dann, wenn sie auf einem gemeinsamen Gelände lebten. Dies war zum Beispiel in Polsingen der Fall, wo das „Schloss", das rund 166 Frauen bewohnten, nicht nur von einem Graben, sondern auch mit einem Zaun und einer Sichtschutzhecke von der „Heimat", der Wohnstätte von etwa 185 Männern, abgetrennt war.[55] Auch für die männlichen Mitarbeiter war das Schloss tabu. Rainer V., ein Diakon, der 1967 nach Polsingen gekommen war, berichtete, dass es „ungefähr zehn Jahre gedauert"[56] habe, bis er „das erste Mal richtig im Schloss war". Nun sollte das gesamte Gelände mit einer „Fußgängerzone"[57] umspannt werden, um allen – auch den Dorfbewohner/-innen – die Gelegenheit zu Begegnung und Austausch zu ermöglichen. Im ehemaligen Zisterzienserkloster Himmelkron – seit 1893 im Besitz Neuendettelsaus und Pflegeort ausschließlich für Frauen[58] – ging man sogar noch einen wichtigen Schritt weiter: Das Haus Gottestreue wurde für Männer geöffnet. An dieses Ereignis erinnerten sich die Gesprächspartnerinnen aus Himmelkron übrigens noch sehr gut, auch hierüber weiter unten mehr.

Flankiert wurden diese Bemühungen durch den Ausbau von heil- und ergotherapeutischen Maßnahmen und eine Verbesserung des medizinischen und psychiatrischen Angebotes. Mit der Erweiterung und Differenzierung der internen Ausbildungsmöglichkeiten, etwa für Heilerziehungspfleger/-innen, vollzog die Diakonissenanstalt Neuendettelsau einen weiteren für den Erhalt des Werkes wichtigen Schritt, der nicht nur die Qualifikation der Beschäftigten verbesserte, sondern endlich auch dem Umstand Rechnung trug, dass die Diakonissen – jahrzehntelang Rückgrat der Arbeit – immer weniger wurden. Die Gewinnung ehrenamtlicher Kräfte – die so genannten „Sonntagshelfer/-innen" – entlastete die chronisch angespannte Personalsituation etwas, dies vor allem in Himmelkron, wo rund einhundert Frauen Besuchs- und Besorgungsdienste verrichteten. Rektor Meister galt dieses Engagement – die „Welt" kommt „ins Heim" – als

54 Plan zur Sanierung, S. 16.

55 1952 fanden im Haus „Heimat" monatliche Filmvorführungen der Wandfilmbühne Wenzel aus Öttingen statt. Selbstverständlich wurden „die Vorführungen nach Geschlechtern getrennt durchgeführt". Vgl. Jahresbericht der Polsinger Pflegeanstalten mit Schlossgut über das Jahr 1952, 28.1.1953, S. 3, in: ZADN, Akte Polsingen Pflegeanstalt (Schloss und Heimat) 1950–1954.

56 Interview Rainer V., 11.4.2013.

57 Plan zur Sanierung, S. 26.

58 Hans-Walter Schmuhl / Ulrike Winkler, Auf dem Weg ins 20. Jahrhundert. Die Diakonissenanstalt Neuendettelsau unter den Rektoren Herman Bezzel (1891–1909) und Wilhelm Eichhorn (1909–1918), Neuendettelsau 2009, S. 41f.

„weitgehende Normalisierung“, da man sich als Anstalt „nach draußen“[59] geöffnet habe.

Selbstredend nahmen die skizzierten Reformbemühungen großen Einfluss auf den Alltag der Bewohner/-innen, auf ihre teilweise jahrzehntealten Abläufe und Routinen, ihre Ordnungen und Muster, ihre Kulturen und Subkulturen, ihre Gewohnheiten und Gewissheiten. Dies galt ebenso für die Mitarbeiter/-innen, die sich mit neuen Vorgesetzten, flacheren Hierarchien und veränderten Strukturen auseinandersetzen und sich arrangieren mussten. Zugleich veränderte sich das Verhältnis der Bewohner/-innen und der Mitarbeiter/-innen zueinander. Während die einen sich nun eher trauten, etwas zu fordern und sich gegen bestimmte Zumutungen, etwa mit der Hilfe des Heimbeirates, zur Wehr zu setzen, nahmen die anderen die ihnen anvertrauten Menschen eher als Partner/-innen wahr. Mit anderen Worten: Die bis dahin gewachsene und zumeist unhinterfragt gebliebene paternalistische Haltung gegenüber den „Behinderten“ oder den „Kindern“ – wie auch erwachsene Menschen mit geistiger Behinderung genannt wurden – wich sukzessive zugunsten einer von größerem Verständnis und Empathie geprägten „Wir“-Beziehung. Dieser Prozess war langwierig und vollzog sich nicht nach dem Muster einer linearen „Erfolgsgeschichte“. Vielmehr war eine „Gleichzeitigkeit des Ungleichzeitigen“, also das Nebeneinander von moderner, aktivierender und überkommener, bewahrender „Behindertenarbeit“ zu beobachten. Dieser Befund ist aber kennzeichnend für einen Reformprozess, der sich ja auch erst gegen interne Widerstände, vermeintlich sinnvolle Gewohnheiten und verfestigte Routinen durchsetzen, schließlich verfestigen musste, bis dessen Umkehr unmöglich geworden war.

59 Plan zur Sanierung, S. 17.

Die Themen der Bewohner/-innen

Im Heim

> „Die Schwester ist hergegangen, hat schön gesungen:
> ‚Bis hierher hat mich Gott gebracht.'
> Und das war die ganze Lage."[1]

Die Einweisung in ein Heim, die Herauslösung, manchmal das regelrechte Herausgerissenwerden aus dem gewohnten sozialen Umfeld, die Trennung von Eltern und Geschwistern, Freundinnen und Freunden war für alle Gesprächspartner/-innen ein schwerwiegender und schmerzhafter Einschnitt in ihrem Leben. Viele wissen noch das genaue Datum ihrer Heimeinweisung, können sich noch gut an ihre ersten Eindrücke erinnern. Fast alle Gesprächspartner/-innen teilen eine ungeheure Ohnmachtserfahrung. Hatten doch andere über ihren Lebensweg entschieden. Weder war nach ihren Wünschen und Bedürfnissen gefragt noch waren sie in den Entscheidungsprozess eingebunden worden. Berücksichtigt man die damaligen gesellschaftlichen Rahmenbedingungen, die ein Leben, Arbeiten und Lernen von Menschen mit geistiger Behinderung in der Mitte der Gesellschaft schlicht nicht vorsahen, gab es zu einem Heim tatsächlich fast keine Alternative. Dies war den Interviewpartner/-innen in bemerkenswerter Weise klar. Die 1939 geborene Meta M., die 1956 nach Bruckberg kam, berichtete: „Da bin ich ins Heim gekommen zu den Behinderten, wo mit Rollstühlen waren. […] Das hat meine Mutti und die Lehrerin gesagt, dass ich ins Heim komme, weil ich in der Schule nicht mitgekommen bin."[2] Udo E. kam mit fünfzehn Jahren nach Bruckberg, „es sei nicht anders gegangen".[3] Mit seinen Eltern habe er „ab und zu mal" über seine 1961 erfolgte Heimeinweisung gesprochen. Beide hätten dann immer gesagt, dass er „da gut aufgehoben" wäre. Diese Haltung übernahm Udo E. Für Helmut B. kam der Entschluss seiner Angehörigen, ihn nach Bruckberg zu schicken, nicht überraschend: „Mit dem Eintritt in die Lehre, das wurde damals nichts. Und da hat es dann geheißen, am besten ist es, der kommt ins Heim."[4] Ihm sei bewusst gewesen, dass er aufgrund seiner Kopfverletzungen und den damit einhergehenden kognitiven Beeinträchtigungen nicht in der Lage sein würde, „im öffentlichen Leben" für sich selbst zu sorgen:

> „Wenn die Eltern nicht mehr leben, dann hast du doch praktisch niemanden mehr. Und dann musst du doch an und für sich, wenn du einen Beruf ergreifen willst, musst du doch eine eigene berufliche Existenz aufbauen. Denn du kannst ja nicht nur irgendwie von der Hand in den Mund leben. Das kann man ja nicht im öffentlichen Leben. Man muss ja entweder einen Beruf ergreifen und muss jetzt sagen: Also, ich

1 Interview Carl I., 20.4.2012.
2 Interview Meta M., 18.4.2012.
3 Interview Udo E., 13.9.2011.
4 Interview Helmut B., 19.4.2012. Für das nachfolgende Zitat ebd.

> bin jetzt das und das. Und dann muss ich eine eigene Existenz aufbauen und sagen können, ich kann auch davon leben. Anders ist das doch nicht. Ich meine, das tägliche Leben, das heißt doch nur, dass man eine eigene berufliche Existenz aufbauen kann, und dass man da sagt, man ist nicht mehr abhängig von den Eltern. Denn wenn die nicht mehr leben, dann kriege ich davon ja kein Taschengeld mehr, und dann muss ich halt selber genug Geld verdienen, um da eine eigene Existenz aufzubauen."

Ähnlich erging es Hanna H., die nach einem Impfschaden immer häufiger epileptische Anfälle erlitt und nicht mehr selbst für ihren Lebensunterhalt zu sorgen vermochte. Im Gegensatz zu unseren anderen Gesprächspartner/-innen bestimmte sie aber ihren zukünftigen Lebensmittelpunkt selbst. Der Anstoß, in ein Heim für Menschen mit geistiger Behinderung zu gehen, kam von einem Pfarrer, dem Frau H. sich sehr verbunden fühlte:

> „Und da hab' ich ihn [den Pfarrer] gefragt, ob er eine Arbeitsstelle noch mal bei der Kirche für mich wüsste. Und dann hat er gesagt, ob mir das was ausmacht, wenn ich ein Leben lang als Behinderte angesehen werd'. Und dann hab ich gefragt: ‚Warum?' Und da hat er gesagt: ‚Es wär' das Beste für dich, in ein Behindertenheim zu gehen. Du gehst in ein Behindertenheim, da hast du eine Pflege bis zu deinem Lebensabend und hast ein Dach über dem Kopf und hast dein Essen. Kriegst ein Zuhause, hast ein Zuhause und hast auch dein Essen alles, gell. Und dann hab' ich ‚ja' dazu gesagt."[5]

Bis zu ihrem 24. Lebensjahr hatte Waltraud Z. ein „normales" Leben geführt. Die 1933 geborene Frau führte nach dem Tod ihrer Mutter den Haushalt ihres Vaters. Mit 24 Jahren gebar sie ein Kind, das in einer „unehelichen" Beziehung entstanden war. Kurz darauf setzten bei der jungen Mutter massive epileptische Anfälle ein. Zunächst lag sie in einem Krankenhaus in Nürnberg, kam dann aber 1957 nach Himmelkron. Eine Diakonisse habe sie in das Haus Gottestreue gebracht.

Umzüge

Ganz zentral in allen Interviews mit Menschen, die in einer „Heimwelt" leben, sind die Wechsel von einem Haus zum anderen als grundlegende Zäsuren im Lebenslauf. Alle Interviewpartner/-innen können die Häuser, in denen sie im Laufe ihrer Heimkarriere gelebt haben, in chronologischer Reihenfolge nennen, oft sogar das genaue Datum, wann sie in ein Haus gekommen sind, meist geben sie an, wie viele Jahre sie in den einzelnen Häusern gewesen sind. Die Umzüge bilden somit eine Matrix, um die eigene Biographie in Abschnitte einzuteilen. Das ist ohne weiteres nachvollziehbar, wenn man bedenkt, wie einschneidend der Wechsel von einem Haus in ein anderes war, selbst wenn es nur einen Katzensprung entfernt war. Denn die einzelnen Häuser bildeten je eigene, nahezu hermetisch abgeschlossene Mikrokosmen. Mit einem Schlag verloren die Bewohner/-innen bei einem Umzug ihre vertraute Lebenswelt, ihre Alltagsroutinen

[5] Interview Hanna H., 21.8.2012.

(die von Haus zu Haus variierten) und fast ihr gesamtes soziales Umfeld, das ja im Wesentlichen aus den Mitbewohner/-innen, den pflegenden Schwestern und Brüdern und den hauswirtschaftlichen Arbeitskräften bestand. Die verlegten Bewohner/-innen mussten ganz von vorne beginnen, ohne dass es ihre eigene Entscheidung gewesen wäre. Sie mussten sich in einer neuen Welt einleben, neue Abläufe einüben, sich auf neue Menschen einstellen.

Auch die Diakonissenanstalt Neuendettelsau konnte ihr Versprechen, Menschen mit geistiger Behinderung eine dauerhafte „Heimat" zu bieten, nur insoweit erfüllen, als sie diese Menschen in der „Gesamtanstalt" hielt, allerdings mussten die Bewohner/-innen immer wieder erleben, dass sie nicht nur in andere Gruppen, sondern – gravierender – in eine in einem ganz anderen Ort gelegene „Filiale" der Hauptanstalt verlegt wurden. Erneut verloren die Frauen und Männer, Kinder und Jugendliche ihre mittlerweile gewohnte Umgebung, ihren sozialen Bezugsrahmen. Heike O. kam 1971 von Neuendettelsau nach Bruckberg. Nach wie vor sind ihr die Gründe für ihre Verlegung nicht wirklich klar:

> „Nein, ich wurde nicht gefragt. Da kommt die Schwester rein und hat mich gefragt: ‚Heike, kommst du mal runter ins Büro?' Dann bin ich runter gegangen. Die Schwester Elise A. war dabei. Und da hat die Schwester Elise gesagt: ‚Heike, du sollst jetzt nach Bruckberg fahren.' Und dann habe ich gefragt, ob Bruckberg schön ist. Da hat die Schwester Elise A. gesagt, sie war in Bruckberg gewesen, im Schloss war sie gewesen. […] Dann hat sie gesagt: ‚Ja, Bruckberg ist schön und freundlich.'"[6]

Die in Neuendettelsau lebende Leni A. berichtete, dass sie nach ihrer Rückkehr – sie hatte einige Tage bei ihren Angehörigen verbracht – nicht mehr in Neuendettelsau bleiben durfte:

> „Ich war daheim. Und da wollte ich wieder nach Neuendettelsau, weil es mir in Dettelsau so gut gefallen hat. Da haben sie mich nicht mehr aufgenommen. Und das hat mir gescheit gestunken. […] Haben sie mich dann nach Bruckberg [gebracht]."[7]

Für sie, die sich gut in Neuendettelsau eingelebt hatte, war der Ortswechsel ein erneuter schmerzhafter Einschnitt, über dessen Gründe Leni A. noch heute keine Auskunft zu geben vermag.

Und auch Hannelore F., die zur Strafe nach Polsingen verlegt worden war – hierüber weiter unten mehr –, musste erleben, dass über sie nach Gutsherrenart bestimmt wurde. Konrektor *Hilmar Ratz* (1900–1970) sei vor Weihnachten nach Polsingen gekommen, habe seinen Rundgang gemacht und ihr dann – gleichsam nebenbei – ihre baldige Rückkehr nach Neuendettelsau angekündigt:

> „Und dann hat er zu mir gesagt, der hat halt seinen Rundgang so gemacht, da hat er gesagt, so ab ersten April, kommst du dann wieder nach Neuendettelsau ins Schwesternheim als Putzfrau. Man hatte keinen eigenen Willen haben dürfen, wenn ich gesagt hätte: ‚Ich will was lernen, ich will jetzt an die Nähmaschine hin.' […] Das konnt'

---

6 Interview Heike O., 19.4.2012.

7 Interview Leni A., 13.9.2011.

ich ja gar nicht. Du warst gedemütigt – gedemütigt. Du durftest deine Meinung nicht sagen.“[8]

In den folgenden Jahren sollten Bewohner/-innen nicht nur in andere Gruppen oder Häuser verlegt werden. Manchmal konnten sogar ein Ortswechsel und damit ein grundstürzender Wandel des kompletten Lebensumfeldes anstehen. War die bevorstehende Veränderung den Bewohner/-innen mehr oder weniger ohne Erklärung mitgeteilt worden und hatten sich diese zu fügen, so änderten sich die Zeiten. Waltraud Z., die in Himmelkron mehrmals die Gruppe hatte wechseln müssen, weigerte sich eines Tages: „Nein, ich geh' nicht in eine andere Gruppe.“[9] Man habe ihr ihren Willen zwar gelassen, aber Pfarrer *Karl Fuchs* habe ihr gedroht: „Wenn Sie noch einmal ‚Nein‘ sagen, kommen Sie fort.“ Als ein Teil der Bewohner/-innen von Bruckberg in das Waldheim in Obernzenn verlegt werden sollte, nahmen dies die Bewohner/-innen nicht einfach so hin. Vera Q., seit 1978 Mitglied im Heimbeirat, heute: „Bewohnervertretung“, kann sich noch gut an ihren damaligen Protest erinnern:

> „Dann haben sie gesagt: ‚Die Bruckberger, die kommen jetzt ins Waldheim rüber. Du kommst ins Waldheim und du kommst ins Waldheim.‘ Da habe ich gesagt: ‚Erst müsst ihr uns fragen, ob wir wollen‘, habe ich gesagt. Da hat der nichts mehr sagen können. Habe ich gesagt: ‚Ich gehe schon ins Waldheim‘, habe ich gesagt. ‚Aber so, in dem Ton‘, habe ich gesagt, ‚mache ich nicht mit.‘“[10]

„In dem Ton mache ich nicht mit“, in dieser Aussage spiegelt sich ein gewachsenes Selbstbewusstsein, das wiederum auf einen tiefgreifenden und weitreichenden Wandel der sozialen Beziehungen in der „Heimwelt“ seit den „langen 1960er Jahren“[11] verweist. Der Heimbeirat als neuartiges Instrument der Mitbestimmung ist Teil dieses Wandels. Dazu später mehr.

Platz für sich – die räumliche Situation

Am 20. September 1970 besuchte eine Gruppe von Eltern schwer geistig behinderter Kinder Bruckberg. So angetan die Besucher/-innen von den Neubauten „Birkenhof“ und „Sonnenhof“ für „bildungsfähige“ Jungen und Mädchen waren, so betroffen beendeten sie ihren Rundgang durch das Haus „Gottessegen“. Ihre ein halbes Jahr später an die Pfarrer *Othmar Abel*, Fuchs und *Hahn* gerichtete Kritik kleidete die Elterngruppe in sieben Fragen, der sie die Bitte um einen empathischen Perspektivenwechsel voranstellte. Zunächst wollten sie aber zum

8 Interview Hannelore F., 8.4.2011.

9 Interview Waltraud Z., 23.8.2012.

10 Interview Vera Q., 13.9.2011. Ähnlich selbstbewusst tritt heute Dagmar P. auf: „Ich lasse mich nicht rumkommandieren. Bevormunden lasse ich mich nicht von den anderen.“ Interview Dagmar P., 19.4.2012.

11 Vom Ende der 1950er Jahre bis zur ersten Ölpreiskrise im Jahre 1973.

Ausdruck bringen, dass sie wohl „nicht damit rechnen [könnten]",[12] dass ihre „schwer betroffenen Kinder" „in Häusern wie Birken- oder Sonnenhof" aufgenommen würden. Es „graust [uns], falls uns keine andere Möglichkeit übrigbleibt, als unsere Kinder in Haus Gottessegen aufnehmen lassen zu müssen." Die angeschriebenen Verantwortlichen für Bruckberg und Neuendettelsau sollten sich doch einmal vorstellen, „dass sie ihr eigenes Kind in dieses Haus einweisen lassen müssten". „Wie", lautete die erste Frage, „würden Sie in diesem Falle die Einrichtung des Hauses Gottessegen gestalten?" Sodann listeten die Beschwerdeführer/-innen jene Eindrücke auf, die sie besonders entsetzt hatten:

„1. Ist es nötig, dass die Behinderten im Schlafraum auf ihren Klo-Stühlen sitzen müssen?
2. Ist es nicht möglich, diese Klo-Stühle, die benutzten Windelhosen so zu säubern, dass man nichts von Stuhl und Urin riecht?
3. Ist es nötig und mit der Menschenwürde zu vereinbaren, dass Ihre Betreuten in einem mit Maschendraht umgebenen käfigartigen Auslauf ins Freie geführt werden?
4. Ist es nötig, dass Ihre Behinderten in Haus Gottessegen uniforme Schürzen tragen müssen?
5. Ist es nicht möglich, dass die Möbel und Wände der Aufenthaltsräume in fröhlicheren Farben gestaltet werden können?
6. Ist es unbedingt nötig, dass in einem Raum eine so große Anzahl von Behinderten existieren muss?"

Die Eltern, die dem Verein „Lebenshilfe für das behinderte Kinder e. V." angehörten, beschrieben eine geradezu typische „Verwahrsituation", die immer dann entstehen kann, wenn keine Investitionen in Umbauten, Renovierung und Modernisierung getätigt werden (können) und – noch wichtiger – wenn ausreichendes und qualifiziertes Personal fehlt. So erleichterte es – aus Sicht des Personals – die Arbeit, wenn alle „Behinderten" an Ort und Stelle („Klo-Stuhl") blieben, nur in der Gruppe und in einem übersichtlichen und leicht zu kontrollierendem Gebiet nach draußen durften („käfigartiger Auslauf") und einfach zu reinigende und zu bügelnde „uniforme Schürzen" die Kleidung vor Verschmutzungen schützten. Der Hinweis auf die mangelhaften hygienischen Zustände mag auf eine fortbestehende Überforderung des Personals hindeuten. Dies räumte Pfarrer Fuchs in seiner Antwort an die Elterngruppe denn auch unumwunden ein:

> „Wenn Behinderte im Zimmer auf ihren Clo-Stühlen sitzen, dann hat das zwei Gründe. Entweder die Toilettenräume sind noch nicht so groß, dass wir sie dort absetzen können, oder sie sind so ungünstig gelegen, dass die erforderliche Beaufsichtigung bei der nun einmal angespannten Personalsituation nicht gewährleistet wäre."[13]

---

[12] Dorothea R. u. a. an Pfarrer Abel, Fuchs und Hahn, o. D. [5.1.1971], in: ZADN, Akte Bruckberger Heime 1964–1972, I. Das Nachfolgende nach ebd.

[13] Pfarrer Fuchs an die „Hilfe für das behinderte Kind e. V.", Coburg, 8.3.1971, in: ZADN, Akte Bruckberger Heime 1964–1972, I.

Das negative Urteil der Eltern wurde sicherlich noch durch den guten Eindruck, den die beiden neuen Mustereinrichtungen, der „Sonnenhof" und der „Birkenhof", bei ihnen hinterlassen hatte, verstärkt – ein weiteres Beispiel für die eingangs beschriebene „Gleichzeitigkeit des Ungleichzeitigen" in der bundesdeutschen „Behindertenarbeit".

Dass es in Bruckberg bereits früher beengt und recht schlicht zugegangen war, berichtete Carl I., der 1939 in die Einrichtung kam. Er nahm die vorgefundenen Gegebenheiten aber eher mit Gelassenheit hin:

> „Also 30 Mann waren's gewesen im Schloss. Und das war die reinste Heringsbraterei. [...] Das waren die Stockbetten, da. [...] Wenn mehr dabei sind, das haut doch hin. [...] Oh, das war ja eine kunterbunte Lage. Das war so eine kritische Lage gewesen. [...] Das war wie in einer Militärlage, wenn da so viele Waschbecken sind. Da hat jeder ein Waschbecken gehabt."[14]

Hingegen bedrückt es Frau F. nach wie vor, wenn sie an ihre Schlafsituation in Neuendettelsau zurückdenkt:

> „Einen großen Schlafsaal. Waren circa, also ich kann es nicht gewiss sagen, sechsundzwanzig Betten drinnen. Was mich sehr abgestoßen hat, rechts und links von dem Saal [...] waren Fenster und dahinter waren die Schwestern oder die Erzieherinnen. Und was wir gesprochen haben oder was wir gemacht haben, wurde beobachtet und mitgehört. Es war sehr schlimm. Die Betten standen immer zwei nebeneinander."[15]

In der „Heimat" in Polsingen war die Unterbringungssituation der Männer und männlichen Jugendlichen ebenfalls äußerst beengt.

Die Enge in den Räumen korrespondierte mit der fehlenden Privatheit der Frauen und Männer. Für das Wenige, was sie an Kleidung und privaten Gegenständen besaßen, gab es keinen oder nur wenig Platz. Stand ihnen ein „kleines Fach", so Frau F. in Neuendettelsau, zur Verfügung, so war es nicht abschließbar. Ähnliches berichtet Meta M. aus ihren frühen Bruckberger Jahren: „Zum Zumachen. Eigentlich zum Abschließen haben wir gar nichts gehabt."[16] Dass es auch Anfang der 1970er Jahre in Bruckberg keine Möglichkeit für eine Bewohnerin gab, ihre Habseligkeiten sicher unterzubringen, schilderte Heike O.: „Also, die Sachen und diese Sachen in den Stuhl hingelegt. Daneben das Bett. Dann neben dran die Stühle. Einen eigenen. Da haben wir keine Schränke gehabt und keine Nachtkästle. Haben wir nicht gehabt."[17] Ähnlich war es in Himmelkron, wie Frau G. schilderte: „Die Kleider und das haben sie weggenommen einem und in Garderoben und in Schränke und das war alles abgesperrt. Mir haben bloß anziehen dürfen, was die Schwestern uns gegeben haben."[18] Waltraud Z. hingegen, die ebenfalls in Himmelkron lebte, berichtete, dass sie ein Nachtschränkchen gehabt

---

14 Interview Carl I., 20.4.2012. Detlef J. bestätigte die Existenz der Stockbetten im Interview vom 13.9.2011.

15 Interview Hannelore F., 8.4.2011.

16 Interview Meta M., 18.4.2012.

17 Interview Heike O., 19.4.2012.

18 Interview Lieselotte G., 23.8.2012.

habe. Den Rest ihrer Habseligkeiten habe sie in einem Pappkarton unter ihrem Bett verstaut.[19]

In Zeiten der Schlafsäle hat sich keine Bewohnerin und kein Bewohner ihre oder seine Station oder gar ihre Bettnachbarin oder seinen Bettnachbarn aussuchen können. Die Männer und Frauen lebten nicht nur zumeist unfreiwillig in Bruckberg, Polsingen oder in einer der anderen Filialen, sondern zugleich in einer „Zwangsgemeinschaft" zusammen, in der jede/r versuchen musste, ihren oder seinen Platz zu erobern. Nicht zuletzt aufgrund des chronischen Personal- und Platzmangels wurden in den 1950er/60er Jahren Bewohnerinnen unterschiedlichen Alters und mit ganz verschiedenen Behinderungsformen in großen Gruppen zusammengelegt. Dies erlebte Frau A., die mit dieser Situation nicht gut zurecht kam, in Bruckberg: „Da hat es mir nicht so gut gefallen. Ich weiß auch nicht. Da waren wir 32 Leute auf der Gruppe. Alt und Jung zusammen. Zusammengemischt. Das hat mir nicht gefallen."[20] Meta M. erlebte die zusammengewürfelte Bewohnerinnenschar eher als „interessante" Bereicherung:

> „Aber dann, nachdem ich konfirmiert bin, bin ich nach Bruckberg gekommen. Da waren wir 32 Frauen auf der Gruppe. Im Hinterhaus, oben im Schloss. [...] Da musst du mit einem Haufen Leute umgehen können und wissen, wie man mit den Leuten redet. Und verstehen, was der andere vielleicht mal macht. Aber manchmal kommt man nicht aus. Mir haben sie immer gesagt: ‚Du kommst immer mit deinen Leuten aus.' Da habe ich gesagt: ‚Ja, warum? Weil wir uns gut verstehen.' Aber es war ganz interessant."[21]

Ab den späten 1970er Jahren konnten sich die Bewohnerinnen in Bruckberg selbst eine Zimmergenossin wählen, wie Heike O. gut im Gedächtnis geblieben ist. Dass nicht nur die anderen Frauen, sondern auch sie selbst zur „Auswahl" stand, war ebenfalls eine ganz neue Erfahrung für sie:

> „Und da haben wir einen Tagesraum gehabt. Und da haben wir im Kreis gesessen. Da haben wir uns kennengelernt, gegeneinander kennengelernt. Mit dem Personal. [...] Und da haben wir so kennengelernt. Und dann war auch, wer schlafen will, wer wen will. Und da haben wir auch selber ausgesucht."[22]

Heute leben die meisten der Interviewpartner/-innen in Einzel- oder Doppelzimmern in ambulant betreuten Wohngemeinschaften, die entweder in den „Anstaltshäusern" selbst oder in angemieteten bzw. gekauften Häusern eingerichtet wurden. Die Paare unter den Interviewpartner/-innen bewohnen kleine Apartments, in denen sie, ambulant unterstützt, ein ganz normales Eheleben führen können. Für alle Befragten bedeutete die radikale Wohnraumveränderung einen ungeheuren Zugewinn an Lebensqualität und Individualität: Die Tür hinter sich schließen, das Zimmer nach dem eigenen Geschmack einrichten, die eigene Ordnung oder auch Unordnung haben zu können. Anfangs sei ihr, Meta M., das ungewohnte Alleinsein nicht leicht gefallen: „Das war ein wenig komisch,

19 Interview Waltraud Z., 23.8.2012.
20 Interview Leni A., 13.9.2011.
21 Interview Meta M., 18.4.2012.
22 Interview Heike O., 19.4.2012.

weil man sich da nicht unterhalten kann. Da ist man so richtig ruhig, und da ist man so richtig still."[23] Befragt, wie sie, Heike O., ihre veränderte Wohnsituation – vom Mehrbett- zum Einzelzimmer – empfand, gab sie die folgende Auskunft: „Schön. Am Anfang war es komisch. Aber dann habe ich gesagt: ‚Das ist ein schönes Zimmer.' Haben wir selber aussuchen müssen. Und da habe ich gesagt: ‚Ja, das Zimmer will ich haben.'"[24] Die in Himmelkron lebende Emma N. verband im Gespräch die Möglichkeit des Rückzugs in ihr Zimmer eng mit der Tatsache, dass sie nun auch nach eigenem Geschmack Sozialkontakte aufnehmen kann:

> „Dass es heut' zum Teil besser ist wie damals, wie früher. Viel freier und man kann viel allein was machen. Man kann für sich was machen. Wenn man sagt: ‚Jetzt geh' ich in mein Zimmer und will für mich was machen allein.' Dass ich nicht unter dem ganzen Haufen sitze. Das hast früher nicht gekonnt. Und jetzt hast du ein Zimmer, wo du dich zurückziehen kannst, wenn was ist. Das ist doch einfacher wie früher. [...] Viel freier. Man kann sich mit den Dorfleut unterhalten und alles. Wir durften- das ist doch auch nichts Schlimmes, wenn man sich einmal mit den Dorfleut zusammentrifft. [...] Dass es jetzt schon ein schönes Leben ist."[25]

Der 89 Jahre alte Carl I. lebt heute nach vielen Jahren „Heringsbraterei" – wie er im Interview seinen Schlafsaal in Bruckberg beschrieb – in einer Männer-WG im Ort selbst: „Selbstständige Männer. Rüstige, nette Männer, die da miteinander leben."[26] Das sei, so Herr I., „prima" gewesen, haben wir abends Fernsehen geschaut [...] das war schon freier da."[27] Waltraud Z. wohnt nach vielen Jahren im Schlafsaal im Haus Gottestreue in einem schönen Zimmer im Elisabethhaus und sagt: „Ich bleib' in Himmelkron, bis ich gestorben bin." Hanna H., die jahrelang alleine im baufälligen Pförtnerhäuschen in Polsingen lebte, will heute nicht mehr aus Polsingen und ihrem Einzelzimmer weg. Beide sind ihr zu einer Heimat geworden: „Dass ich ein schönes Zuhause habe, ein gutes Zuhause. Froh sein kann, dass ich ein Zuhause hab'. Dankeschön kann ich sagen, dass ich ein Bett habe, und zwar hier in Polsingen. Das schöne Haus und unter neutralen Leuten bin ich jetzt."[28]

Frau H.s Hinweis auf die „neutralen Leute" spielt auf die Veränderung im Personaltableau an. Ende der 1960er Jahre gingen immer mehr Diakonissen in den Feierabend, junge Männer und Frauen, so genannte „zivile Kräfte", kamen mit großem Idealismus, neuen Ideen und – im Vergleich – geradezu revolutionären Vorstellungen in die Einrichtungen. Anfänglich trauten die Bewohner/-innen dem „neuen Frieden" nicht. Ihre Sorgen sollten sich jedoch rasch zerstreuen. Insbesondere Frau G., die bei der 1931 und mittlerweile verstorbenen Schwester Apollonia B. Schlimmes durchgemacht hatte, kann sich noch gut an ihre damaligen Zweifel erinnern:

---

23 Interview Meta M., 18.4.2012.

24 Auskunft Martin Piereth, 19.4.2012.

25 Interview Emma N., 24.8.2012.

26 Auskunft Martin Piereth, 20.4.2012.

27 Interview Carl I., 20.4.2012.

28 Interview Hanna H., 21.8.2012.

> „Da hat sich was [geändert]. Ja, zum Guten. Die haben uns erst, alles müssen aufrichten. Weil wir haben nicht viel gesagt. Wir wussten nicht, [...] ob's so ist wie bei den Schwestern. Ob wir was sagen dürfen oder nicht. Da hatten wir die erste Zeit, waren wir denen ängstlich gegenüber. [...] Da haben wir Angst gehabt. Dass es weiter tät so gehen."[29]

Heute, sagt sie, die in Bruckberg geblieben ist, möchte sie nicht mehr von dort weg.

Hygiene

Die Klagen der Elterngruppe aus Coburg über die fragwürdigen hygienischen Zustände in Bruckberg können um weitere Beispiele ergänzt werden. Diakonisse Gisela X., die in Himmelkron in den 1960er Jahren arbeitete, berichtete das Folgende: „Am Anfang, als ich kam, sind die Waschlappen immer ausgewaschen worden und dann sind sie wieder benutzt worden, ein paar Tage immer. Hat man auch nicht geschaut, dass jeder seinen eigenen hat."[30] Ein ähnliches Vorgehen dürfte auch beim Umgang mit den Strickbinden zu vermuten sein, die den Frauen während ihrer Menstruation zur Verfügung gestellt wurden. In anderen Anstalten für Frauen mit geistiger Behinderung wurden in aller Regel die Strickbinden eingeweicht, ausgewaschen, getrocknet und wahllos zugeteilt. Keine Frau bekam „ihre" Binden wieder. Ähnlich fragwürdig war der Umgang mit der Leibwäsche, zumindest auf der geschlossenen Station in Himmelkron. Emma N., die seit 1971 zehn Jahre lang dort lebte, berichtete das Folgende:

> „Und da haben wir unsere Kleider aufbewahrt [in Schränken in einem anderen Raum]. Und wir mussten immer aufschreiben, wenn wir was gewollt haben. Da hat's nicht jede Woche frische Kleidung gegeben. Da mussten wir acht Tage anlassen. [...] Unterwäsche haben wir ausgewaschen, die Unterhosen. Und dann mussten wir sie am nächsten Tag wieder anziehen. [...] Ja, die haben wir aufgehängt, auf die Heizung unten. [...] Und dann hab ich ja die Heizung eingeschaltet. Und dann hatten wir sie trocken an."[31]

Schwester X. bestätigte die Aussagen Frau N.s: „Und am Anfang habe ich noch erlebt, dass die Schlüpfer abends ausgewaschen worden sind und am nächsten Tag haben sie [die] dann wieder angezogen."[32]

Welchen Gründen diese Wäscherationierung, die nicht nur unhygienisch war, sondern auch Erkrankungen Vorschub leisten konnte, letztlich geschuldet war, muss offen bleiben. Eine chronisch prekäre Versorgung mag als Ursache plausibel erscheinen. Ob Himmelkron im Gesamtgefüge der Neuendettelsauer Filialen vielleicht den Platz eines „Stiefkindes" zugewiesen bekam, ist ebenfalls eine offene Frage, die es wert wäre, näher untersucht zu werden.

29 Interview Lieselotte G., 23.8.2012.
30 Interview Gisela X., 12.12.2012.
31 Interview Emma N., 24.8.2012.
32 Interview Gisela X., 12.12.2012.

Tisch- und Esskultur

Anstalten und Heime sind zentralistische Organisationseinheiten, die – sollen sie mit möglichst geringem Aufwand und ohne größere Reibungsverluste funktionieren – den Alltag der Bewohner/-innen und auch der Mitarbeiter/-innen stark strukturieren und reglementieren müssen. Hier spielt – zumeist wenig bedacht – die Küche eines Heimes eine ganz wesentliche Rolle. War sie einerseits die Taktgeberin, die feste Marken (Frühstück, Mittagessen, Abendbrot) im Anstaltsalltag setzte, so hatte sie es – im Wortsinne – andererseits ebenfalls in der Hand, dessen Gleichförmigkeit zu unterbrechen, ihm vielleicht auch etwas Glanz und Abwechslung zu verleihen, indem sie wohlschmeckende Speisen in ausreichender Menge ausgab. Emma N., die zehn Jahre auf der geschlossenen Station von Himmelkron lebte, brachte es im Interview treffend auf den Punkt: „[Dann haben wir gewartet], bis wieder das Nächste gekommen ist. Ja, bis dann das Mittagessen gekommen ist. […] Um halb 12. Wie jetzt auch. Um halb 12 haben wir Mittagessen.“[33]

Nimmt man sich die Aussagen aller Interviewpartner/-innen zum Thema „Essen und Tischkultur“ vor, so kann eindrucksvoll die Entwicklung von standardisierten Mahlzeiten, die sich im Wochenrhythmus wiederholten, hin zu selbst zubereiteten oder selbst ausgesuchten Gerichten (mit entsprechender Tischkultur) beobachtet werden. Die Pole lagen – um es mit den Worten zweier Heimbewohner auszudrücken – zwischen „Bruckberger Mischmasch“ und „dem Chinesen“ in Ansbach.

Keine/r unserer Gesprächspartner/-innen erinnerte sich an schlechtes oder gar verdorbenes Essen. Lieselotte G. aus Himmelkron merkte aber an, dass das Essen ungleich verteilt worden sei:

> „Viele Eintöpfe. Alle vier Wochen einmal Schweinebraten, Sonntag. [Oder] mal eine Weißwurst oder eine braune Wurst. Andere Stationen haben immer zwei gekriegt. Und wir bei uns nur eine. […] Es hat sich ja niemand beschwert. Ich hab mich auch nicht beschwert, oder ich bin nur zur Oberschwester und hab's gesagt- die hätten mir's ja gar nicht geglaubt. Da haben wir alles, wir haben uns nichts sagen getraut. Wir waren richtig runtergedrückt.“[34]

Frau G. berichtete ein weiteres interessantes Detail über ihr Frühstück. Die Brote kamen nur mit Butter geschmiert und halbiert auf den Tisch. Marmelade hätte sie, Frau G., sich dann selbst gekauft:

> „Ein Butterbrot. Und dann Marmelade […], einkaufen durften wir auch nicht alleine. Da bin ich aber mit der Schwester Loni gegangen. Und da haben [wir] ein Glas Marmelade gekauft. Und da ist dann die Nummer da aufgeschrieben worden: Nummer 7 und im Schrank. Und da konnten wir früh nehmen und ein bissel Marmelade aufs Butterbrot [tun], und dann sind sie wieder eingesperrt worden, die Marmeladen.“

Ob dies ein Privileg für die „Ersatzmitarbeiterin“ war, kann nicht gesagt werden.

---

33 Interview Emma N., 24.8.2012.

34 Interview Lieselotte G., 23.8.2012. Für das nachfolgende Zitat ebd.

In Erinnerung geblieben ist eine hin und wieder gewöhnungsbedürftige Zusammensetzung der Mahlzeiten, insbesondere des Mittagessens. Helmut B. klärte über den „Bruckberger Mischmasch“ auf, verweist aber zurecht auf die unterschiedlichen Vorlieben der Bewohner:

> „Das ist, wenn es so ein gemischtes Essen gibt. Wo manchmal auch viel zusammengemischt wird, was nicht gut zusammen passt. Aber das kommt eben darauf an, was die Küche herstellt. Na ja, das sagt man so: ‚Heute war das Essen gut.‘ Aber ein anderes Mal ist es dann nicht so gut. Dann wird irgendwas zusammengemanscht in einem Gefäß. Da gibt es noch Leute, die essen alles, was auf den Tisch kommt. Und da gibt es andere, die sind ein bisschen verwöhnt oder was weiß ich. Das kann man jetzt nicht [zu] hundert Prozent auf einen Nenner bringen.“[35]

Frau N. erinnerte sich an ein „Sammelessen“ auf der geschlossenen Station in Himmelkron:

> „Also wenn, wenn man was nicht gern gegessen hat und wollt's nicht essen, dann mussten wir es auf ein Sammelessen [tun]. Dann haben sie's aufgewärmt, und dann mussten wir es abends noch mal essen. Aber wenn einer- wenn- wenn jemand schlecht war und gebrochen hat, musst' er es auch essen. [...] So war das auf der geschlossenen Station. Wenn man was nicht gemocht hat oder so und wir haben's nicht gegessen, dann mussten wir's abends.“[36]

Lieselotte G., eine Bewohnerin von Himmelkron, berichtete ebenfalls von einem gewissen Durcheinander auf den Tellern, störte sich aber mehr daran, *wie* die Speisen „serviert“ wurden:

> „Und mussten wir erst füttern und wir durften zuletzt essen. [...] Suppenteller. Ja, jetzt sagen wir mal, es hat Gemüse gegeben. Bratkartoffeln. Alles in [den] Teller. Dann Wurst hat's gegeben. Die haben sie aber schon geschnitten. [...] Auch mit rein in den Teller. Und dann hat's eine große Schlüssel gehabt mit Blattsalat. So mit der Hand rein und noch ein paar Blättle in den Teller rein.“[37]

Frau G.s Aufgabe war es übrigens auch, jeden Tag in die Küche zu gehen, um nachzufragen, was es denn mittags zu essen gäbe. Eine konkrete Antwort auf ihre konkret gestellte Frage habe sie aber nicht bekommen. Das Küchenpersonal habe lediglich die erforderlichen Besteckteile benannt: „Da haben sie's immer nicht gesagt, da haben sie dann bloß gesagt: ‚Da ist das Besteck‘ oder bloß ‚Löffel‘.“ Frau G. merkte in diesem Zusammenhang noch an, dass die „Kinder“ ausschließlich mit Löffeln gegessen hätten. Nun lebten auf ihrer Station in Himmelkron jedoch keine Kleinst- und Kleinkinder, sondern erwachsene Frauen, denen man aber – unmündigen Kindern gleich – ein vollständiges Essbesteck vorenthielt. Unklar muss hier natürlich bleiben, ob zumindest ein entsprechender Versuch unternommen wurde. Offenbar spielte beim Personal vor allem die Sorge hinein, dass eine Gabel oder ein Messer als Waffe benutzt werden könnte. Zumindest habe Heike O. in Neuendettelsau diese Begründung gehört: „Nein, Mes-

[35] Interview Helmut B., 19.4.2012.

[36] Interview Emma N., 24.8.2012.

[37] Interview Lieselotte G., 23.8.2012. Für die nachfolgenden Zitate ebd.

ser nicht. Nur Löffel oder Gabel. Das Messer durften wir nicht benutzen, weil das gefährlich ist, hat sie gesagt."[38] Als sie dann in Bruckberg war, aßen Heike O. und ihre Kameradinnen nicht nur mit Löffeln, sondern auch von Aluminiumgeschirr, das den Genuss der Mahlzeiten beeinträchtigte, wenn nicht gar unmöglich machte.

> „Es muss da [in Bruckberg] gewesen sein früher. Da hat es Blechteller gegeben, Blechteller. Und dann Milch mit Brot. Ach, da haben wir immer gesagt: ‚Das schmeckt uns doch nicht.' [...] Wenn du von so einem Blechteller oder sowas, Blechtassen – dann verbrennst du dich. Da haben wir einen Löffel gehabt zum Essen. [...] Bis wir mal gesagt haben: ‚Jetzt wollen wir mal Porzellan haben.' Dann haben sie es doch mal angeschafft."[39]

Vera Q., die auch in Bruckberg lebte, begründete den Gebrauch von Blechgeschirr und Löffeln mit der Unfähigkeit gerade von unruhigen und motorisch unsicheren Bewohnerinnen, gesittet zu essen. Bei ihnen auf der Station sei jedenfalls danach differenziert worden:

> „Manche haben Blech und manche haben normale Tassen gehabt. Weil sie alles auf den Boden hinunter geschmissen haben. Da hat es bloß Löffel gegeben. Mit der Gabel. Die *Besseren*, die schon ein wenig normal waren, die haben ihr Besteck gekriegt. Aber die, die alles hinunter schmeißen, haben bloß einen Löffel gekriegt."[40]

Ähnlich war es bei Emma N. in Himmelkron, die sich übrigens auch den Sprachgebrauch des Personals (die „Schwächeren") zu Eigen gemacht hatte:

> „Nicht so schönes [Geschirr], aber so Plastiktassen und so Plastikteller. Ja, die *Schwächeren* haben Plastiktassen gehabt und Plastikteller. Wir haben schon- die wo mit gutem Geschirr umgehen konnten, die haben schon gutes Geschirr gehabt. [...] Wir schon [ein vollständiges Besteck], aber die Schwächeren nicht."[41]

In Polsingen gab es lange Zeit ebenfalls nur Plastik- oder Blechgeschirr, erinnerte sich Gabriel C., der aufgrund einer spastischen Lähmung und nicht wegen einer „geistigen Behinderung" dort lebte und den die dortigen Tischsitten besonders befremdeten:

> „Kein Porzellan. [...] Messer gab's zum Teil auch nicht. Weil die immer gesagt haben, da hat das Personal, also eine Schwester, Schwester das Fleisch und die Wurst geschnitten. [...] Die Aluminiumschüsseln und alles, einfach so auf einen langen Tisch gestellt. Ich habe oft gedacht, wenn da mal jemand käme, der schauert."[42]

Rainer V., seit 1967 Mitarbeiter in Polsingen, bestätigte den Gebrauch von Aluminiumgeschirr in Polsingen: „Wir haben noch Blechnäpfe gehabt."[43]

Empfanden die Interviewpartner/-innen das Geschirr bereits als grenzwertig, so irritierte sie – insbesondere die Beschäftigten unter ihnen – die Art und Weise,

---

38 Interview Heike O., 19.4.2012.
39 Interview Meta M., 18.4.2012.
40 Interview Vera Q., 13.9.2011.
41 Interview Emma N., 24.8.2012.
42 Interview Gabriel C., 22.8.2012.
43 Interview Rainer V., 11.4.2013

wie ein Getränk oder eine Speise auf die Station kam, zusätzlich. In Himmelkron kam der Kaffee zum Frühstück folgendermaßen auf den Tisch von Lieselotte G. und den anderen Frauen:

> „Kaffee, der war schon fertig. Muckefuck, sagen sie hier. Malzkaffee. Und da war schon mit Kuhmilch und manchmal war schon die Haut oder so drüber gezogen. Und der war [in einem] Wassereimer und ein Schöpfer. Und dann sind wir hingegangen und da hat sie mit dem Schöpfer jeden in die Tasse den Kaffee [geschenkt].“[44]

Rainer V. berichtete ebenfalls, dass bestimmte Getränke, etwa Kaffee, und Speisen in einem Eimer „serviert“ wurden.[45]

Die Aufnahme von Nahrung und deren Ausscheiden konnten manchmal recht nah beisammen liegen. Bewohnerinnen, die ihre Verdauung nicht kontrollieren konnten, oder unruhige Frauen, mit Zwangsjacken angetan, saßen stundenlang auf einem Toilettenstuhl – auch während der Mahlzeiten. Emma N. berichtete aus Himmelkron:

> „Ja, die sind gefüttert worden [...] dann die am Tisch die Schutzjacke [...] Hat's früher gegeben. [...] Und dann haben's die dann gefüttert. Schon nicht schön gewesen. [...] Es sind halt Schwächere gewesen. Die mussten wir auf ein Nachtstuhl tun und da wo anketten.“[46]

Und Frau F., die als „Normalbegabte“ nach Polsingen „strafversetzt“ worden war, berichtete darüber, wie sie sich nicht nur den Schlafsaal mit den geistig behinderten Frauen teilte, sondern

> „auch den Essraum, und ich muss sagen, das war meine schlimmste Zeit. Die saßen auf Töpfen, [...] das ist wie ein Stuhl [...] Und da innen war ein Topf. Und während dem Essen, die waren den ganzen Tag auf so einem Stuhl gesessen. [...] Das hat oft schon gestunken.“[47]

Folgt man den Interviewpartner/-innen, so materialisierte sich – im Wortsinne – das seit den 1970er Jahren umgesetzte „Normalisierungsprinzip“ vor allem im Bereich der Ernährung. Dabei ging es den Frauen und Männern, wie sie sich erinnerten, nicht um die Qualität oder die Quantität der Speisen oder um eine größere Vielfalt, sondern um die neue Erfahrung, endlich selbst entscheiden zu können, was man isst, wann man isst und – vor allen Dingen – wie viel man isst. Allerdings brachte die weitgehende Abschaffung einer Zentralverpflegung auch neue Herausforderungen mit sich. Die Heimbewohner/-innen waren nun gezwungen, sich eigene Ordnungen zu geben, Zuständigkeiten auszuhandeln, Verantwortung zu übernehmen, Rücksichten zu nehmen: Vor allem die Paare unter den Gesprächspartner/-innen legen großen Wert darauf, wenigstens das Frühstück und das (kalte) Abendessen selbst zuzubereiten und nur zu zweit zu essen. Heidi D., die in Rothenburg lebt, berichtete: „Ja, wir machen Selbstversorgung. Kaffee tun wir hier frühstücken oder Abendessen essen wir auch da. [...] Wir

[44] Interview Lieselotte G., 23.8.2012.
[45] Interview Rainer V., 11.4.2013. So auch die Erinnerung von Helmut B.
[46] Interview Emma N., 24.8.2012.
[47] Interview Hannelore F., 8.4.2011.

essen bis zum Freitag da. Und Samstag und Sonntag essen wir dann drüben. […] Ja, da tue ich immer nachschauen, was wir essen wollen."[48] Frau D. hat ein bisschen Kochen und Backen gelernt und erprobt sich hin und wieder. Auch Vera Q. und Detlef J. pflegen eine Art „gemischte Versorgung". Unter der Woche essen sie mit den anderen Bewohner/-innen, am Wochenende kochen sie selbst. Vor allem Detlef J. hat Gefallen am Kochen gefunden. Hin und wieder besucht er die angebotenen Kochkurse. Er hat sich auch ein eigenes Kochbuch angelegt:

> „Jetzt wird jeden Mittwoch eingekauft. Die Gruppe oben. Und dann müssen wir einen Zettel schreiben. Manchmal fahren wir auch mit. Und dann können wir unser Zeug, das wir aufgeschrieben haben, einkaufen. […] Am Wochenende tun wir selber kochen. […] Immer unterschiedlich. Schweinebraten haben wir schon gemacht. Hier, in Obernzenn. […] Und da haben wir einen Kochkurs auch gemacht. Da bin ich ja immer mitgegangen."[49]

Ähnliches kann aus dem Alltag von Dagmar P. und ihrem Mann in Bruckberg berichtet werden. Gefrühstückt wird bei Dagmar, die das größere Zimmer hat. Da beide noch berufstätig sind, essen sie an ihren Arbeitstagen in der Kantine. Für das Wochenende haben sie das Mittagessen abbestellt, dann kochen beide, das Abendbrot nehmen sie immer für sich ein, den Abwasch teilen sie sich:

> „Vegetarisches Essen habe ich. Vegetarisches Essen esse ich immer. […] Eine Wurst ab und zu. […] Ich schneide immer das Brot. […] Ich tue mit dem Robert abends immer abspülen. […] Aber mittwochs muss der Robert allein, weil ich immer so viel zu tun hab. Am Dienstag macht er immer alleine und am Mittwoch. Und Donnerstag helfe ich wieder."[50]

Frau G., jahrelang in der „Geschlossenen" in Himmelkron untergebracht, kann sich noch gut an die Zeit erinnern, als die Einrichtung die ersten Wohnungen „draußen" anmietete: „Eine freie Gruppe. Da haben wir dann bloß ein oder zwei Mitarbeiter gehabt, und die waren aber auch nicht den ganzen Tag da. Da haben wir dann selber gekocht und alles gemacht und jeder Zimmer selber geputzt.[51]

Der 1966 geborene Thomas K. erfüllt kleine Ämter in seiner gemischtgeschlechtlichen Wohngemeinschaft, in der sich selbstverständlich auch die Männer an der Hausarbeit beteiligen: „Den Tisch decke ich immer. […] Tisch sauber machen, dann putzen, den Tisch putzen, dann den Boden auch putzen, kehren."[52] Zugleich hilft er bei den Vorbereitungsarbeiten für die Mahlzeiten, die Zutaten hierfür kauft er selbst ein: „Klöße. Die Gurken. Zwiebel. Weinen. Einkaufen. Papier und Kugelschreiber. Aufschreiben. Brauchen wir. So einen Korb nehme ich. Samstag."

Frau M., die ebenfalls in einer gemischtgeschlechtlichen Wohngemeinschaft in Bruckberg lebt, hat es übernommen, die Vorräte der Gruppe im Auge zu be-

---

48 Interview Heidi D., 12.9.2011.

49 Interview Vera Q. und Detlef J., 13.9.2011.

50 Interview Dagmar P., 19.4.2012.

51 Interview Lieselotte G., 23.8.2012.

52 Interview Thomas K., 13.9.2011. Für das nachfolgende Zitat ebd.

halten und für den Einkaufszettel zu sorgen: „Ich tue ja jeden Abend Lebensmittel schreiben, was wir brauchen für die Küche.“[53]

Nicht immer liefen und laufen die Mahlzeiten nach den Vorstellungen der Interviewpartner/-innen ab. Frau G. berichtete über die Schwierigkeiten einiger Mitbewohner/-innen, die Speisen gerecht zu verteilen. Die Frauen waren es nicht nur nicht gewöhnt, sich selbst aus einer Schüssel zu bedienen, sondern sie waren nicht in der Lage, mit den anderen am Tisch Sitzenden gerecht zu teilen. Jahrzehntelang war ihnen ja das Essen zugemessen worden: „Wenn eine Schüssel Erdbeeren am Tisch war und Kompottschüssele. Die konnten sich raus schöpfen, hat eine fast die ganzen Erdbeeren raus. [...] Die letzten hatten dann nichts mehr.“[54] Vera Q. und Detlef J. essen gerne in ihrer Gruppe, stören sich aber gelegentlich an bestimmten Verhaltensweisen, die ihren Vorstellungen von Tischkultur zuwiderlaufen: „Da sind ja ein paar dabei [sehr schwer Behinderte]. Der eine kann nichts dazu, der kann nicht reden. Aber der andere schmeißt die Teller in der Gegend herum. Die Teller hinunter schmeißen und die Tassen.“[55] Und bei besonderen Anlässen, zum Beispiel an Geburtstagen, macht man es wie viele andere „Normalbürger“ auch: Man geht essen, wie zum Beispiel Udo E., der an seinem 60. Geburtstag „nach Ansbach zum Chinesen“[56] fährt.

Freizeitgestaltung und Mobilität

Es klang bereits an: Der Bewegungsradius der Interviewpartner/-innen endete viele Jahre am Zaun, der Hecke oder der Mauer, die das Gelände ihrer jeweiligen Einrichtungen umgaben. Emma N. kam fast zehn Jahre lang noch nicht einmal auf das Gelände von Himmelkron selbst hinaus. Ihr Leben spielte sich – bei schlechtem Wetter ausschließlich – in den Räumen der geschlossenen Station ab:

> „Wir durften uns nicht mit den Dorfleuten unterhalten. Da unten, wo jetzt das Nachtwachzimmer ist, da war früher die Pforte. Da hat man nur mit Ausgangsschein hinaus gedurft. [...] Nur wer einen Ausgangsschein gehabt hat, durfte hinaus. [...] Ich durfte gar nicht hinaus, weil ich auf der Geschlossenen war. [...]. Da haben wir aufgeschrieben, was wir wollten und da hat [eine Mitarbeiterin] mit jemand Einkaufungen gemacht, die wo ein Ausgangsschein haben.“[57]

Nur in der warmen Jahreszeit konnten sie und die anderen auf den Balkon oder in den ummauerten Garten, der ihnen etwas mehr Bewegungsfreiheit, jedoch keine Privatheit ermöglichte:

> „Ja, dann sind wir meistens auf den Balkon. Und da sind wir im Kreis gelaufen. Und früher haben wir, die geschlossene Station, wir haben unten im Schlossgarten unten,

53 Interview Meta M., 18.1.2012.
54 Interview Lieselotte G., 23.8.2012.
55 Interview Vera Q. und Detlef J., 13.9.2011.
56 Interview Udo E., 13.9.2011.
57 Interview Emma N., 24.8.2012. Für das nachfolgende Zitat ebd.

einen abgesperrten Garten gehabt. Unser Garten war abgesperrt. Da mussten wir halt im Kreis rumlaufen. […] Bis um viere, bis man aufgemacht hat."

Wie das Dorf Himmelkron aussah, wie das Angebot der kleinen Läden war, ob es Restaurants gab, wie die Menschen sich kleideten, welche Autos herumfuhren usw., für Frau N. waren das – kaum vorstellbar – komplett unbekannte Welten.

Lieselotte G. hatte in Himmelkron einen etwas größeren Freiraum: „Und wenn ich was gebraucht hab', dann musst' ich mit der Schwester Loni gehen. Haben wir mal Frottee-Handtücher […] gekauft. Ja, aber so alleine durften wir nirgends hin. […] Weil die anderen auch nicht durften."[58]

Gehfähige und in ihrem Verhalten und Aussehen nicht zu sehr auffällige Bewohner/-innen wurden hingegen regelmäßig – in Reih und Glied, Hand in Hand, unter strenger Aufsicht – in der näheren Umgebung der Einrichtungen spazieren geführt. Diese gut gemeinten „Familienspaziergänge"[59] sind nicht bei allen in positiver Erinnerung geblieben. Hannelore F., die in Neuendettelsau lebte, berichtete: „Wenn wir spazieren gegangen sind, sind Burschen hinter uns nachgelaufen und haben geschrien: ‚Anstaltsdeppen, Anstaltsdeppen'."[60] Ähnlichen Spott musste sich Detlef J. anhören. Wenn er und die anderen durch Bruckberg geführt wurden, hätten die Dorfbewohner deren Kommen oft so kommentiert: „Jetzt kommen die Heimdepperle."[61] Trotzdem war der „Familienspaziergang", so zwiespältig er letztlich empfunden wurde, insgesamt doch eine willkommene Abwechslung im monotonen Anstaltsalltag.

Die Außenkontakte der Interviewpartner/-innen beschränkten sich mehrheitlich auf jährliche Verwandtenbesuche und gelegentliche Spaziergänge in der näheren Umgebung. Allerdings holten die Einrichtungen die „Welt" zu sich. Auswärtige und nicht immer fachkundige Besuchergruppen kamen, wurden durch die Räumlichkeiten geführt, „Behinderte" wurden vorgezeigt. An derlei Begehungen konnten sich die Interviewpartner/-innen erinnern, niemand von ihnen empfand diese aber als unangenehm oder als eine Art Zurschaustellung.[62] Zudem fand ein jährlicher „Tag der Freude", eine Art öffentlicher Besuchstag, statt.[63] Gabriel C., der Dutzende „Tage der Freude" mitgemacht hat, erklärte die Wortwahl so: „Die einen, die freuen sich, dass die Eltern kommen, die anderen freuen sich, dass der Vormund kommt."[64]

Hannelore F. kann sich noch gut an die Praktikantinnen in Polsingen Anfang der 1960er Jahre erinnern. Nachdem sie bis dahin fast völlig abgeschnitten von der Welt gelebt hatte, erweiterten diese jungen Frauen ihren Horizont. Zudem hatte sie Ansprache von „ihresgleichen", lebenslustige Frauen in ihrem Alter. Nicht zuletzt verdankte sie einer Praktikantin erstmals profunde Kenntnisse über Sexualität, Schwangerschaft usw. Gerade diese Informationen waren für die

58 Interview Lieselotte G., 23.8.2012.
59 Interview Emma N., 28.4.2012.
60 Interview Hannelore F., 8.4.2011.
61 Interview Detlef J., 13.9.2011.
62 Anders: Winkler, „Es war eine enge Welt", S. 139f.
63 Heute: „Tag der Begegnung".
64 Interview Helmut B., 19.4.2012.

16-jährige Hannelore sehr wichtig. War sie doch – worüber weiter unten noch ausführlich berichtet wird – aufgrund einer angeblichen sexuellen Verfehlung nach Polsingen strafversetzt worden:

> „Wir haben […] Praktikantinnen in Polsingen gehabt, sehr nette Mädels, die aus der Schule kamen, die nicht im Heim waren, die haben ein Jahr Küchendienst gemacht, ein Jahr Nähstube. Und da war eine, die war sehr nett, mit der hab' ich mich – mittags sind wir öfters spazieren gegangen und [dann] hat sie gesagt: ‚Sag mal, warum bist du in so einer Anstalt?' Da hab' ich's dann erzählt. Sagt sie: ‚Sag' mal, hast du dich da nicht gewehrt und gesagt, was wirklich vorgefallen ist?' Sag' ich, ‚Ich hab' ja gar nicht gewusst, was also Geschlechtsverkehr ist.'"[65]

Die arbeits- oder schulfreie Zeit der Interviewpartner/-innen spielte sich fast ausschließlich auf ihrer Station ab. Da keine/r von ihnen über ein eigenes Zimmer verfügte und ihre Beaufsichtigung aufgrund der dünnen Personaldecke nur in der Gruppe möglich war, kamen vor allem Brettspiele zum Einsatz: „Und dann haben wir gespielt. ‚Mensch ärgere dich nicht' oder malen oder was Schönes. Oder spazieren gehen mit dem Personal. Aber alleine hier in Bruckberg – alleine haben wir nicht gedurft."[66] Ähnlich Udo E.: „Spiele gemacht. […] Wo man raushauen kann. […] Fernsehen schauen."[67] Auf der „Frauenseite" spielten lange Zeit Handarbeiten eine große Rolle – auch heute noch. Die (ehemaligen) Mitarbeiter/-innen berichteten, dass sie viel mit den ihnen Anvertrauten sangen; beherrschten sie ein Musikinstrument, dann kam dieses selbstverständlich zum Einsatz. Die (ehemaligen) Bewohner/-innen betonten, dass sie zu Gemeinschaftsaktivitäten nie gezwungen worden seien. Allein der Kirchgang sei verpflichtend gewesen.

Carl I., der schwer in der Gärtnerei arbeitete, machte nach Feierabend mehr oder weniger nichts mehr: „Ach, da habe ich mich ausgeruht. Das war eine ruhige Lage gewesen."[68] Udo E. nutzte seine freie Zeit, um sich das Akkordeonspielen beizubringen: „Von alleine. […] Ich spiele das aus dem Kopf. […] Der Papa hat mir das geschenkt zum Geburtstag. Zum 50., bevor er gestorben ist."[69] Ähnlich talentiert ist Dagmar P., die die Orffschen Instrumente, hier das Xylophon, die Flöte und die Mundharmonika, spielt: „Mit Gehör mach' ich das. […] Das spiele ich alles nach."[70] Helmut B. hegt ebenfalls ein großes musikalisches Interesse und veranstaltet Musikabende für sich selbst:

> „Ja, also, je nachdem, was so im Fernsehen kommt. Also, Volksmusik oder Schlager oder teilweise auch mal große Operetten, was weiß ich. Je nachdem. Ich mache mir auch mal einen Opernabend. Oder einmal gibt es einen Schlagerabend. Und dann gibt es mal einen Volksmusikabend. […] Ja, so schöne Sendungen, die nehme ich dann auf. Beispielsweise so Operetten. Wenn mal diese große Wiener Festwoche ist und so weiter, diese Walzer da und so weiter. Das sind so Sendungen, die ich dann mal auf-

65 Interview Hannelore F., 8.4.2011.
66 Interview Heike O., 19.4.2012.
67 Interview Udo E., 13.9.2011.
68 Interview Carl I., 20.4.2012.
69 Interview Udo E., 13.9.2011.
70 Interview Dagmar P., 19.4.2012.

nehme. […] Ja, ich meine, ich sag dann nach Feierabend höre ich dann meine Musik. […] Ja, die La Traviata beispielsweise kenne ich gut. Oder dann diese großen Opern von *Richard Wagner*. […] Da hab ich an und für sich ein ganzes Archiv, was ich da alles kenne. Ich meine, man muss ja was zu tun haben. Man braucht ein Hobby, dass man nicht nur den ganzen Tag an die Wand starrt und jetzt sagt: Jetzt warten wir, bis der Abend kommt. Und dann gehen wir ins Bett, und das war's dann. Nee, das ist nicht so meins. Ich meine, sinnvolle Freizeitgestaltung nennt man so was, wenn man ein schönes Hobby hat. Dann sagt man, das ist sinnvolle Freizeitgestaltung. Und wenn man daran Spaß hat, hat man doch mehr von seinem Leben, als wenn man nur so vor sich hin döst und sagt: ‚Mensch, ich bin froh, wenn der Abend rum ist.' Und dann gehe ich in mein Bett und dann weiß ich nichts mehr von der Welt. Und eines Tages ist sowieso Feierabend. Das kann man auch denken, da gibt es Leute, die warten nur noch auf ihren Tod, weil sie sowieso nicht das Leben führen können, das die wollen. Aber ich meine, das Thema sinnvolle Freizeitgestaltung ist schon wichtig. Dass man auch nach Feierabend mal einen großen Konzertabend machen kann. Das ist jedenfalls meins so. Große Musikabende, das ist meins. Dann hat auch der Feierabend seine richtige Ausgestaltung."[71]

Auch im Leben von Carl I. spielt die Musik eine sehr große Rolle, er ist auf Opern und Sinfoniekonzerte „abonniert":

„Mit Religion und Rechnen, da war ich nicht so gut. Aber jetzt kommen die kulturellen Lagen. Und da bin ich dann aufgewachsen nämlich. Und da war ich dann gut, weil doch die Eltern, die waren doch kulturell gewesen. […] Na, sagen wir *Mozart*, da sagen wir *Verdi*, da sagen wir *Puccini*. Das sind die Fächer, die meine Eltern kannten."[72]

War der Gottesdienstbesuch für viele früher eher eine Zwangsveranstaltung, so gehen heute alle Gesprächspartner/-innen gerne in die Kirche. Manche beten jene Gebete, die sie von den Diakonissen und Diakonen gelernt haben, andere halten stumme Zwiesprache. Weihnachten und Ostern sind sehr wichtige Termine. Dagmar P: „Der Jesus geht am Karfreitag zur Kreuzigung. Jesus, der hat nichts verbrochen. […] Hört mich Jesus, wenn ich hinauf spreche? Hört der wirklich? […] Osternacht gehe ich auch rein. Osternacht, das ist das Schönste."[73]

Hanna H. hingegen ist von Gottesdienstbesuchen in Polsingen wieder abgekommen. Nach der Öffnung der Anstalt hat sie einmal die Dorfkirche besucht und sich auf den „Stammplatz" eines Dorfbewohners gesetzt, der sie kurzerhand verjagte. Noch heute ist Frau H. aufgeregt, wenn sie darüber berichtet:

„Ich hab' am Heiligen Abend mal, hab' ich nicht gewusst – war ich vorne, immer ganz vorne in der Kirche, und die haben hinten auf der linken Seite einen Ausgang. Das hab ich nicht gewusst, dass ich nicht raus konnte. Ich wollte gleich als erste rausgehen. Und dann wollt ich auf der rechten Seite lieber sitzen […] [da war ein] Rentner und der sagt: ‚Nein, hier nicht. Nein, hier nicht. Das sind Stammplätze.' Hat er gesagt. Seitdem geh' ich nicht mehr in die Dorfkirche. Das mag ich nicht, nein."[74]

---

71 Interview Helmut B., 19.4.2012.

72 Interview Carl I., 20.4.2012.

73 Interview Dagmar P., 19.4.2012.

74 Interview Hanna H., 21.8.2012.

Mit der Öffnung der Einrichtungen „nach draußen“ vergrößerte sich das Lebensumfeld der Bewohner/-innen. Endlich konnten sie nicht nur alleine oder mit einer Begleitung ihrer Wahl unterwegs sein, sondern sie konnten ihre eigenen Gewohnheiten entwickeln und nicht zuletzt individuelle Kontakte knüpfen, die „nur ihnen gehörten“ – wie zum Beispiel Udo E., der sich in Oderdachstetten mit einem Hund angefreundet hat:

> „In Obernzenn war ich auch schon lang. Über 40 Jahre. [...] Ja. Hab' ich zum Kaffee gehen können zum Habi. Der Habi war die Stammkneipe, Gastkneipe. [...] Bin ich allein gegangen. Ich kenn' mich aus in Obernzenn. Hab' ich mich ausgekannt da. Das war nicht so schwierig [...] Gehe ich hier in der Gegend zum Hoffmann. Der ist gar nicht weit. [...] Das ist auch eine [Gastwirtschaft], ja. [...] Ich bin meistens alleine. Dann kann ich danach die Runde drehen. Die Dorfrunde. [...] Bei der Monika. [...] Die hat einen weißen Hund, so einen großen. Und der lässt sich so schön streicheln. Der macht gar nichts.“[75]

Thomas K. geht einmal die Woche in Windsheim schwimmen, und zwar mit seinem Gruppenleiter: „Ich hüpfe hinein.“[76]

Ein „internes“ Freizeitangebot ist die Theatergruppe „Rampenlicht“ in Bruckberg. Das 1993 gegründete und mittlerweile mit mehreren Preisen ausgezeichnete Ensemble vereint Bewohner/-innen und Mitarbeitende und präsentiert jedes Jahr ein neues Stück. Dagmar P. ist – neben Heike O. und Heidi D. – seit vielen Jahren Mitglied der Theatergruppe. Für Dagmar P., die sich meistens als unfähig und „klein“ empfand und empfindet, ist das Rollenspiel die Möglichkeit, ihr Selbstwertgefühl zu stärken. Bei ihren Auftritten ist nicht sie in der Rolle der Empfangenden (wie sonst in ihrem Leben), sondern in der Rolle der Gebenden, die etwas ganz Einmaliges verschenkt: ihr Talent:

> „Ich hab da immer die Bühne immer angeschaut, ganz früher. [...] Da habe ich überlegt: ‚Kann ich da auch mal mitspielen?‘ Habe ich den *Martin* [*Piereth*] gefragt, gell? Und da habe ich gesagt: ‚Ich möchte gerne mal mitspielen.‘ Wie das alles funktioniert. [...] Ich habe jeden Dienstag immer Probe. [...] Die Königin [...] *Titania*, da habe ich gesagt, die möchte ich gern spielen. [...] Das schöne Kleid. [...] Und eine schöne Perücke habe ich gehabt. Die hat geleuchtet. [...] Ja, das war toll. [...] Wir lassen uns schminken. Rötlich wird das. [...] Das gefällt mir so arg gut. Und rote Lippen. [...] Ich hab' keine Angst, ich bin nicht aufgeregt. Was soll denn da sein? Das ist so harmlos da. Da habe ich keine Bedenken, gar nichts.“[77]

Auch Udo E. tritt hin und wieder öffentlich auf. Der passionierte Akkordeonspieler spielt in einer Band mit. Die Tür zu diesem Teil der Gesellschaft hat ihm ein Mitarbeiter aufgestoßen: „Meistens mit dem Hausmeister von Obernzenn [...] Der ist ja in einer Band. Big Millennium heißt die, glaube ich. Da hat er mich halt zufällig mal öfter mal im Advent eingeladen zum Musik machen. Kaffee trinken und Musik machen.“[78]

---

75 Interview Udo E., 13.9.2011.
76 Interview Thomas K., 13.9.2011.
77 Interview Dagmar P., 19.4.2012.
78 Interview Udo E., 13.9.2011.

Die eigene und vor allem selbstständige Mobilität war und ist allen Gesprächspartner/-innen sehr wichtig. Thomas K. freut sich, dass er von Bruckberg nach Oberdachstetten ziehen konnte. In wenigen Minuten ist er am Bahnhof. Gerne fährt er nach Ansbach: „Ausweis zeigen."[79] Dagmar P. aus Bruckberg ist ebenfalls gerne in Ansbach unterwegs, nimmt hierfür aber den Bus. Ihr Ziel an jedem Freitagnachmittag ist das „Brückencenter": „Ich kaufe ja gerne. [...] So kleine Sachen habe ich so gerne. [...] Das gefällt mir so gut. [...] Ich muss wieder Geld sparen [...] habe ich fast pleite gehabt."[80] Hin und wieder fährt sie auch nach Nürnberg, dann steigt sie in Ansbach um und nimmt den Zug: „Ein gutes Frühstück gibt es immer. Einen Kaffee. Da gibt es Kaffee zu trinken." Heidi D. geht gerne mit ihrem Mann in Rothenburg spazieren und einkaufen: „Da gehen wir manchmal ein bisschen einkaufen, und dann gehen wir wieder heim. [...] Es gibt einen Bäcker. Es gibt Blumenladen [...] Und unten im Zentrum gibt's auch einen Laden. Und einen Lidl gibt's auch."[81] Waltraud Z. fährt gerne nach Kulmbach oder Bayreuth. Da sie, wie sie mitteilt, einen „Behindertenausweis" für Bus und Bahn besitzt, nimmt sie öfter eine Himmelkronerin als Begleitperson mit. Sie sei dann nicht allein und fühle sich sicher: „ Wenn wir über die Straße gehen, nimmt sie meine Hand."[82] Die 80-jährige Bewohnerin genießt diese kleinen Ausflüge, die sie in alle möglichen Geschäfte führen: „Ich hab Unterhaltung."Am schönsten sei es aber, wenn ihre Tochter käme und die beiden miteinander essen gehen.

Alle Gesprächspartner/-innen, soweit sie dazu gesundheitlich noch in der Lage sind, verreisen einmal im Jahr mit ihrer Gruppe. Udo E. war schon mehrmals auf einer – wie er sagt – „Bildungsreise" in Hamburg, Heike O. war auf Mallorca, Gabriel C. kennt den Bodensee gut, Leni A. verbrachte mit der Freizeitgruppe der Nürnberger Stadtmission Ferientage in Nürnberg: „Hat mir gut gefallen."[83]

(Aus-)Bildung und Arbeit

Beschulung

Während die freien christlichen Liebeswerke im Umfeld der Erweckungsbewegung und der inneren Mission auf vielen Feldern der Sozialpolitik eine Vorreiterrolle übernahmen und Pionierarbeit leisteten – so auch in der Fürsorge für körperlich behinderte Menschen[84] – entdeckten sie die Fürsorge für Menschen

---

79 Interview Thomas K., 13.9.2011.

80 Interview Dagmar P., 19.4.2012.

81 Interview Heidi D., 12.9.2011.

82 Interview Waltraud Z., 23.8.2012. Für das nachfolgende Zitat ebd.

83 Mündliche Mitteilung von Martin Piereth im Auftrag von Leni A., 16.8.2013.

84 Klaus-Dieter Thomann, Der „Krüppel": Entstehen und Verschwinden eines Kampfbegriffs, in: Medizinhistorisches Journal 27. 1992, S. 221–271; ders., Das behinderte Kind. „Krüppelfürsorge" und Orthopädie in Deutschland 1886–1920, Stuttgart u. a. 1995; ders., Die konfessionelle Körperbehindertenfürsorge, in: Ursula Röper / Carola Jüllig (Hrsg.): Die Macht der Nächstenliebe.

mit geistiger Behinderung – von vereinzelten Ausnahmen abgesehen – erst recht spät für sich. Das hatte seinen Grund zum einen darin, dass auf diesem Gebiet schon seit dem Anfang des 19. Jahrhunderts zwei Professionen aktiv waren, denen die Erweckungsbewegung mit tiefer Skepsis begegnete: Pädagogen, deren Unterrichts- und Erziehungskonzepte den Ideen der Aufklärung und des Philantropinismus verpflichtet waren, und Mediziner, die mit Hilfe einer modernen, auf empirischer Forschung beruhenden ärztlichen Wissenschaft nach Wegen zur „Heilung" geistiger Behinderung suchten.[85] Zum anderen – und dieser Grund wiegt ungleich schwerer – galten Menschen mit geistiger Behinderung, zumal solche mit *schwerer* geistiger Behinderung – in der Sprache der Zeit: die „Blöden" oder „Idioten" – auch im Umfeld der Erweckungsbewegung meist „als unerziehbar, bildungsunfähig, nicht förderbar, therapieresistent und auch als nicht konfirmierbar"[86] – sie schienen daher als Objekte der Evangelisation im Sinne der inneren Mission ungeeignet. So fanden in dem von *Johann Hinrich Wichern* (1808–1881) im Jahre 1833 eröffneten Rauhen Haus in Horn bei Hamburg Kinder mit Epilepsie oder geistiger Behinderung ausdrücklich keine Aufnahme – im Gegensatz zu körperlich behinderten, sonst aber gesunden Kindern.[87]

Erst in der zweiten Hälfte des 19. Jahrhunderts brach sich der Gedanke Bahn, dass auch Kinder und Jugendliche mit schwerer geistiger Behinderung durch Bibel, Gesangbuch und Katechismus zu erreichen seien und die „Rettungsarbeit" im Sinne der inneren Mission auf sie ausgedehnt werden müsse. Der Lehrer *Johannes Landenberger* (1818–1880), von 1860 bis 1877 Leiter der Anstalt für „schwach- und blödsinnige Kinder" im württembergischen Winterberg, dann – ab 1864 – in Stetten, lieferte das dazu passende, von Pietismus, Erweckung und innerer Mission geprägte pädagogische Konzept, wonach sich der „kindliche Blödsinn" weniger in einer Einschränkung der kognitiven Fähigkeiten, sondern

---

Einhundertfünfzig Jahre Innere Mission und Diakonie, 1848–1998, Berlin ²2007, S. 162–173. Zur wichtigsten Einrichtung im westfälischen Raum: Regina Mentner, „Vom Almosenempfänger zum Steuerzahler" – Von der Krüppelanstalt zur Rehabilitationseinrichtung. Aus der Geschichte der ersten 50 Jahre der Evangelischen Stiftung Volmarstein, in: 100 Jahre ESV. Entschieden für das Leben, Volmarstein 2004, S. 37–252; Schmuhl/Winkler, Gewalt in der Körperbehindertenhilfe.

85 Norbert Störmer, Innere Mission und geistige Behinderung, Münster 1991; ders., Die Zuwendung zu Menschen mit geistigen Behinderungen und psychischen Problemen, in: Röper/Jüllig (Hgg.), Die Macht der Nächstenliebe, S. 294–301; Christian Bradl, Anfänge der Anstaltsfürsorge für Menschen mit geistiger Behinderung (‚Idiotenanstaltswesen'). Ein Beitrag zur Sozial- und Ideengeschichte des Behindertenbetreuungswesens am Beispiel des Rheinlands im 19. Jahrhundert, Frankfurt am Main 1991; Heinz-Elmar Tenorth, Bildsamkeit und Behinderung – Anspruch, Wirksamkeit und Selbstdestruktion einer Idee, in: Lutz Raphael / ders. (Hgg.), Ideen als gesellschaftliche Gestaltungskraft im Europa der Neuzeit. Beiträge für eine erneuerte Geistesgeschichte, München 2006, S. 496–520.

86 Störmer, Zuwendung, S. 294.

87 Johann Hinrich Wichern, Rettungsanstalten als Erziehungshäuser in Deutschland (1868), in: ders., Sämtliche Werke, Bd. VII, Hamburg 1975, S. 374–541, hier: S. 421. Wichern forderte hier gesonderte Anstalten für Kinder mit Epilepsie und geistiger Behinderung. Doch auch in der Ausbildung der Rauhhäusler Brüder spielte die Arbeit an geistig behinderten und epilepsiekranken Menschen nur eine ganz untergeordnete Rolle. Vgl. Hans-Walter Schmuhl, Senfkorn und Sauerteig. Die Geschichte des Rauhen Hauses zu Hamburg, 1833–2008, Hamburg 2008, S. 166f.

vor allem durch eine Unfreiheit des Willens ausdrücke, die es durch die Dialektik von Liebe und Zucht, Evangelium und Gesetz zu überwinden galt.[88] Erziehung hieß für erweckliche Christen: Erziehung zum rechten Glauben, zur „Wiedergeburt“ – zur Rechtfertigung jedoch bedurfte es nach lutherischem Verständnis der freien Willensentscheidung eines Menschen, das Wort Gottes anzunehmen. Evangelische Erziehungsarbeit zielte immer darauf ab, den Menschen dahin zu bringen, dass er „in sittlicher Beziehung sich selbst verantwortlich gemacht werden kann.“[89] In dem Maße, wie man die Überzeugung gewann, dass eine solche Erziehung, auch bei schwer geistig behinderten Menschen, möglich sei, eröffnete sich der inneren Mission ein neues Arbeitsfeld, und es ist von daher kein Zufall, dass in dem um die Mitte des 19. Jahrhunderts einsetzenden Gründungsboom jetzt auch Initiativen aus dem Milieu der inneren Mission eine bedeutende Rolle spielten.[90]

Auch die Diakonissenanstalt Neuendettelsau ist in diese Gründungswelle einzuordnen. Der Unterricht für geistig behinderte Menschen in Neuendettelsau und seinen Filialen erfuhr vor allem unter dem Rektor *Hermann Bezzel* (1861–1917) in den Jahrzehnten um die Wende vom 19. zum 20. Jahrhundert einen starken Aufschwung. Wiederholt wehrte sich Bezzel gegen den Vorwurf, „dass in den Blödenschulen nicht viel erreicht werde, dass alles Lehren vergeblich sei“ – die Kritiker, so Bezzels Antikritik, verwechselten „blöd und stumpf und bildungsunfähig“.[91]

Obwohl das „Reichsschulpflichtgesetz“ von 1938 auch die „Schulpflicht geistig und körperlich behinderter Kinder“[92] geregelt und den Besuch einer „Sonderschule“ auch für Kinder mit einer „geistigen Schwäche“ im Prinzip zur Pflicht gemacht hatte – übrigens das erste Mal überhaupt, dass der Begriff „geistig behindert“ Eingang in die deutsche Gesetzessprache fand –, konnte eine allgemeine Schulpflicht für Menschen mit geistiger Behinderung in Deutschland erst in den 1960er Jahren durchgesetzt werden.

Öffentliche Schulen, die ihren spezifischen Förderbedürfnissen entgegengekommen wären, gab es kaum. Es waren die konfessionellen „Behindertenanstalten“, die traditionell ihren Bewohner/-innen – in unterschiedlicher Güte und unterschiedlichem Umfang – eine schulische Bildung zukommen ließen. Dies war, wie eben erwähnt, auch in Neuendettelsau der Fall. Der Diakonissenanstalt war es seit ihren Gründungstagen immer auch darum gegangen, den ihr anvertrauten Jungen und Mädchen – neben Pflege, Betreuung und lebenslanger Be-

---

88 Denkschrift zur Feier des fünfzigjährigen Bestehens der Heil- und Pflegeanstalt für Schwachsinnige und Epileptische in Stetten i. R., Schorndorf 1899, S. 77 (Jahresbericht 1862).

89 Ebd., S. 41 (Jahresbericht 1858).

90 Vgl. die tabellarische Übersicht über die Gründung evangelischer Einrichtungen für Menschen mit geistiger Behinderung im 19. Jahrhundert in: Schmuhl/Winkler, „Der das Schreien der jungen Raben nicht überhört“, S. 36–39.

91 Jahresbericht der Diakonissenanstalt Neuendettelsau 1897, S. 49. Vgl. Johannes Ammon, Die Behindertenarbeit der Neuendettelsauer Diakonissenanstalt von der Gründung (1854) bis zum Ersten Weltkrieg, Frankfurt am Main u. a. 1986; Schmuhl/Winkler, Auf dem Weg, bes. S. 50–56.

92 RGBl. I, 1938, S. 799–801. Abgedruckt in: Dagmar Hänsel, Die NS-Zeit als Gewinn für Hilfsschullehrer, Bad Heilbrunn 2006, S. 190–194.

heimatung – wenigstens ein Mindestmaß an Schul- und Allgemeinbildung zu vermitteln. Seit 1910 existierten in Bruckberg – neben einer „Taubstummenschule" – auch vier Schulabteilungen, deren Niveau von dem einer Hilfsschule bis hin zu jenem einer Vorschule (mit „Unterscheidungs-, Farben-, Formen-, Anschauungs- und Anstandsunterricht") reichte.[93] Schulen für Jungen und Mädchen mit geistiger Behinderung gab es auch in Neuendettelsau und in Himmelkron, wobei die letztere schon 1910 wieder schließen musste: Zu wenige Eltern waren – wohl aus Kostengründen – bereit gewesen, ihre Kinder dorthin zu geben.

Allerdings bedeutete ein regelmäßiger Besuch der Anstaltsschulen nicht automatisch den Lernerfolg der Schülerinnen und Schüler. Eine nicht mehr zu eruierende Anzahl von Jungen und Mädchen verließ die Schulen der Anstalt ohne Zeugnis und manchmal nur mit rudimentären Lese- und Schreibkenntnissen. Die 1937 geborene Hannelore F., die während des Zweiten Weltkrieges aus dem „Löhe-Haus" in München nach Neuendettelsau evakuiert wurde und übrigens keine Intelligenzminderung hat, erinnert sich so an ihre Schulzeit:

> „[Da] mussten wir uns selbst unterrichten. Die eine hat das Lesebuch. ‚Schlagts das auf. Das wird jetzt gelesen.' Ich hatte die Uhr. ‚Was ist achtzehn Uhr? Was ist achtzehn Uhr dreißig?' Halb sieben. Und so weiter. Wir mussten uns selbst die letzten Jahre unterrichten. [...] die eine hat das Messen gehabt. Wie lang ist des Heft? [...] Wie lang ist der Bleistift? [...] Wir haben uns immer dieselben Fragen gestellt. Weil wir wussten ja gar nicht mehr, was man noch machen sollte. Und ein paar Minuten vor zwölf kam sie [Schwester *Helene Raum*, Rektorin der Sonderschule] immer und verlangt von uns, dass wir sagen, Buchstaben mit ‚H'. Die mussten wir schnell ins Heft schreiben. Paar Mal, Hemd, Hose, Heft. Und dann hat sie gesagt ‚Schluss'. Und dann wurden die [Hefte] eingesammelt. [...] Ja, es ist gut oder schlecht und so weiter. [...] aber richtige Noten bekamen wir in Neuendettelsau nicht. So was hat's gar nicht gegeben."[94]

Wieso Schwester Helene eine Zeitlang eher sporadisch unterrichtete, muss einstweilen offen bleiben. Frau B. jedenfalls war so begabt, dass sie ihren Kameradinnen – auf Geheiß der Schwester – schließlich Nachhilfestunden erteilte: „Das hat's bei der Helene Raum gegeben. Dass ich immer hinaus musste und es ihnen erklären, den Stoff erklären." Gleichwohl hat Frau B. keinen Schulabschluss erworben, und wo sie unterrichtet wurde, ist ein gut gehütetes Familiengeheimnis: „Ich darf gar nicht sagen, was für Schule ich gehabt hab'. In was für'n – Mein Gott! Das war Hilfsschule. Das darf unser Sohn gar nicht wissen. Der wird sagen, ja, Mama, das merkt man bei dir gar nicht. Hilfsschule."[95]

Während Frau B. lesen, schreiben und rechnen lernte, war es um den schulischen Erfolg von Heidi D. weniger gut bestellt. Sie besuchte zwar die Schule der Diakonissenanstalt in Neuendettelsau, kam aber nicht gut mit: „In die dritte [Klasse] bin ich nicht mehr gekommen. Das hab' ich nicht mehr geschafft."[96]

93 Vgl. Schmuhl/Winkler, Auf dem Weg, S. 50f.
94 Interview Hannelore F., 8.4.2011. Für das folgende Zitat ebd.
95 Interview Hannelore F., 8.4.2011.
96 Interview Heidi D., 12.9.2011.

Trotzdem hat Heidi D. etwas lesen und schreiben gelernt, anders Dagmar P., die im Interview von ihrem völligen Schulversagen berichtete, das sie in Zusammenhang mit anderen gescheiterten „Lebensprojekten" bringt: „Als kleines Kind [mit drei Jahren] bin ich ins Heim [Haus Gottesweg in Rothenburg o. d. T.] gekommen. Da habe ich keine Schule besuchen können, ich kann nicht Fahrrad fahren, ich kann kein Auto fahren. […] Ich kann nicht lesen und nicht schreiben, gar nichts."[97]

Hingegen denkt Heike O. gerne an ihren Schulbesuch in Bruckberg zurück. Bestimmte wichtige alltagspraktische Dinge hat aber auch sie nicht erlernt: „Und dann hab' ich auch in der Schule noch lesen gelernt und schreiben. Was ich früher gar nicht gehabt hatte. Und habe auch noch rechnen gelernt. Aber rechnen kann ich nicht mehr richtig. Und Geld haben wir gezählt. Und Mark, das hab' ich nicht kapiert. Aber das habe ich heute noch nicht kapiert."[98]

Arbeitsfelder

Arbeit hatte – dem evangelischen Arbeitsethos entsprechend – in Einrichtungen der Inneren Mission für Menschen mit geistiger Behinderung von Anfang an einen hohen Stellenwert gehabt.[99] Arbeit galt allgemein – unter Berufung auf das Buch Genesis – als sittliche Pflicht eines Christenmenschen. In einer Anstalt für geistig behinderte Menschen erfüllte sie darüber hinaus spezifische Funktionen: Sie strukturierte den Tag und gab dem Leben in der Anstalt einen gleich bleibenden Rhythmus. Sie führte zu körperlicher Erschöpfung, die sich wiederum positiv auf das Sozialverhalten auswirkte. Aggressionen und Konflikte unter den Bewohner/-innen ließen nach, der Sexualtrieb wurde gedämpft, die Nachtruhe in den Schlafsälen befördert. In der gemeinsamen Arbeit sollten die Bewohner/-innen Gemeinschaft erleben – und auch die Freude am Erfolg. Und – nicht zu vergessen – die Arbeit der Bewohner/-innen als Hilfskräfte in der Pflege, in der Hauswirtschaft, in der Garten- und Landwirtschaft sowie den Werktherapien stellte, je länger je mehr, auch einen Wirtschaftsfaktor dar, der auf der Einnahmeseite der Haushalte der Einrichtungen durchaus zu Buche schlug.

Die Arbeitstherapie besaß demgemäß auch in Neuendettelsau schon eine lange Tradition. Hermann Bezzel etwa ging von folgendem Grundsatz aus: „Eine Blödenanstalt, in der hurtig und emsig gearbeitet wird, verliert viel von dem schweren Gepräge, das sonst ihr anhaftet."[100] Und weiter: „Wer arbeiten kann,

---

[97] Interview Dagmar P., 19.4.2012.

[98] Interview Heike O., 19.4.2012.

[99] Hans-Walter Schmuhl, „Du wirst Dich nähren von Deiner Hände Arbeit". Der Ort der Arbeit in der theologischen Anthropologie der Diakonie, in: Ursula Krey / Hans-Walter Schmuhl (Hgg.), Von der inneren Mission in die Sozialindustrie? Gesellschaftliche Erfahrungsräume und diakonische Erwartungshorizonte im 19. und 20. Jahrhundert, Bielefeld 2014.

[100] Jahresbericht 1900, S. 59f. Vgl. Ammon, Behindertenarbeit, S. 266–269.

dem soll die Arbeit, soweit es nur möglich ist, als Freude und Medizin verordnet und vergönnt werden."[101]

Kamen erwachsene Frauen und Männer in die Heime der Diakonissenanstalt Neuendettelsau, wurden sie – je nach praktischen Fertigkeiten und intellektuellen Fähigkeiten, weniger nach Neigung – mit allen im Heim anfallenden Arbeiten beschäftigt. Bis zur Einrichtung der ersten Werkstätten Anfang der 1970er Jahre waren nicht nur die Geschlechter, sondern auch die internen Arbeitsfelder geschlechtsspezifisch getrennt. Wurden die schulentlassenen männlichen Jugendlichen und männlichen Erwachsenen vornehmlich zu Arbeiten in den Außenbereichen (Gärtnerei und Landwirtschaft) sowie „rund um's Haus" herangezogen,[102] dominierten bei den Frauen und großen Mädchen – dem damaligen Zeitgeist entsprechend – die hauswirtschaftlichen und pflegerischen Tätigkeiten. Nachfolgend soll ein Einblick in den Arbeitsalltag verschiedener Bewohner/-innen gegeben werden, der sich hinsichtlich der physischen und psychischen Anforderungen sehr stark unterscheiden konnte.

In der Pflege und Betreuung

Lieselotte G. kam 1969 im Alter von 34 Jahren nach Himmelkron. Die intelligente und in vielerlei Hinsicht begabte Frau war aufgrund einer chronischen psychischen Erkrankung eingewiesen worden. Als sie den engen, vollgestellten Schlafsaal in Haus Gottestreue betrat, sei sie regelrecht geschockt gewesen, berichtete Frau G. im Gespräch:

> „Das hat mir einen richtigen Schock [...] gegeben. [Zu Hause] hatte ich das Zimmer für mich alleine. [...] Abends haben sie die Nachtstühle reingetragen. Vor jedem Bett ein Nachtstuhl. Und in der Nacht konnt' ich nicht schlafen, wenn die auf Klo sind. Die Deckel haben so geklackert."[103]

Sie habe sich aber relativ schnell gefasst, zumal die Verbandsschwester, die sie seinerzeit empfangen hatte, recht freundlich zu ihr gewesen sei. Zu der dort für sie zuständigen Diakonisse Berthe C. entwickelte Frau G. eine gute Beziehung, was wohl nicht zuletzt auch darauf zurückzuführen war, dass der Neuankömmling nähen, sticken, flicken und stopfen konnte – Tätigkeiten, die die 1907 geborene Schwester Berthe häufig noch spät abends erledigen musste und um die sie nun Frau G. entlasten konnte: „‚Jaaa', hat die Schwester Berthe gesagt, das war eine ältere Schwester, die hat bis 70 gearbeitet: ‚Da brauch ich mich ja nicht mehr in der Nacht hinsetzen, bis in die Nacht hinein flicken. Und Sticken kannst du

101 Hermann Bezzel, „Überblick über 50 Jahre Geschichte der Diakonissen-Anstalt Neuendettelsau, gegeben von Rektor Dr. Bezzel (9. Mai 1904)", in: Freimunds Kirchlich-Politisches Wochenblatt für Stadt und Land, Nr. 38, 22.9.1904, 190. Vgl. Schmuhl/Winkler, Auf dem Weg, S. 44–46.

102 In Polsingen arbeiteten die Männer auch in der Waschküche. Allerdings waren sie dort für das Heben und Tragen der Wäschekörbe und für die Verteilung der Wäsche auf die einzelnen Stationen zuständig. Vgl. Interview Rainer V., 11.4.2013.

103 Interview Lieselotte G., 23.8.2012. Für die nachfolgenden Zitate und Ausführungen ebd.

auch?' ‚Ja', hab' ich gesagt, ‚kann ich auch.' Sie hat mir manches ein bisschen noch gezeigt gehabt, bin schon ein bisschen von der Nähschule ja wieder raus. ‚Ja, ja' sagt sie, ‚ich tue auch gern handarbeiten', sagt die Schwester Berthe."

Ab diesem Zeitpunkt kümmerte sich Lieselotte G. alleine um die Wäsche der 25 Frauen der Station „F 4" (Frauen 4). Ihre nachfolgend wiedergegebene Schilderung offenbarte nicht nur den großen Arbeitsanfall, sondern auch die Armseligkeit der Ausstattung der Frauen, die in den 1970er Jahren in Haus „Gottestreue" lebten:

> „Dann hatte ich für 25 Personen die ganze Flickwäsche zu machen. Und die ist Montag gekommen und Mittwoch musst' sie fertig sein. Da hat sie [unklar, wer gemeint ist] schon wieder Druck gemacht. Da hab' ich den Schlüssel gekriegt. Das war ein Stockwerk höher, die Garderobe. Hab' das fertige Zeug immer rauf getragen und Freitag hat's dann neue Wäsche gegeben. Das haben wir gewickelt. Ein Hemd, eine Hose. Und Hosen haben wir Frauen nur eine die Woche gekriegt. Die durften wir nicht wechseln und nichts. […] Da haben wir dann noch von Verstorbenen die Unterwäsche [bekommen]. Und die waren bloß mit den Stationszeichen gekennzeichnet, F 4. Und die konnte dann die Allgemeinheit benützen. Und da haben wir dann die Hosen angezogen, die anderen musste ich einweichen, auch auswaschen und dann erst in die Waschküche."

Allerdings warteten nicht nur Wäscheberge auf Lieselotte G., sondern ihr wurden zunehmend auch pflegerische Aufgaben übertragen. Dass sie mehr und mehr die Position einer Vollzeitpflegekraft einnahm, war sowohl dem gravierenden Personalmangel in Himmelkron als auch der Überalterung und der Erschöpfung vieler Diakonissen geschuldet. Frau G. besaß zwar auf dem Gebiet der Pflege keinerlei Vorkenntnisse, aber sie war – wie sie im Interview sagte – gutmütig, willig und bereit, die überlasteten Diakonissen zu unterstützen. Ihren Arbeitsalltag, der vor allem daraus bestand, die inkontinenten Frauen zu waschen, zu wickeln und anzukleiden oder die Töpfe aus deren Toilettenstühlen hinauszuziehen, zu entleeren, zu säubern und zurückzuschieben, schilderte sie sehr eindrücklich. Ein typischer Tagesablauf von Lieselotte G. sah so aus:

> „Ja, da sind sie früh gekommen, die Schwestern. Immer eine bloß am Morgen erst. Hat unter der Tür gestanden und gebetet, da war's 10 vor halb 6. […] Laut gebetet, also alleine gebetet. Die anderen waren ja noch in die Betten. Und ich war dann auch im Bett, und dann hat sie gesagt, ich kann ins Bad gehen, [mich] waschen. Aber wir durften [uns] nicht am Ausguss waschen, sondern da war eine Badewanne, da waren Bretter drüber und da mussten wir uns die Waschschüssel hinstellen zum Waschen. Ja, dann war ich gewaschen, angezogen und dann bin ich wieder rein. War ich erst durch die Tür gekommen durchs Siebenbettzimmer und da hat sie [Schwester Berthe C.] gesagt: ‚So, Lieselotte, biste fertig? So, jetzt tust mir helfe.' ‚Ja, ich helf' Ihnen schon', hab ich gesagt. ‚Sie müssen mir bloß sagen, was ich machen soll.' […] ‚Erst kommen sie alle mal raus, raus', sagt sie, ‚und wir setzen sie alle jetzt auf die Nachtstühle, dass sie was machen, und dann tue ich sie untenrum waschen und du trägst die Töpfe hinaus. Und dann ziehen wir die Hosen und die Strümpfe oder Socken an und die Schuhe. Und dann kommt das Nachtkästl, kommen wir mit einer Schüssel, Wasser und Seife und Zahnbürste, das liegt immer da, das musste immer abends schon herrichten, dass wir's morgen früh bloß nehmen brauchen.' ‚Ja, ist gut, Schwester

Lina, mach' ich'. [...] Und abends sind sie gewickelt worden. [...] Da gibt's so ganz große Gummi und die sind drum gewickelt worden und innen Stoffwindeln. Und da haben wir sie gewickelt, also die Frau Z. [Mitarbeiterin] und ich. Haben's uns angelernt, die Schwester Lina. Und da oben ein Band zum Zumachen und da ein Band und dann die Beine ganz eng beieinander. Wieder ein Band und so mussten sie die ganze Nacht liegen. Und früh [...] hat sie dann nass gehabt, und da [...] haben wir sie auf den Nachtstuhl gesetzt."

Nachmittags war Lieselotte G. ebenfalls für „ihre" Frauen zuständig. War das Wetter gut, führte sie diese an die frische Luft. Der Aufenthalt im Freien spielte sich im nahe gelegenen hoch ummauerten Garten ab:

„Wenn schönes Wetter war, da musste ich mit den Leuten runter in den Garten. Ganz alleine. Und auch so viel Leute. Und dann die Heidrun mitnehmen im Rollstuhl, und die anderen sind so nebenher gelaufen. Da sind wir im Garten gewesen, im Gottestreue-Garten. Und dann abends wieder rauf, dann musst ich wieder die Betten aufdecken und wieder für den nächsten Tag herrichten. Die Seifen, die Zahnpasta, [...] Penaten-Creme oder Puder, wenn sie wund waren. Ja, und nachmittags dann, wenn ein bissel Zeit war, hab' ich mich halt an die Flickwäsche gemacht. Aber das andere ist vorgegangen. Die Flickwäsche, das war bloß noch so nebenbei."

Und auch nachts war Frau G. auf den Beinen:

„Und Nachtwache hat's auch nicht gegeben. Das mussten wir mitmachen. Ich musste dann so Pflegedienst mitmachen. Die Leute waschen, kämmen, beim Baden helfen, untenrum waschen, die Nachttöpfe, Stuhlgang ausleeren, alles. [...] Elf [Frauen]. Ja, das waren alles ältere und viel, viel die, die in der der Nacht Vollwachen hatten. Und dann viele, die schwere Anfälle hatten. Epileptische Anfälle. Und da mussten wir immer aufpassen und dann die Schwester rufen. Sie hatte ein Zimmer auf der Station, Gruppe hat's noch nicht geheißen, auf der Station."

Lieselotte G. wäre gerne von der anstrengenden und den ganzen Tag dauernden Stationsarbeit in eine Werkstatt mit geregelten Arbeitszeiten und freien Wochenenden gewechselt, dies wurde ihr aber verwehrt. Ihre Arbeitskraft sei, so Frau G., für die Schwestern einfach unentbehrlich gewesen:

„Und dann kam es, dass die Werkstätten [in Himmelkron] angefangen haben. Und da ist die Schwester Charlotte D. einmal gekommen, die Oberschwester. Hat gesagt: ‚Die, die, die, die geht jetzt mit, mit mir runter.' Und da haben sie im Haus einen Raum gehabt, und da haben sie angefangen mit Heimarbeit. Und da hat sie ein paar mitgenommen und ich war oben und da hat die Schwester Berthe gesagt: ‚Die Lieselotte nicht, die Lieselotte muss flicken.'"

Sie habe sich letztlich „da so rein gelebt", resümierte Frau G., in die Station, in die Arbeit, schließlich in einen Alltag, der so ganz anders war als jener, den sie bis dahin kennengelernt hatte. Und auf die Dauer habe ihr – „ehrlich gesagt" – „die Arbeit Spaß gemacht". Sie habe „das gekonnt", und – was ihr wohl vieles erleichterte – „die Schwester [Berthe C.] war gut zu mir." So habe ihr die Schwester von ihrem eigenen Geld einen „Kollektengroschen" für den sonntäglichen Klingelbeutel gegeben, manchmal auch ein 5-Mark-Stück für sich alleine. In den letzten Jahren vor Schwester Berthes Tod pflegten die beiden Frauen eine Brieffreundschaft, in der sie sich ihrer gegenseitigen Sympathie versichern sollten. Frau G.: „Schwester Berthe war wie eine zweite Mutter für mich." Fast zehn Jahre lang, bis 1979, verrichtete Frau G. die oben beschriebenen Dienste. Unerträglich wurde ihre Lebens- und Arbeitssituation für sie erst, als nach einigen Monaten „die zweite Schwester [kam], und da ist es uns schlecht gegangen."[104] Hierüber weiter unten mehr.

Waltraud Z. war mit 24 Jahren in Haus Gottestreue in Himmelkron gekommen. Sie half in der Hauswirtschaft mit, putzte, sortierte Wäsche, spülte bergeweise Geschirr und trocknete es ab, bezog die Betten, klopfte die Matratzen aus. Später putzte sie im „Haus der Einkehr", einem Hospiz, in dem sich vor allem Angehörige der Bewohnerinnen während längerer Besuche einquartierten. Dort sei es – bei An- und Abreisen – anstrengend und manchmal sehr hektisch zugegangen.

Vera Q. arbeitete einige Jahre auf den Kinderstationen in Bruckberg. Für rund 15 Jungen im Alter zwischen sieben und zehn Jahren war sie – unter Anleitung und Aufsicht einer Diakonisse – zuständig. Erfahrung im Umgang mit geistig behinderten und teils pflegebedürftigen Kindern besaß sie nicht. Anfangs habe ihr die Arbeit, in der sie ja eine nicht unerhebliche Verantwortung trug, großen Spaß gemacht:

> „Da hab' ich halt die Kinder gefüttert. Und die, die nicht laufen können, habe ich gewickelt und gewaschen […] Das war das Schönste, dass man mit den Kindern auch hat was unternehmen können. Dass wir spazieren gegangen sind mit denen [oder] wir mit dem Wagen immer spazieren gefahren. Und dann haben wir Decken gehabt. Und dann haben wir ein paar Spiele gemacht und so."[105]

Schwierig wurde für Frau Q. die Betreuung der Knaben, als diese älter wurden, der jungen Frau mit immer weniger Respekt begegneten und sie mit diesen nicht mehr fertig wurde:

> „Aber die sind dann auch größer geworden, die Buben da. Da habe ich ja lauter Buben gehabt. Und die sind frecher geworden. Und dann haben sie gesagt: ‚Die Schwester ist weg, das schaffst du nicht mehr.' […] Die haben mich angespuckt und so lauter Zeug. Da bin ich weg. Da hab ich gesagt zu der Hausmutter: […] ‚Nichts mehr. Ich hab mein Gutes getan, und wenn die so frech sind: Schluss.'"

Frau Q. gelang es schließlich, sich in den hauswirtschaftlichen Bereich versetzen zu lassen, wo sie zwar viel arbeiten musste, sich aber letztlich bedeutend wohler fühlte.

In Polsingen gab es – wie erwähnt – auch Kindergruppen. Hier sah sich Meta M. berufen, mit den Jungen und Mädchen zu spielen. Ihren Kameradinnen half sie beim Ankleiden. Zu derlei Diensten sei sie aber nie aufgefordert worden: „Das

---

104 Interview Lieselotte G., 23.8.2012.

105 Interview Vera Q., 13.9.2011. Für das nachfolgende Zitat ebd.

haben wir freiwillig gemacht. Das habe ich immer freiwillig gemacht. Ich hab' das meistens gesagt, ob ich das und das machen kann oder was."[106]

Vergleichbares kann von der „Männerseite" berichtet werden. Rainer V. hatte in Polsingen „zwei Helfer, behinderte Helfer",[107] die ihn beim Waschen, Kämmen und Ankleiden der Bewohner unterstützten. Diese „Hilfspfleger" waren ebenfalls nachts im Einsatz. In der „Heimat" war es nämlich üblich, dass die Nachtwachen bei ihren Rundgängen die Bewohner weckten und sie auf die hölzernen Toilettenstühle setzten. Entweder blieben diese bis zum nächsten Rundgang dort sitzen – ein Brett verhinderte deren Sturz oder Entweichen –, oder man habe, wie Herr V. sich erinnerte, „jemand gehabt in dem Zimmer, dem man sagen konnte: ‚Horch, wenn der fertig ist, dann steckst ihn wieder ins Bett.'" Auf den Hinweis, dass die Männer ja aus dem Schlaf gerissen worden seien, bemerkte Herr V., dass diese – als er kam – bereits an das nächtliche Wecken „gewöhnt" gewesen seien.

In der Hauswirtschaft

Über 1700 Frauen, Männer und Kinder lebten in den 1960er Jahren in den Häusern der Diakonissenanstalt Neuendettelsau und ihren Filialen. Für alle musste gekocht, gespült, gewaschen, gebügelt, gemangelt, genäht, geflickt und geputzt werden. Diese anstrengenden und nie enden wollenden Arbeiten übernahm neben den Diakonissen, den Verbandsschwestern, den Helferinnen, den Schwestern im so genannten „arbeitenden Feierabend"[108] und angestellten Mitarbeiterinnen eine unbekannte Zahl rüstiger Bewohnerinnen. Maßgeblich hielten sie mit ihrem Fleiß und ihrer Arbeitskraft die große „Anstaltsmaschine" am Laufen. Zugleich strukturierte die Arbeit ihren Tag. Erledigten sie ihre Arbeit gewissenhaft und ordentlich, erhielten sie ein Lob von einer Diakonisse, so konnten die täglich wiederkehrenden Pflichten durchaus als erfüllend und beglückend erlebt werden.

Die 1936 geborene Lina A. denkt zum Beispiel sehr gerne an ihr langes Arbeitsleben zurück, in dem sie vor allem mit Reinigungsarbeiten befasst war:

> „Da war ich im Kinderheim. Auf der Gruppe waren wir 32 Leute. Und da habe ich im Kinderheim gearbeitet. Das waren 25 Kinder. Das war schön. Da habe ich abgespült und Klo und Gang geputzt. Da habe ich ein bisschen den Haushalt gemacht. […] Und da bin ich auch manchmal mit den Kindern spazieren gegangen. […] Das waren alles Buben im Kinderheim. Da hat es mir so gut gefallen."[109]

Ähnlich geht es Heidi D., die noch heute voller Begeisterung aus ihrer Zeit in der Wäscherei berichtet. In der Waschküche des Christophorus-Heims wurde sie,

---

106 Interview Meta M., 18.4.2012.

107 Interview Rainer V., 11.4.2013. Für das nachfolgende Zitat ebd.

108 Jahresbericht der Polsinger Pflegeanstalten mit Schlossgut über das Jahr 1951, 30.1.1952, S. 2, in: ZADN, Akte Polsingen Pflegeanstalt (Schloss und Heimat) 1950–1954.

109 Interview Leni A., 13.9.2011.

die eine frustrierende Schulzeit hinter sich hatte, eine anerkannte und beliebte Mitarbeiterin, die zudem von Menschen umgeben war, mit denen sie gut klar kam:

> „Und dann hab' ich gesagt, ich will in die Waschküche gehen zum Helfen. Und da bin ich gegangen. Die haben gar nichts gesagt. Ich hab' gedurft, und das war schön. […] Ich hab' mich angeboten, weil ich wollte nicht oben rumsitzen auf der Gruppe. Und dann hab' ich gesagt, da geh' ich zu Schwester Änne E. Und die hat mich aufgenommen. Die beste Freundin war auch da. […] Da hab ich geholfen in der Waschküche. […] Da hat es noch keine Waschmaschine gegeben. Da haben wir alles mit dem Ding [Waschbrett] machen müssen. […] Ja, die Sachen sind schon schwer gewesen. Aber da war schon eine einzige Waschmaschine, aber da haben wir bloß die Bettwäsche rein. Und das andere haben wir alles mit den Händen machen müssen. Und gemangelt hab' ich auch. Das war was. […] Und da hat es immer bei der Bettwäsche oder bei den Tischdecken solche Falten gegeben. Da hat die Schwester immer gesagt: ‚Sie müssen es ordentlich machen.' Und die haben es gemerkt, wenn ich an die Mangel ging. Da hab ich es richtig rein [getan]. Und da hat sie gesagt: ‚So schön kann niemand das machen.' Wie ich es gemacht hab'. Die hat mich so gelobt gehabt. […] Und gebügelt jeden Tag. Und am Samstag hab' ich auch gearbeitet. Was die für Wäsche hatten, so viel zum Bügeln gehabt. […] Da habe ich ein Lob gekriegt und da hab' ich was geschenkt gekriegt bei der Schwester. […] So was Süßes oder was anderes. Die haben immer mich gelobt gehabt. […] Und dann ist endlich eine Waschmaschine gekommen. […] Diese Waschmaschine fand ich dann gut. Die haben auch einen Trockner gebracht."[110]

Am liebsten hätte Heidi D. ihre gesamte wache Zeit mit Waschen, Bügeln und Mangeln zugebracht:

> „Ich war lieber arbeiten. Ja, das war mein Hobby. […] Da haben sie immer gesagt: ‚Welches Hobby wollt ihr haben?' Und dann hab' ich immer gesagt gehabt: ‚Ich geh' in die Waschküche zu Schwester Änne E.' Hab' ich gesagt. ‚Und das ist mein Hobby', hab' ich gesagt. Und dann haben sie gesagt: ‚Dann [kannst] […] dein Bett nehmen, dann kannst du gleich da drüben schlafen.' Weil das hat mir Spaß gemacht, weil ich so gern mit der Wäsche zu tun hab'."

Hannelore F. kann sich noch gut an ihre Handarbeitsstunden in Neuendettelsau erinnern, deren gestickte Erzeugnisse das „traute Heim" der Bürgersfrau verschönern sollten. Ihr kamen die zu stickenden Sinnsprüche, so Frau F., angesichts ihrer eigenen „Heim"-Situation immer merkwürdig vor:

> „Aber wir mussten solche Kissen sticken: ‚Die schönsten Stunden hab' ich in diesem Heim gefunden.' […] Neben dem Esssaal war so ein großer runder Bogen und da wurde das ausgestellt, wenn da Führungen waren, die konnten das wahrscheinlich kaufen."[111]

Frei wählen, so Hanna H., habe sie ihre Beschäftigung nicht dürfen. So war sie anfangs in der Nähstube in Polsingen häufig unglücklich. Ihre Situation verbes-

---

110 Interview Heidi D., 12.9.2011. Für das nachfolgende Zitat ebd.

111 Interview Hannelore F., 8.4.2011.

serte sich, als sie in die Schälküche kam, wo sie schließlich 23 Jahre lang arbeiten sollte:

> „Da war ich in der Nähstube oben. Das Nähen liegt mir nicht so. Da bin ich aber [in das] Gemüselager gekommen. Das hat man erst einmal entschieden. [...] Also, ich habe Kartoffeln gewaschen, da hab' ich nicht gekonnt, aber die anderen. [...] Zwei 60-Jährige [haben die Kartoffeln geschält]. Die haben es aber nicht sauber genug gemacht, und ich hab' es noch besser gemacht. [...] Nachputzen, immer nachputzen und dann rüber. Oft hab' ich die Arbeit gern gemacht. [...] Aber die Arbeit hat immer mehr wehgetan, bis ich Sehnenscheidenentzündung hatte."[112]

Alle interviewten Bewohnerinnen berichteten, dass sie irgendwann einmal in der Wäscherei oder in der Küche eingesetzt worden seien. Allerdings seien sie – mit Ausnahme von Heidi D., die die Mangel bediente – immer nur mit untergeordneten, intellektuell wenig anspruchsvollen Aufgaben betraut worden. Hannelore F., die in Polsingen lebte, erinnerte sich: „Und da musste ich für die Heiminsassen Strümpfe stopfen. An eine Nähmaschine bin ich nie hingekommen. Nie. Also nähen hätten's mich gar nicht gelassen."[113] Auch habe sie, Hannelore F., nie kochen gelernt. Ähnlich Waltraud Z., die gar nicht, und Meta M., die „ein wenig, aber eigentlich nicht"[114] kochen gelernt hat. Schließlich gestand Heike O., jahrzehntelang in der Bruckberger Küche tätig, dass sie dort nicht kochen gelernt habe. Sie sei einfach nicht zum Zuge gekommen: „Kochen nicht. Aber abgespült hab ich viel. [...] Ja, die ganze Zeit gespült oder abgetrocknet oder aufgeräumt da unten. [...] 27 Jahre bin ich in der Küche gewesen."[115] Manchmal verhinderte eine Erkrankung das Erlernen bestimmter Techniken, wie etwa bei Hanna H., die jederzeit mit epileptischen Anfällen rechnen musste: „Aber kochen konnt' ich nicht und durft' ich nicht alleine."[116]

Dass die in der Küche beschäftigten Frauen nicht kochen lernten, war offenbar weniger dem schlechten Willen der Verantwortlichen geschuldet als vielmehr den Bedenken der Gesundheitsbehörden, „geistig Behinderte" mit der Essenszubereitung zu befassen. Die Gründe hierfür sind nicht überliefert. Ob man Furcht vor Arbeitsunfällen hatte oder Störungen im Betriebsablauf fürchtete? Pfarrer Karl Fuchs jedenfalls verwies in diesem Zusammenhang auf ein Gespräch mit dem Medizinalrat *Dr. Göppner* vom Staatlichen Gesundheitsamt in Gunzenhausen im November 1972. Dieser hatte u. a. die Gesundheitszeugnisse des Küchenpersonals in Polsingen kontrolliert. Fuchs hielt fest: „Es besteht Einverständnis, dass Behinderte in der Küche arbeiten dürfen, aber nicht bei der Zubereitung von Speisen unmittelbar zu beteiligen sind."[117]

---

112 Interview Hanna H., 21.8.2012.

113 Interview Hannelore F., 8.4.2011.

114 Interview Meta M., 18.4.2012.

115 Interview Heike O., 19.4.2012.

116 Interview Hanna H., 21.8.2012.

117 Fuchs an Rektor Meister u. a., 7.11.1972, in: ZADN, Akte Polsingen Schloss XII 1971 – 1974 – 1980.

In der Gärtnerei, in der Landwirtschaft und auf dem Friedhof

Viele Jahre arbeitete Carl I. in der Gärtnerei von Bruckberg, die nicht nur Beschäftigung für viele Bewohner bot, sondern zugleich Gemüse, Kartoffeln und Obst für die Küche von Bruckberg lieferte. Herr I. besaß ein Talent fürs Gärtnern. Als er noch in den Wittenauer Heilstätten in Berlin-Reinickendorf untergebracht war, hatte er u. a. ein Blumenbeet zu pflegen. Bei einem anstaltsinternen Wettbewerb gewann er in einem Jahr sogar einen Preis.[118] Gab es in der Bruckberger Gärtnerei wenig zu tun, kam Carl I. auf den anstaltseigenen Friedhof. Dort hob er dann Gräber aus – eine Arbeit, die ihm, so seine Versicherung, in keiner Weise etwas ausgemacht habe. Im Gegenteil: Das körperliche Ausagieren kam ihm, dem aufgeweckten und rastlosen Mann, eher entgegen: „Gräber ausgeschaufelt. Das ist bei mir rucki zucki gegangen. In einer Stunde war ich schon unten. Aber da war ich noch jünger gewesen." Während der Erntezeit half Carl I. bei Bauern in der Umgebung aus, etwa in Steinbach und Kleinhabersdorf. Einen Lohn, so Herr I., habe er für seine schwere körperliche Arbeit (u. a. Getreide dreschen) damals nicht erhalten. Allerdings habe er zu essen bekommen. Hannelore F., die in Neuendettelsau untergebracht war, konnte sich noch gut daran erinnern, dass sie und ihre Mitschüler/-innen bei ortsansässigen Bauern aushalfen, durchaus auch zu Lasten des Schulunterrichtes:

> „Oder wir mussten für'n Bauern [in Neuendettelsau] arbeiten. […] auch oft während der Schulzeit. […] Oder wir mussten barfüßig übers Kornfeld laufen und die Halme noch zusammentun. Oder wir mussten nach dem Krieg Kartoffelkäfer und die Larven dazu […] Das ist vormittags auch vorgekommen. Genauso, wenn die Kirschen oben auf so'm Kirschbaum gehängt sind, musste jeder zwei Stunden mal mit so einer [Ratschen] […] Krach machen, dass die Amseln davon geflogen sein."[119]

Arbeitstherapie in „Werkgruppen" – ein Vorläufer der „Werkstatt für Behinderte"

Es war vor allem die Filiale Polsingen, die versuchte, jenen Bewohnern eine Beschäftigung zu verschaffen, die körperlich nicht in der Lage waren, sich in der umfangreichen Land-, Vieh- und Gartenwirtschaft zu betätigen. Kleinere Aufträge für Firmen, aber auch für individuelle Abnehmer/-innen konnten bereits 1951 in einem ansehnlichen Umfang akquiriert und erfüllt werden:

> „In weiterer Ausführung der Arbeitstherapie wurden die angefangenen Lederstanzarbeiten auch im abgelaufenen Jahr fortgesetzt und gesteigert. Es konnte eine Einnahme von 1631,– DM erzielt werden. Die verwendungsfähigen Abfälle wurden zur Herstellung von Abstreifern benützt, welche laufend abgesetzt werden konnten, was eine weitere Einnahmequelle ergab. Es verschafft eine gewisse Befriedigung, wenn die so sehr nötige Arbeitstherapie dadurch immer mehr erweitert werden kann und vor

---

118 Interview Carl I., 20.4.2012. Für die nachfolgenden Ausführungen und das Zitat siehe ebd.

119 Interview Hannelore F., 8.4.2011.

allem unsere jugendlichen Pfleglinge die Notwendigkeit und den Segen der Arbeit einsehen lernen."[120]

Bereits ein Jahr später hatte die „Lederstanzabteilung" 400 DM mehr verdient. Zugleich waren neue arbeitstherapeutische Abteilungen hinzugekommen, die sich nicht nur als attraktive Einnahmequelle, sondern auch für einen Bewohner als Zufluchtsort erweisen sollte:

„Auch die Bastweberei, die versuchsweise eingeführt wurde, hat sich als sehr nützlich und zweckmäßig erwiesen. Sie wird vor allem von einem Epileptiker ausgeführt, welcher dadurch bis jetzt vor einer Verbringung in die Heil- und Pflegeanstalt Ansbach bewahrt werden konnte. Es werden hier hübsche Taschen, Täschchen, Buchhüllen, Tischläufer angefertigt, die einen guten Absatz finden. Im Rahmen der Arbeitstherapie wurde auch ein Webstuhl und ein Webrahmen angeschafft zur Herstellung von Putzlumpen, Wischlappen und Bettvorlegern. Diese Arbeit wird besonders gerne und freudig ausgeführt, weil ihre Erzeugnisse einen so hübschen, bunten Anblick bieten."[121]

Arbeitsinhalte und Materialien veränderten sich im Laufe der Jahre. Als die Kinderstation der „Heimat" in Polsingen in den „Sonnenhof" in Bruckberg verlegt wurde, nutzte man die frei gewordenen Räume für arbeitstherapeutische Zwecke. Sie hätten dort u. a. Wäscheklammern zusammengesteckt, Stecklinge mit Einzelteilen von Playmobil-Figuren abgezupft und Stifte in Mäppchen einsortiert, erinnerte sich der Mitarbeiter Rainer V.[122] 1971 etablierte sich in Polsingen zudem eine Gruppe von zwanzig behinderten Frauen, die „allerlei Plastik-Arbeit"[123] verrichtete. Diese „Werkgruppen" waren die Vorläufer für die kurz darauf eingerichteten „Werkstätten für Behinderte".

Manchmal war aber nicht die Arbeitskraft eines Bewohners oder einer Bewohnerin gefragt, sondern deren Begabung. Frau M., die aufgrund einer psychischen Erkrankung nach Polsingen gekommen war, konnte musizieren und unterhielt – auf Aufforderung durch die Schwestern – ihre Kameradinnen, beruhigte sie: „Ich konnt' Akkordeon spielen, gell. Ich konnt' Akkordeon spielen. Das hab' ich dann denen oft vorgespielt."[124] Und der Heilerziehungspfleger Torsten Y. zog in Polsingen eine Produktion auf, die ausschließlich auf dem Talent eines Bewohners gründete. In seiner Gruppe gab es nämlich einen jungen Mann, der „richtig gut"[125] habe zeichnen können. Er, Herr Y., habe Kalender aus Karton und Papier hergestellt, und der Bewohner habe diese „mit verschiedenen Farben ausgemalt, also kunterbunte Sachen, auch teilweise mit Vögeln, Blumen oder so Sachen.

[120] Jahresbericht der Polsinger Pflegeanstalten mit Schlossgut über das Jahr 1951, 30.1.1952, S. 4, in: ZADN, Akte Polsingen Pflegeanstalt (Schloss und Heimat) 1950–1954.

[121] Jahresbericht der Polsinger Pflegeanstalten mit Schlossgut über das Jahr 1952, 28.1.1953, S. 5, in: ZADN, Akte Polsingen Pflegeanstalt (Schloss und Heimat) 1950–1954.

[122] Interview Rainer V., 11.4.2013.

[123] Jahresbericht der Pflegeanstalt Polsingen mit Schlossgut über das Jahr 1971, 1.2.1972, S. 10, in: ZADN, Akte Polsingen Schloss XII 1971 – 1974 – 1980. Verschiedene Fotos zeigen Frauen, angetan mit Vorbind- und Kittelschürzen, die Plastikteile sortieren und zusammensetzen.

[124] Interview Hanna H., 21.8.2012.

[125] Interview Torsten Y., 11.12.2012. Für das nachfolgende Zitat ebd.

[...] Und das haben wir dann fast in Produktion gemacht." Die Kalender fanden reißenden Absatz in der „Verwandtschaft und Bekanntschaft". Vom Reinerlös sei dann die ganze Gruppe essen gegangen: „Das war das Highlight."[126]

In der „Werkstatt für Behinderte"

Durch das Arbeitsförderungsgesetz von 1969 rückte die Bundesanstalt für Arbeit im Bereich der „Arbeits- und Berufsförderung" von „körperlich, geistig oder seelisch Behinderten"[127] in eine Schlüsselrolle. Waren die Kompetenzen auf dem Gebiet der beruflichen Rehabilitation bis dahin heillos zersplittert gewesen, so entwickelte sich die Bundesanstalt nunmehr schnell zum größten Träger von Rehabilitationsmaßnahmen in der Bundesrepublik Deutschland. Dazu nur wenige Schlaglichter: Die finanziellen Aufwendungen für die *individuelle* Förderung stiegen von 50 Mio. DM (1970) innerhalb von fünf Jahren auf 318 Mio. DM (1975), für die *institutionelle* Förderung von 16 Mio. DM; (1970) auf 116 Mio. DM (1975) – zum Vergleich: Im Zeitraum von 1958 bis 1969 hatte die Bundesanstalt alles in allem ganze 39 Mio. DM als Darlehen und Zuschüsse zur Einrichtung von Arbeitsplätzen für „Behinderte" verausgabt.[128] Im Rahmen der institutionellen Förderung stellte die Bundesanstalt finanzielle Mittel für Berufsbildungswerke, Berufsförderungswerke und Werkstätten für Behinderte zur Verfügung. Für diakonische Einrichtungen brachen daher in dieser Hinsicht goldene Zeiten an. Überall schossen jetzt „Werkstätten für Behinderte" aus dem Boden. Freilich weckte es bei manchen Trägern der freien Wohlfahrtspflege Argwohn, dass durch die Annahme der Fördermittel der Einfluss der öffentlichen Arbeitsverwaltung zunahm. Kontroversen gab es etwa um die vom Bundesarbeitsministerium, von der Bundesanstalt und den Trägern der Sozialhilfe erarbeitete Konzeption der „Werkstatt für Behinderte", die eine Förderung von einem „Mindestmaß wirtschaftlich verwertbarer Arbeitsleistung" abhängig machte. Weil hier gleichsam durch die Hintertür das Leistungsprinzip in den Bereich der beruflichen Rehabilitation eingeschmuggelt würde, zögerten manche diakonische Einrichtungen, ihre Werktherapien in „Werkstätten für Behinderte" umzuwandeln. Letztlich gewann aber überall die Verlockung großzügiger öffentlicher Förderung die Oberhand über Bedenken, die Anstalten in den „zweiten

126 Ebd.

127 So das Arbeitsförderungsgesetz, §§ 3, 56, Bundesgesetzblatt I 1969, S. 538, S. 592.

128 Klaus Gemsjäger / Manfred Dill, Arbeits- und Berufsförderung von Behinderten. Berufliche Rehabilitation, Stuttgart u. a. 1977, S. 100, S. 104, S. 132 (Tab.). Zusammenfassend: Hans-Walter Schmuhl, Arbeitsmarktpolitik und Arbeitsverwaltung in Deutschland 1871–2002. Zwischen Fürsorge, Hoheit und Markt, Nürnberg 2003, S. 484–488. Danach auch das Folgende. Zu Bethel/Eckardtsheim vgl. Tonni Havekost, Die Werkstatt für Behinderte (1984 bis 1995), in: Matthias Benad / Hans-Walter Schmuhl (Hgg.), Bethel – Eckardtsheim. Von der Gründung der ersten deutschen Arbeiterkolonie bis zur Auflösung als Teilanstalt (1882–2001), Stuttgart 2006, S. 421–427.

Arbeitsmarkt" einzubinden. Problematisch war aber, dass Menschen mit schweren Behinderungen – wieder einmal – außen vor blieben.

Wie eingangs geschildert, rückte Anfang der 1970er Jahre die Schaffung von qualifizierten Arbeitsplätzen für Menschen mit Behinderungen in den Fokus von Politik und Gesellschaft – so auch in Neuendettelsau. Zukünftig sollte in den Einrichtungen hochwertige, und, so Rektor Meister, „verwertbare Arbeit"[129] geleistet werden. Neben den erhofften Einnahmen hatte der Pfarrer außerdem das psychische Wohl der dauerhaft in den Einrichtungen der Diakonissenanstalt Neuendettelsau lebenden (arbeitsfähigen) Menschen im Auge, die er in Hauswirtschaft, Gärtnerei und Landwirtschaft offensichtlich nicht mehr angemessen aufgehoben sah. Deren berufliche Zukunft lag für ihn ganz klar in den „Werkstätten für Behinderte":

> „Es zeigt sich bei allen Versuchen mit industrieller Fertigung in unseren Häusern, dass diese Beschäftigung stärker als die Mithilfe in den Wirtschaftsbetrieben den Behinderten zur Konzentration auf die Arbeit hilft und ihnen Erfolgserlebnisse vermittelt."

Zudem dachte Meister an jene Männer und Frauen, die als „entlassungsfähig" anzusehen und nun gezielt auf „die Behindertenwerkstatt am Heimatort vorzubereiten" seien. Es dürften aber auch, so der Pfarrer weiter, jene nicht vergessen werden, die „aus der Behindertenwerkstatt in unsere Einrichtungen kommen werden". Gerade für diese stetig wachsende Gruppe müsse, und hier zeigte sich ganz deutlich der diakonische „Beheimatungsgedanke", eine „Beschäftigung *im Heim*" vorgehalten werden. Geplant waren daher vier neue Werkstätten mit 800 Plätzen an den Standorten Bruckberg (200 Plätze), Polsingen und Himmelkron (jeweils 250 Plätze) sowie in Rothenburg ob der Tauber mit 100 Plätzen.[130]

Unsere Interviewpartner/-innen können sich noch gut an die Einrichtung der ersten „Werkstätten für Behinderte" in ihrem Umfeld erinnern. Die Beschäftigung dort wurde jedoch sehr unterschiedlich bewertet.

Der 1941 geborene Helmut B. hatte eine frühkindliche Hirnschädigung, dazu erlitt er bei einem Sturz so schwere Kopfverletzungen, dass weitere bleibende kognitive Beeinträchtigungen entstanden. 1961 kam er nach Bruckberg, wo gerade die Vorläufer der Werkstatt – die Förder- oder Werkgruppen – eingerichtet worden waren:

> „Also, das achte Schuljahr habe ich noch normal abgeschlossen. Aber wegen der Krankheit hat das dann nicht so geklappt. Da war ich dann drei Jahre krankgeschrieben. […] Eine Schule habe ich hier [in Bruckberg] nicht mehr besucht. Sondern man hat ja die Leute dann eingeteilt in arbeitsfähig oder die eben noch im schulfähigen Alter sind. Die sind dann noch in die Schulen gekommen. […] Als ich hergekommen bin, ich war zuerst drei Jahre in der Gärtnerei. Und dann ist die Gärtnerei später aufgelöst worden. […] Dann gab es ja bei den großen Gruppen, da gab es auch Hausarbeiter, die dann so für die Hausarbeit zuständig waren. […] Da war ich auch zwei Jahre als Hausarbeiter beschäftigt. Weil da sind ja meistens die Talente, die die Leute gehabt haben, die sind dann gefördert worden. Da entstanden dann in den Förder-

---

[129] Plan zur Sanierung, S. 16. Für die nachfolgenden Zitate ebd. Kursivierung im Original.

[130] Ebd., S. 19.

> gruppen so bestimmte Talente. [...] Man hat immer versucht, die besonderen Talente von den Leuten zu fördern [...]. Es gab einige Leute, die es nachher auch zum Gesellen gebracht haben. Aber das hat es weitgehend hier in Bruckberg nicht gegeben. Da hat man versucht, sie beruflich irgendwo für eine Werkstatt zu qualifizieren. Es gab ja nicht viele rein interne Möglichkeiten. Es gab damals eine Schuhmacherei, und eine Handweberei hat es mal gegeben."[131]

Auch konnten sich unsere Gesprächspartner/-innen noch gut an die Zeit „vor" und „nach" der Errichtung der verschiedenen Werkstätten erinnern. Meta M., die mittlerweile 56 Jahre in Bruckberg lebt, berichtete im Interview:

> „Da war ich auf der Gruppe. Da habe ich Strümpfe gestrickt mit meiner Anna [Mitbewohnerin]. Die war oben. Da habe ich Strümpfe gestrickt und so. Und dann später haben sie gesagt, ich komme in die Werkstatt. Da habe ich geschnitzt in der Werkstatt, allerlei habe ich gemacht. [...] Dann so manche verschiedene Sachen. Dann habe ich Plastiksachen eingelegt. Was man machen muss. Mit Dichtungen, mit 25 Dichtungen. Haben wir gemusst. [...] [Mir hat die Arbeit] ganz gut [gefallen]. Ich hab' immer was anderes gemacht. [...] Ich hab' nie gesagt: ‚Nein.'"[132]

Auch Dagmar P. in Bruckberg denkt eigentlich recht gerne an ihre Arbeit in der Werkstatt zurück. Zu schaffen machte ihr allerdings der zeitweilige Arbeitsdruck:

> „In der Sacknäherei war ich auch. [...] Da habe ich genäht. [...] Mit einer Maschine habe ich genäht. [...] Hat mir schon gefallen. Und dann ist die große Werkstatt entstanden. [...] Da habe ich die Griffe gemacht. Die Griffe habe ich immer gestanzt. Da habe ich mich so abhetzen müssen."[133]

Helmut B. berichtete im Gespräch ebenfalls von einem gewissen Druck, der von einem neuen Meister in der Schuhmacherei ausgegangen sei. Dieser, vermutete Herr B., habe nicht wirklich verstanden, dass er in einer „Behindertenwerkstatt" nicht die Leistungen und das Tempo erwarten konnte wie in einem Betrieb der freien Wirtschaft:

> „Habe ich mal so einen Meister gehabt, der Herr T. Mit dem war nicht gut Kirschen essen. Dieses kollegiale Verhältnis war nicht so gut. Das war ein alter Treiber, der hat immer gesagt: ‚Montags bis mittwochs, was da fertig wird, das muss nach Dettelsau. Das muss dahin.' [...] Donnerstags und freitags hat er sich dann Zeit gelassen. Das wird sowieso nicht mehr fertig. [...] Das war in der Schuhmacherei. [...] Ich meine, der Herr T. hat früher vielleicht mal in Nürnberg geschafft. Da hat der am Tag 150 Paar Schuhe gemacht. Das hat er natürlich in Bruckberg bei den Behinderten nicht verlangen können. Da hat er ein bisschen mehr Verständnis für die Leute haben müssen. Denn es gibt ja Behinderte, die nicht so viel arbeiten können. Die sind nicht so arbeitsfähig, die kannst du nicht: ‚Also, horch mal, das und das.' Dann bringt der mir Montag einen ganzen Koffer mit. ‚Am Mittwoch muss das fertig sein.' Da ist nicht jeder so leistungsfähig, dass du sagen kannst: ‚Bis da und da hin musst du das schaffen."[134]

---

131 Interview Helmut B., 19.4.2012.

132 Interview Meta M., 18.4.2012.

133 Interview Dagmar P., 19.4.2012.

134 Interview Helmut B., 19.4.2012.

Manchmal konnten die Anforderungen einfach zu schwierig sein: „Das war zu kompliziert, sechs, sieben Teile in einem Stück zusammenzubringen, war unheimlich kompliziert“, schilderte Torsten Y. seine Eindrücke angesichts von Bewohnern, die mehr oder weniger hilflos vor einem zu montierenden Gegenstand saßen. Er habe dann den Arbeitsprozess so aufgesplittet, dass jeder nur einen Handgriff und einen Arbeitsgang hatte. Nach dieser fordistischen Umgestaltung habe er ein tolles Erlebnis in seiner Werkstattgruppe gehabt:

> „Ja, da bin ich also angenehm überrascht worden von zwei Down-Syndromern [...] So nach drei Wochen habe ich festgestellt, dass der das hundertprozentig beherrscht. Ich denke: ‚Das gibt's gar nicht. Das kann nicht sein.‘ Habe ich geschaut. Tatsächlich. Wenn die anderen zu langsam waren, ist er rumgelaufen und hat alles zusammengesetzt.“[135]

Daraufhin habe er die beiden Bewohner in der Endkontrolle eingesetzt: „Ein bisschen hat er gebraucht, eine gute Woche, bis das dann wirklich hundertprozentig passiert war, und dann ging's natürlich los. Dann habe ich nämlich keine Ruhe mehr gehabt.“ Sorgfältig, geradezu pingelig hätten die beiden Männer die fertig gestellten Produkte kontrolliert: „Da habe ich mich drauf verlassen können.“

Eine nicht genügende Arbeitsleistung wurde, erinnerte sich Helmut B. aus Bruckberg, durchaus auch einmal mit Taschengeldentzug sanktioniert:

> „Aber die [die Mitarbeiter] haben natürlich so ihre Sitten gehabt, dass sie gesagt haben – die haben so ihre bestimmten Sachen gehabt. [...] Die haben ein bestimmtes Arbeitspotenzial gehabt, was fertig geworden ist. Und sonst haben die Taschengeld abgezogen oder was weiß ich. [...] Wenn einer 35 Punkte gekriegt hat, der hat 147 Mark gekriegt. Aber da gab es dann so eine Heimkostenbeteiligung, die abgezogen worden ist. Und die ist teilweise höher ausgefallen wie der Lohn. Weil ja die Heimunterbringung irgendwie auch bezahlt werden musste. Das war natürlich nur ein Behindertenlohn in dem Sinne.“[136]

In Polsingen war man dazu übergegangen, bei Arbeitsspitzen so genannte „Hausfrauenschichten“ einzurichten. Dies sei sinnvoll gewesen, mit einem „behinderten Menschen könne man nicht so planen“.[137]

Udo E. erzählt aus seiner Werkstattvergangenheit in Bruckberg: „In die Arbeit gegangen. Werkstatt. Plastikautos [zusammengesetzt]. Sagen wir mal, ja, das habe ich gerne gemacht.“[138] Seine Lieblingsbeschäftigung sei es aber gewesen, so Herr E., für eine Firma Staubsaugerbeutel zu sortieren, diese abzuzählen und dann mit einer Schnur zu einem Bündel zusammenzufassen. Einer ähnlichen Beschäftigung ging Leni A. nach. Angetan berichtete sie von ihrer Tätigkeit: „Wie ich in Bruckberg war, da war ich in der Werkstatt. Da haben wir immer

135 Interview Torsten Y., 11.12.2012.
136 Interview Helmut B., 19.4.2012.
137 Interview Rainer V., 11.4.2013.
138 Interview Udo E., 13.9.2011.

Plastiksäcke angezogen. Und 25, so ein Strauß, ist da und da zusammengebunden worden, weil die so breit waren. Das war eine schöne Arbeit schon."[139]

Heidi D. war sowohl in Rothenburg als auch in Obernzenn in der Werkstatt tätig, wo sie neben mechanischen Einsortierarbeiten auch mit maschinellen Tätigkeiten betraut wurde:

> „Da [in Obernzenn] war ich in der Werkstatt. [...] Schreibmäpple haben wir da gemacht. Und die Knetmasse haben wir gemacht. [...] Eingepackt haben wir die. Ich hab die zugeschweißt. Ich hab die zugeschweißt. Es hat ein Schweißgerät gegeben. [...] Für die Firma war das. [...] „[In Rothenburg] haben wir die Telefone zusammenbauen müssen und das alles. Und Schreibmäpple habe ich die Tüte hinein tun müssen. Auch noch mal Schreibmäpple. Da habe ich eine Nähmaschine gehabt und da habe ich Tüten mit der Nähmaschine zunähen müssen. Die [Arbeit] war schön."[140]

Nicht alle Gesprächspartner/-innen begrüßten hingegen den Wandel in der Arbeit. Hanna H. war es schlicht „zu kindisch, Telefone für kleine Kinder zusammenzubasteln".[141]

Sukzessive lösten sich also die über Jahrzehnte gewachsenen und erprobten Strukturen der Werk- und Fördergruppen und die Mithilfe in Haus-, Land- und Gartenwirtschaft zugunsten der Werkstätten auf.

Es wurde deutlich: Nach Möglichkeit sollte niemand – solange er oder sie nur zu irgendeinem Handgriff fähig war – in einer Einrichtung der Diakonie Neuendettelsau müßig und „nutzlos" herumsitzen. Konrektor Hilmar Ratz brachte dies 1946 programmatisch so auf den Punkt: „Wir wollen unseren Kranken nicht nur Obdach und Nahrung gewähren, sondern in der Pflege, die wir ihnen schuldig sind, müssen wir versuchen, ihnen auch die Wohltat der Arbeit anzubieten."[142]

Diese für alle Einrichtungen der konfessionellen Behindertenhilfe geltende Beobachtung konnte gelegentlich jedoch zu einer fragwürdigen, weil monotonen, sinnlosen und unproduktiven „Spielbeschäftigung" von Bewohnern führen. So war es in einer Neuendettelsauer Filiale üblich, die Bewohner an Steckbretter zu setzen. Waren die Bretter vollständig befüllt, wurden diese wieder ausgeleert – und der Steckprozess begann von vorn. So ging es tagein, tagaus.[143] Andererseits konnte es auch vorkommen, dass ein Bewohner oder eine Bewohnerin lange Zeit gar nichts machte – weder arbeiten noch spielen noch basteln. Bevor es für den seit 1948 in Polsingen lebenden spastisch gelähmten Gabriel C. eine Beschäftigungsmöglichkeit gab, verbrachte er lange Jahre in Apathie und Untätigkeit: „Nichts. Ich konnte nichts machen. [...] Und [habe] über mein Schicksal nachgedacht."[144]

139 Interview Leni A., 13.9.2011.
140 Interview Heidi D., 12.9.2011.
141 Interview Hanna H., 21.8.2012.
142 Ratz im Jahresbericht 1946, zit. nach: Plan zur Sanierung, S. 17.
143 Mündliche Mitteilung X. Y.
144 Interview Gabriel C., 22.8.2012.

Herr C. war unter unseren Gesprächspartner/-innen nicht der einzige, der lange Zeit mehr verwahrt denn gefördert und aktiviert wurde. Lieselotte G., die – wie geschildert – als Hilfspflegerin in Haus „Gottestreue" in Himmelkron arbeitete, berichtete im Interview von Gerdi Z., einer Frau mit einer schweren geistigen Behinderung, die ihr Leben – im Wortsinne – absaß:

> „Und die [Gerdi] war den ganzen Tag am Nachtstuhl gesessen. Musst ich auch immer wegtun. Den Topf raus ziehen, ausleeren und wieder hinein. Und [dann] Gurt rum [machen] mit Knopf, und hatte ich dann einen Schlüssel zum Aufmachen. [...] Wenn sie ein Kleid an hatten, [...] musste es hinten aufgeschnitten werden. Dass man den Topf hineingibt. Und dann, wenn sie eine Zeitlang gesessen waren, da hat die Schwester Berthe gesagt: ‚Ja, jetzt müssten wir wieder mal die Fräulein Z. absetzen.' [Das bedeutete] sauber machen und den Topf ausleeren. Na ja, und da hab ich den Schlüssel gehabt. Und [der Ledergurt] war am Nachtstuhl befestigt. Und vorne am Bauch war so ein Silberknopf. Wo dann dies zugeschnappt hat. Konnte man bloß mit den Schlüssel aufmachen. [...] Die musste sitzen bleiben. Und dann hab ich sie bloß aufstehen lassen und hab den Topf ausgeleert und wieder reingeschoben und sie wieder hingesetzt und wieder den Gurt drum und zugemacht."[145]

Wie in der „normalen Gesellschaft" werden auch in den Einrichtungen der Diakonie Neuendettelsau die Menschen älter und hinfälliger, manche kommen nicht mehr so gut mit den täglichen Arbeitsanforderungen klar. Für diese Männer und Frauen gibt es in Bruckberg die „Wäsche-Service-Gruppe": „Das ist eine ganz neue Gruppe. Die ist gerade entstanden aus der Werkstatt raus. Jede Dame und Herr hat einen Arbeitsplatz, einen Schreibtisch, und legt dann die Wäsche zusammen."[146] Heike O. arbeitete in dieser Gruppe und berichtete über ihre Pflichten:

> „Und wir müssen immer die Wäsche glattstreifen. Und dann muss man Pullover, ja, Pullis. Da dürfen nicht so Kribbeln rein. Müssen wir gleich den Pullover machen. [...] Und da haben wir so einen Pulli genommen, und dann haben wir gestreift, ganz fest. Und dann wird der zusammengelegt. Und dann einen anderen auch. Noch mal streifen, und dann rüber. [...] Grün ist im Sonnenhof. [...] Eine Nummer und ein Name ist drin. 5 ist gelb, die Gruppe. Vom Sonnenhof. Und grün ist Nummer 3 im Sonnenhof oben. Die vom Schloss haben wir blau. Im Schloss sind wir blau rein. Und da hat jede so einen Wagen, und da müssen wir aussortieren. Und von jeder Gruppe haben wir Wäsche."[147]

---

[145] Interview Lieselotte G., 23.8.2012. Fräulein Z. sei aus einem „guten Hause" gewesen, hätte in Himmelkron sogar eine „Gesellschaftsdame" gehabt.

[146] Auskunft Martin Piereth, 19.4.2012.

[147] Interview Heike O., 19.4.2012.

Geschlechterbeziehungen

Bis weit in die 1960er Jahre und teilweise bis in unsere Tage hinein wurde Menschen mit Behinderungen, insbesondere mit geistiger Behinderung, das Recht auf Zärtlichkeit und Partnerschaft, Sexualität und Kinderwunsch abgesprochen. Entweder wurden sie zu neutralen Wesen, zu „immerwährenden Kindern“,[148] erklärt, oder ihnen wird eine extreme Triebhaftigkeit unterstellt, die möglichst unterdrückt werden sollte. Nicht nur die Eltern und Angehörige taten sich mit den sexuellen Wünschen und Bedürfnissen ihrer Kinder und Verwandten schwer, auch die „Profis“ fühlten sich überfordert, nicht selten von ihren Leitungen alleine gelassen. In Ermangelung einer entsprechenden sexualpädagogischen Qualifikation wurden dann häufig die aus der eigenen Sozialisation erwachsenen Vorstellungen, Prinzipien und Haltungen zu Sexualität, (gleichgeschlechtlicher) Partnerschaft und Familie als Richtschnur für die tägliche Arbeit mit „dem Behinderten“ zugrunde gelegt.

Diese Praxis war lange Zeit auch in den Einrichtungen der Diakonissenanstalt Neuendettelsau üblich, wo vor allem die engen und strengen Moralvorstellungen der Diakonissen den alleinigen Maßstab in diesen Fragen bildeten, wobei, so steht zu vermuten, der Verzicht der Schwestern auf Sexualität, Ehe und Partnerschaft als grundsätzlich anzustrebendes Lebensideal wohl noch verstärkend hinzukam.

1984 gaben sich – nach langen Diskussionen – die Bruckberger Heime ein „Sexualpädagogisches Rahmenkonzept“.[149] Folgt man Florian T., dann hatte dieses Papier eher nachholenden Charakter:

> „Man hat das natürlich wahrgenommen, dass schon mal in der Nacht ein Bewohner zu einem anderen ins Bett hinein ist und so. Das ist auch passiert, und es ist auch akzeptiert worden. Einschreiten, denke ich, hat man immer da müssen, wo Leute ausgenutzt worden sind. Wenn man das zumindest wahrgenommen hat. Man kriegt ja nicht alles mit, also, die haben ja schon ihre Möglichkeiten. Aber da musste man einschreiten und nach Wegen suchen.“[150]

Jedenfalls bejahte das Rahmenkonzept die menschliche Sexualität als „eine gute Gabe Gottes, die dankbar anzunehmen ist“.[151] Da auch „der geistig behinderte Mensch mit der Schöpfungsgabe der Sexualität ausgestattet“ sei, stünde auch ihm das „Anrecht auf die Entfaltung seiner Gaben im Rahmen seiner Möglichkeiten und zugleich Anspruch auf sorgsame Begleitung hierbei“[152] zu. Ausdrücklich

---

[148] So der westfälische Generalsuperintendent *Gustav Nebe* (1835–1919), selber Vater eines geistig behinderten Kindes, in seiner Predigt anlässlich der Einweihung des ersten Hauses für Mädchen und Frauen auf dem Wittekindshof bei Bad Oeynhausen im Jahre 1889. Abgedruckt in: Erster ausführlicher Bericht über die Blödenanstalt Wittekindshof zu Volmerdingsen, Juli 1889, Archiv Wittekindshof, digitalisierte Quellen.

[149] Das 13-seitige Papier wurde von der Pädagogischen Konferenz am 23.1.1984 verabschiedet. Es befindet sich in: ZADN, Bruckberger Heime 1982–1984 IV.

[150] Interview Florian T., 10.4.2013.

[151] Sexualpädagogisches Rahmenkonzept, S. 2. Für das nachfolgende Zitat ebd.

[152] Ebd., S. 3. Für die nachfolgenden Zitate ebd.

wurde betont, dass die „eigenen Vorstellungen über Sexualität nicht der alleinige Maßstab für die Beurteilung der Handlungsweise anderer [sein könne]." Zugleich aber gebe es „verbindliche Normen", die durch „den Träger und die Gesellschaft vorgegeben" und als stabilisierende Faktoren für „die Gesellschaft wie für den einzelnen" sinnvoll seien. Tolerant ging das Rahmenkonzept mit dem Thema Selbstbefriedigung um, solange diese sich in einem „kultivierten Rahmen" vollzog: „Dazu gehören u. a.: Triebaufschub, das eigene Zimmer, Bett (nicht grundsätzlich auf die Toilette verweisen) und Hilfsmittel im Hygienebereich bei männlichen Behinderten (z. B. Papiertaschentücher)."[153] Auch „gleichgeschlechtliche Aktivitäten"[154] sollten akzeptiert werden, „weil sie eine partnerbezogene Form der Sexualität darstellen". Schließlich setzte sich das Rahmenkonzept mit der Beziehung und Sexualität heterosexueller Paare auseinander, die nun auch gestattet werden sollten. Die zuständigen Mitarbeiter/-innen sollten mit diesen „individuelle Gespräche über partnerschaftlichen Umgang"[155] führen, wozu auch die Verhütungsfrage gehörte. Alles in allem war das Rahmenkonzept sehr fortschrittlich und sicherlich vielen anderen Einrichtungen voraus. Nur eine „Ehe oder eheähnliches Zusammenleben von g.b. Männern und Frauen"[156] war 1984 noch nicht möglich. Ein am 11. Februar 1982 ergangener Direktoriumsbeschluss hatte sich dagegen ausgesprochen.

Die Unwissenheit der Bewohner/-innen hinsichtlich des Unterschiedes zwischen Frau und Mann konnte manchmal gravierend sein, auch in den 1970er Jahren noch: „Die kümmerten sich nicht um das andere Geschlecht. Die sprachen auch das andere Geschlecht so an: ‚Der Maria' oder ‚die Josef'. Die wussten's nicht anders. Es war alles ‚der' oder ‚die'."[157] Zeitgemäß war die Unwissenheit von Hannelore F., die sich Anfang der 1950er Jahre im Alter von zwölf oder 13 Jahren in einen Jungen verliebte, der ebenfalls in der Diakonissenanstalt Neuendettelsau lebte. Ihre nachfolgend wiedergegebenen Erinnerungen an diese erste kleine Liebe spiegeln ihre Naivität, aber auch das Bemühen der Schwestern um umfassende Kontrolle der Mädchen und Jungen:

> „Und meine Schulfreundin und ich haben uns jede in einen Burschen verliebt. Also, die Figur hat uns gefallen. Meiner hat so schöne schwarze Haare gehabt, [...] das war Jugendliebhaberei. Das war – wir haben uns ja nichts Schlechtes dabei gedacht. Sex haben wir ja noch gar nicht. Ich hab' nichts von Sex gewusst. [...] Und dann haben sie uns Fotobilder gegeben. [...] Wir haben den Unterschied zwischen Mann und Frau nicht gekannt. Also, ich auf jeden Fall nicht. Mir hat halt seine Erscheinung gut gefallen. [...] Wir durften mit Buben nicht zusammenkommen, nur vom Balkon aus Schneeballschlacht. Und ich war so klein, wie ich war, [aber] ich war recht schnell. Und deswegen haben mich auch die Buben gemocht. Also respektiert möchte ich sagen. [...] Und, dann hab' ich mit dem Herbert auch mal ein Gespräch geführt, dass

153 Ebd., S. 6.
154 Ebd., S. 7.
155 Ebd., S. 9.
156 Ebd., S. 10.
157 Interview Rainer V., 11.4.2013.

unsere Post, die reinkommt in die Anstalt, und die wir schreiben und die wieder hinauskommt, unten von der Oberschwester gelesen wird, von der Veronika O. […] Wir durften ja das Couvert nicht zukleben und keine Marken drauf tun. Das ging ja alles von der Oberschwester aus."[158]

Wenige Jahre später – Hannelore F. war bei Verwandten in Mainz – wurde sie von einem Jungen geküsst, der sie auf dem Nachhauseweg begleitet hatte. Frau F., immer noch nicht aufgeklärt, war nun fest davon überzeugt, schwanger geworden zu sein:

„Da hab' ich da gedacht: ‚Jetzt kriegst ein Kind.' Es ist weiter zum Dings nicht gekommen. Ich dacht' ja, um Gottes Willen, jetzt kriegst ein Kind. Da war ich fünfzehn. Und dann am anderen Tag [sagte er], er hätt's mit mir gehabt. Es war wirklich nichts. […] Ich hab' da doch nie ein Geschlechtsverkehr gehabt. Noch nie. […] Sexuell hab' ich nicht gewusst."

Ihre Tante und ihr Onkel, die eine Schwangerschaft befürchteten, seien dann am anderen Tag mit ihr zum Jugendamt in Mainz gefahren. Dort sei sie in demütigender Weise behandelt worden, weder sei sie nach dem Hergang befragt noch gynäkologisch untersucht worden. Da ihr der Makel anhaftete, ein „uneheliches" Kind zu sein, hätte sie im Grunde keine Chance gehabt, den wahren Sachverhalt zu klären: „Ich wurde abgestempelt. Ich bin ein schlechter Mensch. Wie meine Mutter auch vier ledige Kinder hatte. […] Das bleibt einem hängen." Zurück in Neuendettelsau, sei sie von der Oberschwester „richtig geschimpft" worden. Bald darauf wurde sie in einen Lastwagen gesetzt, der sie und eine ältere Bewohnerin nach Polsingen fuhr. Hannelore F. hatte seinerzeit keine Ahnung, wohin sie, die „Normalbegabte", gegen ihren Willen gebracht wurde. Verstanden habe sie nur, dass sie mit der Versetzung in das Schloss bestraft werden sollte. Ihre Strafe sollte zwei Jahre dauern.

Gabriel C., der mit 19 Jahren 1948 ins Heim kam und vorher in einem ganz „normalen" sozialen Umfeld gelebt hatte, empfand die strikte Geschlechtertrennung in Polsingen als geradezu grotesk:

„Also die Feste waren getrennt. Die Kirche war getrennt. […] Aber links die Frauen, rechts die Männer. Und kein Mann durfte zu einer Frau ‚Guten Morgen' oder ‚Guten Abend' oder ‚Gute Nacht' sagen. […] Und daraufhin habe ich mir gedacht, ja, wenn das so ist, wo bin ich denn hingeraten? Wo bin ich denn hingeraten? Das ist ja hier schlimmer wie im Zuchthaus."[159]

Verstarben in Polsingen Bewohnerinnen, habe er, Gabriel C., an deren Beisetzungen ebenfalls nicht teilnehmen dürfen. Er habe sich dann „männliche Freundschaften aufgebaut. […] Aber Frauenbeziehungen gab's überhaupt keine." Herr C. musste nach eigenem Bekunden fast fünfzig Jahre alt werden, bis er zum ersten Mal mit Frauen zusammen sein durfte, die keine Diakonissen, Kranken-

---

[158] Interview Hannelore F., 8.4.2011. Schwester Veronika O., 1891 geboren, leitete von 1938 bis 1963 das Heilerziehungsheim in Neuendettelsau. Für die nachfolgenden Ausführungen und Zitate ebd.

[159] Interview Gabriel C., 22.8.2012. Für die nachfolgenden Ausführungen und Zitate ebd.

schwestern oder sonstige Mitarbeiterinnen waren. Er habe schließlich sogar das Schloss betreten dürfen, wo die Frauen lebten: „Und da habe ich eine ganz gute Freundin drin gehabt. [...] Wir haben uns getroffen, haben zusammen erzählt. Sie hat mir erzählt, wie's ihr geht. Ich habe ihr erzählt, wie es mir geht."

Carl I., seit 1939 Bewohner von Bruckberg, hat sich sein Leben lang für sich gehalten. In den ersten Jahrzehnten im Heim stand bei dem Versuch einer Kontaktaufnahme zu einer Frau eine drohende Verlegung im Raum – von Herrn I. sehr bezeichnend „Frachtbrief" genannt –, in den Jahren darauf war es dann vielleicht einfach zu spät für ein „Leben zu zweit":

> „Und ich bin mit gar keiner zusammengekommen. Ich bin meistens meine eigenen Wege gegangen. Weil das, habe ich mir gedacht, das lässt du lieber sein. Da kommt nichts Gescheites raus. [...] Das hat mich überhaupt nicht interessiert. [...] Der Mensch schaut lieber auf sich, wie er ist nämlich. Man durfte das alles nicht machen, weil das kann mal auf eine ganz schiefe Bahn gehen. Und dann kriegst du einen Frachtbrief, und du bist woanders."[160]

Und Helmut B., ebenfalls Bewohner von Bruckberg, brachte die Ursache für sein Single-Dasein so auf den Punkt: „Ich meine, Menschen zu finden, die so fühlen wie man selbst fühlt, ist nicht so einfach."[161]

Es waren die Werkstätten, die tiefgreifende Veränderungen im Zusammenleben der Geschlechter ermöglichten, zumindest aber erheblich beförderten. Begegneten sich doch Männer und Frauen nun täglich, verbrachten ihre Arbeitszeit und ihre Pausen miteinander, aßen zusammen, sprachen miteinander, lernten einander besser, in vielen Fällen überhaupt erst kennen – und dies alles, ohne Sanktionen befürchten zu müssen. Im Gegenteil: Die „Koedukation"[162] von Heimbewohner/-innen war – als Bestandteil und Ziel des „Normalisierungsprinzips" – nun sogar ausdrücklich erwünscht!

Manchmal wurden die Werkstätten zu regelrechten „Partnerbörsen", fanden doch einige unserer Gesprächspartner/-innen dort ihren Mann oder ihre Frau „fürs Leben". Heidi D. hatte zunächst „einen anderen" Partner, den sie aber eigentlich „nicht gemocht habe". Ihren jetzigen Partner und Ehemann habe sie in Obernzenn kennengelernt.[163] Er habe „draußen gearbeitet", „und ich war drinnen." Sie habe dann immer rausgeschaut: „Wo er gekommen ist, habe ich mal geschaut, ob der kommt." Dann habe man sich angesprochen, aneinander Gefallen gefunden und: „Ja, bis ich mich daran gewöhnt hab'."

Dagmar P. hat ihren Partner in der Werkstatt in Bruckberg kennengelernt. Frau P., deren früherer Freund bei einem Unfall ums Leben gekommen war, ergriff hier sehr selbstbewusst die Initiative, die in eine langjährige gesegnete Beziehung münden sollte:

---

160 Interview Carl I., 20.4.2012.

161 Interview Helmut B., 19.4.2012.

162 „Koedukation in Schule, Werkstattbereich und Freizeitgestaltung", in: Plan zur Sanierung, S. 10.

163 Interview Heidi D., 12.9.2011. Für die nachfolgenden Zitate und Ausführungen ebd.

> „Zuerst habe ich zu Robert gesagt, ich hab' zu Robert gesagt: ‚Ich habe ja keinen Freund mehr.' Der Dieter hat einen Fahrradunfall gehabt. […] Der ist voll überfahren worden. […] Ich darf gar nicht daran denken. […] In der großen Werkstatt war ich. Da ich habe ich zu Robert gesagt: ‚Willst du mein Freund werden?' Da hat er gesagt: ‚Ja, gerne.' […] Das war das Schönste. […] Und dann habe ich zu Robert gesagt: ‚Ich will mit dir zusammenziehen.' In den Sandhof hinüber. Bin ich in den Sandhof hinüber zu Robert. […] Habe ich dem Martin [Piereth] gesagt. […] Und da hab' ich zu Robert gesagt: ‚Ich will mich gerne mit dir verloben.' Habe ich gesagt. Da habe ich meinen Verlobungsring. […] 1991 habe ich verlobt. Da haben wir gefeiert. Und dann, später, habe ich den Robert geheiratet. […] Ein schönes, weißes Kleid habe ich angehabt. […] Und dann der Robert passend dazu [gekleidet]. […] Da sind wir in die Kirche eingezogen. Da habe ich den Martin eingeladen. Und *Jochen Neuschwander* war auch dabei. […] Die zwei waren meine Trauzeugen. Da haben wir geheiratet. Da haben wir ein Lied gesungen."[164]

Die Pfarrerin der Nachbargemeinde gab dem Paar den erhofften kirchlichen Segen. Sowohl Dagmar als auch Robert war es wichtig, ihre Verbindung vor der Gemeinde und vor Gott zu bezeugen. Danach ging es in den Festsaal des Bruckberger Schlosses zu Kaffee und Kuchen: „Da waren so vierzig Leute dabei."

Das Zusammensein von Männern und Frauen während der Arbeit und in der Freizeit war – wie geschildert – also von der Anstaltsleitung sehr erwünscht, schwerer tat sie sich hingegen mit dem Zusammen*leben* von Männern und Frauen. Dabei ging es Anfang der 1980er Jahre (noch) nicht um die Einrichtung gemischtgeschlechtlicher Gruppen, sondern um das Leben in getrennten Wohnungen, allerdings in einem Haus. Die Bewohnerinnen des Sandweges 2 in Bruckberg wollten es nicht länger hinnehmen, dass in ihrem Haus keine Männer wohnen durften, und wandten im November 1981 mit einem langen Brief an Rektor *Heinz Miederer* (* 1928–1990).[165] Hellsichtig zeigten sie die Unstimmigkeiten der in Bruckberg praktizierten „Koedukation" – gemeinsam feiern und arbeiten: ja, gemeinsam wohnen: nein – auf:

> „Ich möchte nun mich an Sie wenden, und unser Problem schreiben. Ich bin in einer Wohnheimgruppe, mit vier andere Frauen, die untere Wohnung ist bei uns leer, und es war und ist im Gespräch gewesen dass zu uns Frauen, Männer herüber kommen. Wir vier Frauen, wünschen uns einfach nicht, dass wieder fünf Frauen hineinziehn. Frauen vertragen sich nicht recht u. sind nun mal schwieriger. Es ist ein großer Wunsch von uns vier Frauen, dass Männer herüber zu uns ziehen. […] Wo anders gibt es ja auch gemischte Gruppen, und warum hat man nun in Bruckberg da Bedenken? Mit uns Heimbewohner so sag ich mir immer wieder: Kann man dass schon machen, dann dürften wir Frauen, ja auch nicht in der Werkstadt oder ein gemütliches Beisamensein auch nicht mit Männern zusammen sein. Ich versteh die ganze Sache nicht mehr. […] Ich bin eine Heimbewohnerin, ich kann fast […] nichts mehr glauben, weil uns immer so viel versprochen wird, und doch vom Ende des Gesprächs nichts weiter heraus kommt. Höchstens mit ein paar Worte getröstet und wie es dann

164 Interview Dagmar P., 19.4.2012. Für das Nachfolgende ebd.

165 Rektor Miederer war von 1975 bis 1990 im Amt.

immer zu uns heißt: Das wird schon werden. Mit diesen Satz, bin ich einfach nicht zufrieden, und so was, sagt mir als Heimbewohnerin alles."[166]

Bereits zwei Wochen zuvor hatten die Frauen Pfarrer Fuchs schriftlich aufgefordert, eine gemischte Belegung im Sandhof 2 zu erlauben, um in Bruckberg „weiter" zu kommen. Nicht ohne Humor – eine unterstellte anstaltsseitige Schwangerschaft wurde mit einer „Aktion Sorgenkind" gleichgesetzt – stand in ihrem Brief zu lesen:

> „Bitte versuchen Sie, uns diesen Wunsch zu erfüllen u. einen kl. Schritt vorwärts zu kommen. Haben Sie bitte keine Bedenken, es könnte etwas passieren oder sogar eine Aktion Sorgenkind. Man sollte auf jedenfall mal etwa probieren, eine gemischte Gruppe aufzustellen."[167]

Allein, Pfarrer Fuchs ließ sich nicht erweichen und beschied den Wunsch der Frauen abschlägig. Er verwies auf die Regeln, die für die „normalen" Bewohner/-innen in Neuendettelsau und seinen Filialen galten und gruppenübergreifend seien:

> „Auch in unseren Wohnheimen für Schüler und Studierende unserer Neuendettelsauer Ausbildungsstätten gilt die Regel, dass Männer und Frauen nicht zusammen untergebracht werden. Trotzdem können und sollen sie sich in der Freizeit ganz offen begegnen können."[168]

Letztendlich könne nicht er, Pfarrer Fuchs, über derlei Dinge entscheiden, das Direktorium sei am Zug. Dieses entschied, dass wieder eine Frauengruppe in den Sandhof 2 einziehen sollte. Diese Entscheidung, vor allem aber der Brief Pfarrer Fuchs' an die Bewohnerinnen rief wiederum eine Reihe von Mitarbeiter/-innen auf den Plan, die ihre Kompetenz in Frage gestellt sahen. Zugleich plädierten sie für ein Zusammenleben von Männern und Frauen:

> „Wir wissen aus unserer langjährigen Arbeit in den verschiedenen Bereichen, dass diese Wohnform, wie wir sie anstreben und wie sie im Bereich des Diakoniewerkes bereits existiert, ein harmonisches Zusammenleben für unsere Erwachsenen begünstigt. In diesem Zusammenhang finden wir auch Ihren Hinweis auf Internate und Wohnheime unpassend. Seien Sie versichert, dass wir uns auch über die Problematik der Sexualität Gedanken machen. Selbst die Frauen und Männer der Wohnungen im Sandhof und in der Flurstraße sprechen uns oft darauf an. Sie äußern sich allgemein enttäuscht darüber, wie wenig Vertrauen ihnen besonders in diesem Punkt entgegengebracht wird. Wie bereits angeführt, haben wir uns bei den Planungen für die neue Wohnung darauf eingestellt, diese mit den betreffenden Männern einzurichten. Sie werden verstehen, dass unsere Ausbildung und unsere Kenntnisse gerade bezüglich eines Milieuwechsels bzw. Umzugs von Behinderten für uns wertlos erscheinen, wenn wir so vorgehen sollen, wie Sie das in Ihrem Brief von uns verlangen."[169]

---

166 Bewohnerinnen an Rektor Miederer, 29.11.1981, in: ZADN, Bruckberger Heime 1977–1981 III. Rechtschreibung und Interpunktion wie im Original.

167 Bewohnerinnen an Pfarrer Fuchs, 13.11.1981, in: ZADN, Bruckberger Heime 1977–1981 III. Rechtschreibung und Interpunktion wie im Original.

168 Pfarrer Fuchs an Bewohnerinnen, 19.11.1981, in: ZADN, Bruckberger Heime 1977–1981 III.

169 Mitarbeiterinnen an Pfarrer Fuchs, 17.11.1981, in: ZADN, Bruckberger Heime 1977–1981 III.

Es sollte dann noch einige Zeit dauern, bis Frauen und Männern im Sandhof nicht nur in einem Haus, sondern auch zusammen in einer Wohnung leben sollten.

Die Bewohner/-innen, die sich in Bruckberg, Polsingen, Himmelkron und Rothenburg nun fast ungehindert bewegen, verabreden und treffen durften, erhielten – je nach Bedarf – sexualpädagogische Beratung.[170] Manchmal von Heilpädagogen und Psychologen, wie Schwester Gisela X.[171] berichtete, manchmal waren es auch Schwestern, die vor allem den jungen Frauen zur Seite standen. „Die Aufklärung hab' ich von den Schwestern alle gesagt gekriegt",[172] erinnerte sich Heidi D. Auch der Zugang und die Anwendung von Verhütungsmitteln war seit den 1970/80er Jahren in den Einrichtungen der Diakonie Neuendettelsau üblich, wobei die Bewohnerinnen – ganz wie die Frauen der „Normalgesellschaft" – die Last der Verhütung trugen. Heike O.:

> „Da habe ich diese Tabletten gekriegt, die kleinen. […] Die Pille, ja. Damit ich nicht schwanger werde. Und das hat sie mir erklärt, die Frau. Und dann habe ich gesagt: ‚Okay'. Bin ja auch froh, dass ich die Pille gekriegt habe. Und dann bin ich immer schwindelig geworden, und dann habe ich mich hingelegt auch."[173]

Dass sie keine Kinder haben (konnten/durften), bedauern unsere Interviewpartner/-innen, fanden letztlich aber für sich einen Weg, damit umzugehen. Die an Epilepsie leidende Hanna H. ist im Nachhinein sogar froh über ihre Kinderlosigkeit. Vor vielen Jahren habe sie sich einmal länger mit einer Diakonisse darüber unterhalten, wieso „so viele Leute so viele behinderte Kinder kriegen". Die Schwester habe ihr daraufhin gesagt, dass es auf das Verhalten der Frau während der Schwangerschaft ankäme. Und da habe sie, Hanna H., an ihre Krankheit denken müssen: „Da ist mir eingefallen, wenn ich Anfälle gehabt hätte. Sagen wir mal monatelang nur hingefallen wäre. Mein Kind? Was hätte das sein können? Geistig behindert, körperlich behindert oder tot? Das wollt' ich nicht, nein."[174]

Heidi D., die seit vielen Jahren in einer glücklichen Partnerschaft lebt,[175] antwortete auf die Frage, ob sie denn gerne ein Kind gehabt hätte: „Ja, hätte ich auch gern. Aber leider kriege ich keine mehr."[176] Es sei aber mit ihr über dieses Thema gesprochen worden. Heidi D. hat ihrem unerfüllt gebliebenen Kinderwunsch eine produktive Wendung gegeben: „Hab' ich lieber andere kleine Kinder gern." Heute ist sie bei den Kindern von Mitarbeitern eine gefragte „Tante".

Während unsere männlichen Gesprächspartner die Anwesenheit von Frauen in den Werkstattgruppen durchweg begrüßten, kamen unsere Gesprächspartnerin-

---

170 Ab 1984 existierte – zumindest für Bruckberg – ein „Sexualpädagogisches Rahmenkonzept"
171 Interview Gisela X., 12.12.2012.
172 Interview Heidi D., 12.9.2011.
173 Interview Heike O., 19.4.2012.
174 Interview Hanna H., 21.8.2012.
175 Ihre Ehe wurde in der Kirche im Haus „Gottesweg" gesegnet und mit einem großen Fest gefeiert.
176 Interview Heidi D., 12.9.2011. Für das Nachfolgende ebd.

nen nicht ganz so gut mit den veränderten Umständen zurecht. Der ehemalige Mitarbeiter in Obernzenn Torsten Y. hierzu: „Die ersten vierzehn Tage, drei Wochen war das eigentlich ein sehr gutes Miteinander. Und dann kamen dann natürlich die ersten Querelen, Frau-Mann, ja. ‚Der hat mich schon mal [komisch] angeschaut', oder: ‚Der hat mir mal an die Hose gelangt', und solche Sachen."[177] Auf Wunsch einiger Bewohnerinnen habe man dann schließlich in der alten Waschküche einen Werkraum eingerichtet, in dem die Frauen unter sich bleiben konnten.

Auch Hanna H. in Polsingen empfand das tägliche Zusammensein mit Männern, die sich – recht unbeholfen noch – im Flirten, im Ansprechen und im Witzereißen übten, als Zumutung. Einmal schüttete sie einem hartnäckigen Verehrer einen Eimer Wasser über den Kopf. Sie wollte einfach nichts mit Männern zu tun haben, die sie auf diese Weise bedrängten, und lieber in der Schälküche bleiben als in die Werkstatt zu wechseln. Dann aber sei ein Mitarbeiter zu ihr gekommen, habe ihr die Vorteile der Werkstattarbeit genau erklärt, u. a. dass sie dort mehr Geld verdienen könne, und ihr versichert: „Hanna, da brauchst du keine Angst haben vor den Männern."[178] Frau H. entschied sich nach langem Überlegen schließlich um und blieb bis zu ihrer Verrentung Mitarbeiterin der Werkstatt.

Disziplinierung und Erzwingung von Gehorsam

Lange Zeit verstanden sich die Einrichtungen der Inneren Mission für Menschen mit Behinderungen, Epilepsie und psychischen Erkrankungen als „ganzes Haus" im Sinne vormoderner Gesellschaften. Hier nahmen „Hausvater" und „Hausmutter" die Rolle der Eltern ein, „Brüder" und „Schwestern" (Diakone und Diakonissen) die Rolle unverheirateter erwachsener, noch im Haushalt der Eltern lebender und dort unentgeltlich mitarbeitender Söhne und Töchter, die übrigen Mitarbeitenden die Rolle des „Gesindes" und die „Pfleglinge" schließlich die Rolle der „unmündigen Kinder". Dabei beanspruchten die „Hauseltern" ganz selbstverständlich für sich die „elterliche Gewalt" über alle „Hausgenossinnen" und „Hausgenossen", die im Hinblick auf die „Pfleglinge" auch das Recht auf körperliche Züchtigung einschloss – selbst dann noch, als in der Gesetzgebung und Rechtsprechung der Bundesrepublik das Recht von Heimerzieher/-innen zu körperlicher Züchtigung eingeschränkt wurde. Der Umgang des Personals mit den Bewohner/-innen war und blieb paternalistischen Mustern verhaftet. Das begann bereits mit den Anredeformen: Die Bewohner/-innen wurden ganz selbstverständlich mit „Du" und ihrem Vornamen angesprochen. Dass über die Köpfe der Bewohner/-innen hinweg entschieden wurde, was sie essen, wie sie sich kleiden, wo sie wohnen, mit wem sie ein Zimmer teilen, was sie lernen und arbeiten, was sie wann tun oder lassen sollten (bis hin zu festen „Toilettenzei-

---

177 Interview Torsten Y., 11.12.2012.

178 Interview Hanna H., 21.8.2012.

ten"), wurde bis in die 1960er Jahre hinein kaum einmal als problematisch wahrgenommen. Ganz selbstverständlich wurde von den Bewohner/-innen stille, freundliche und dankbare Unterwerfung unter die Hausordnung und die Autorität des Pflegepersonals erwartet. Verhielten sie sich hingegen obstruktiv und renitent, waren sie gegen sich selbst, ihre Mitbewohner/-innen oder gar gegen die Mitarbeiter/-innen aggressiv und gewalttätig, onanierten sie, näherten sich sexuell ihren Mitbewohner/-innen, nässten sie ein, waren sie unsauber und unordentlich, verweigerten sie die Arbeit oder waren nicht fleißig genug, so sollten sie durch „Liebe" und „Zucht" auf den rechten Weg gebracht werden. Daraus konnte unter besonderen Umständen geradezu eine Subkultur der Gewalt entstehen.

Körperliche Gewalt

Fast alle der interviewten (ehemaligen) Bewohner/-innen sind im Laufe ihrer Heimzeit Opfer von körperlicher Gewalt seitens des Personals geworden. Manchmal wurde im Affekt, manchmal in einer Überforderungssituation zugeschlagen, in manchen Stationen gehörte systematische, körperliche und seelische Gewalt aber zum festen Bestandteil des Alltags. Geschlagen wurde mit der flachen Hand sowie mit Gegenständen des Haushalts – Handfegern, Kleiderbügeln, Teppichklopfern, Wurzelbürsten und Handtüchern.

Der 1940 geborene Heinz L. hatte seine Eltern während der Flucht verloren und war kurz nach Kriegsende in das Kinder- und Säuglingsheim Friedenshort der Diakonissenanstalt Neuendettelsau gekommen. 1948 lebten dort achtzig Jungen und Mädchen, die – dank „amerikanischer Liebespakete" – recht gut versorgt werden konnten, wie die 1905 geborene Oberschwester des Friedenshortes, Diakonisse Lucinde F., in ihrem Jahresbericht festhielt.[179] An die damalige Versorgung konnte sich Heinz L. nicht erinnern, aber er wusste noch, dass im Friedenshort „mongoloide Kinder, epilepsiekranke, normale Kinder, die halt bloß einen kleinen geistigen Schaden hatten, [lebten], und da bin ich auch noch im Zweifel, ob da nicht noch mehr Kinder da dort waren, die wo eigentlich völlig normal waren."[180] Und noch etwas anderes ist ihm im Gedächtnis geblieben: Die Schläge, die er mit dem Handfeger aufs Gesäß bekam, wenn sein Bett morgens nass war. Dies passierte häufig, da Heinz L. ein „starker Bettnässer" war, der dieses Problem auch noch im Erwachsenenalter hatte.[181]

179 Jahresbericht 1948 des Säuglings- und Kinderheims der Diakonissenanstalt Neuendettelsau im Kurheim, S. 2, in: ZADN, Akte Jahresberichte 1948–1966. Schwester Lucinde leitete von 1945 bis 1954 den Friedenshort.

180 Interview Heinz L., 6.6.2011.

181 Schwester Heidemarie berichtete im Gespräch, dass es im Christophorus-Heim eine Mitarbeiterin aus Schlesien gegeben habe, die mit dem Handfeger die kleinen Mädchen geschlagen habe. Dass sich die Frau – „verwachsen und klein" – auf diese Weise „Respekt" verschaffte, hätten „alle Erzieher" gewusst, aber keiner hätte etwas gegenüber der Heimleitung verlauten lassen. Interview Heidemarie W., 24.6.2010.

Anfang der 1970er Jahre war die Wohn- und Versorgungssituation im Friedenshort nach wie vor problematisch: Die Räumlichkeiten benötigten dringend eine Generalüberholung, Spielzeuge fehlten, die dort untergebrachten Kinder wurden mehr verwahrt denn gefördert, zeigten deutliche Anzeichen von Deprivation und Hospitalisierung.[182]

In Neuendettelsau kam hin und wieder auch ein Teppichklopfer „zum Einsatz" gegen die Schutzbefohlenen. Dies war wohl vor allem dann der Fall, wenn Bewohnerinnen sich, ihr Nachthemd und ihr Bettzeug eingenässt hatten. Diese zusätzliche Belastung in einem ohnehin angestrengten Arbeitstag quittierte zumindest eine Mitarbeiterin mit dem Bettklopfer, wie sich Heike O. erinnerte:

> „Da ist das Fräulein gekommen, und da hat sie geschimpft. Und da hat sie mit dem Bettklopfer auf die Hände drauf gekriegt, weil sie einfach nichts gesagt hatte. Und eigentlich muss man das [Bettnässen] sagen. Und sie hat nichts gesagt. Und da hat sie Angst gehabt und hat die Decke zugemacht, und da hat sie drauf gehockt. Und da hat sie gesagt: ‚Knopf aufmachen', und da hat sie hinten draufgehauen. [...] So streng war die."[183]

Hannelore F. erzählte, dass sie während ihres Aufenthalts in Neuendettelsau sehr oft geschlagen worden sei, auf das Gesäß, aber auch ins Gesicht. Der in Polsingen lebende Gabriel C. berichtete auf Nachfragen, dass auch er Ohrfeigen von Diakonissen erhalten habe. Zudem erinnert er sich daran, dass er und die anderen von den Schwestern mit abfälligen Bemerkungen belegt worden sei: „Da hat's immer entweder ‚Deppen' oder ‚Blöde' geheißen. [...] Die Schwester Gertrud G. hat zu mir mal gesagt, du bist doch genauso blöd wie die anderen. Sage ich, ‚warum?' – ‚Weil du dich immer an den Leuten vergreifst.'"[184] Leni A., 1936 geboren, erzählte das Folgende von ihren ersten Wochen in Bruckberg:

> „Wie ich nach Bruckberg gekommen bin, da waren noch Schwestern dort. Und da habe ich gar nichts gesagt. Und da war das Personal so unverschämt. Die hat mir vor 31 Leuten hat die mir links und rechts eine runter gehauen. Und ich habe gar nichts gemacht. Und da habe ich gesagt: ‚Lassen Sie mich in Ruhe, ich habe überhaupt nichts gemacht.' Und da hat die Schwester, wo die dagestanden war, hat das auch gesehen. Und da hat die Schwester gesagt: ‚Wissen Sie was? Die hätte noch mehr zuschlagen sollen.'"[185]

Die 1952 geborene Dagmar P. erzählte, dass ihr in Haus „Gottesweg" in Rothenburg ob der Tauber eine Schwester Lisbeth mit einem Kleiderbügel auf die Hände geschlagen habe, „nur weil mir was runter gefallen ist. Wenn dem Robert [ihrem Lebenspartner] mal was runter fällt, [...] da sage ich zu Robert: ‚Das kann mal passieren.'"[186] Auch habe sie Schläge auf den Kopf erhalten: „Bin ich ganz misshandelt worden. Deswegen bin ich aus dem Haus Gottesweg ja weg."

182 Mündliche Mitteilung X Y
183 Interview Heike O., 19.4.2012.
184 Interview Gabriel C., 22.8.2012.
185 Interview Leni A., 13.9.2011.
186 Interview Dagmar P., 19.4.2012. Für das nachfolgende Zitat ebd.

Vera Q., die in Bruckberg eine Art „mithelfende Bewohnerin" auf der Kinderstation war, beobachtete die folgende Begebenheit:

> „Da haben sie da einen Hocker hingestellt, und dann mit einem nassen Handtuch haben sie drauf gekriegt. [...] Und das habe ich nicht sehen können. Da habe ich gesagt, habe ich zu ihr selber gesagt: ‚So behandelt man die Leute nicht.' [...] Weil ich gedacht hab': ‚Da können die Kinder nichts dafür, dass sie so sind.'"[187]

Folgt man den Erinnerungen der 1935 geborenen Lieselotte G., dann prägte teilweise extreme Gewalt ihren und den Alltag ihrer Kameradinnen in Himmelkron. Ihre Station wurde zunächst von Schwester Regina H., Jahrgang 1906, die sie als freundlich und zugewandt beschrieb – auch hierzu weiter unten mehr –, später dann von Schwester Apollonia, kurz Schwester Loni, geleitet. Mit diesem Schwesternwechsel brach für Frau G. und die anderen Frauen eine schwere Zeit an. Vor allem Frauen, die eine schwere geistige Behinderung hatten, widerspenstig waren, nicht beim Ankleiden und Baden mithelfen konnten oder wollten, waren die bevorzugten Opfer der Diakonisse. Dass Schwester Loni mit der schüchternen Lieselotte G. eine willige und fleißige „Hilfspflegerin" an der Seite hatte, brachte ihr offenbar nicht die erhoffte Entlastung. Mit Gewalt versuchte sie, durch die tägliche Arbeit zu kommen:

> „Dann war ein Mädel da, die bissel schwierig war. Die Ida. Wenn sie [Schwester Loni] die gewaschen hat und sie hat ein bissel sich gedreht oder was, [sagte Schwester Loni]: ‚Ida, mach' mich nicht verrückt, du weißt, was dann kommt.' Und dann eines Tages einmal, wenn sie [Ida] die Tage hatte. Hat sie [in der Scheide] gebohrt, [hatte] die Finger voll. ‚So, Ida, jetzt kommt was, leg einmal die Hände her.' Dann nimmt sie so die Wurzelbürste [...] und fährt da drüber wie verrückt und die Ida so: ‚Tut weh, tut weh.' ‚Die sind noch nicht sauber.' Und wieder! Und die hat so gebürstet, dass es dann blutig war. Und eines- immer mit der Ida dann noch. Und eines Tages auch, da hat sie auch wieder beim Waschen was gesagt, die war halt ein unruhiger Mensch. [...] Da geht sie raus, die Loni. [...] Kommt zurück mit einem Teppichklopfer und haut da der Ida drauf. Vor lauter Angst setzt sie sich auf den Boden, dass sie nicht mehr hauen kann. Und dann zieht sie sie hoch und wieder hauen und hauen. Dann geht sie wieder raus und tut wohl den Klopfer weg, dann kommt sie wieder rein und dann macht sie wieder weiter. Und die hat immer noch geheult. ‚Jetzt geh, lass dich von der Lieselotte anziehen.' [...] Da hab ich sie halt angezogen. ‚So', sag' ich, ‚Schwester Loni, wo kommt denn die Ida jetzt hin? Die ist jetzt fertig, kann sie raus in Tagesraum?' ‚Die muss raus, dass hier endlich mal Ruhe wird.'"[188]

Dass Schwester Loni wehrlose Frauen so lange schlug, bis Blut floss, hat sich Frau G. tief ins Gedächtnis eingegraben. Befragt nach ihren schlimmsten Eindrücken schilderte sie die beiden folgenden Begebenheiten:

> „Und dann immer nebenbei noch die Leute aufs Klo führen. Nachmittags um halb 4 musste die Ute. Wenn nicht, dann war alles voll. Und wenn sie schon nicht aufgestanden ist, wenn wir gesagt haben: ‚Raufkommen Ute, wir gehen Klo.' [und sie] ist nicht aufgestanden, da haben wir gewusst, da hat sie's schon drin gehabt. Und die Loni,

---

187 Interview Vera Q., 13.9.2011.

188 Interview Lieselotte G., 23.8.2012. Für die nachfolgenden Ausführungen und Zitate ebd.

wenn die das gesehen hat. Raus ins Bad, die Sachen, Kleider runter gerissen, in die Badewanne rein geschmissen mit Wasser und die schmutzigen Kleider dazu geschmissen. ‚So, jetzt wäscht du das selber aus.' Hat sie [Ute] da in der Wanne sitzen lassen und die hat geweint. Und dann hat sie, war so ein Wäschepuff und da war so ein Stück Holz. Und das hat sie dann genommen und hat ihr damit auf den Hintern geschlagen. Ja, die hat viel zugeschlagen. Und einmal hat die Ute, die sich immer vollgemacht hat. Hatte mal so'n Klapps gekriegt von der Schwester Loni. So, also sie hat's nicht bös gemeint, die Loni. Da war sie einmal besser drauf. [...] Und die [Ute] hat das für ernst genommen und reißt ihr die Brille runter und schmeißt sie weg und war kaputt. Jetzt hat sie sie in eine Schutzjacke aus Leder und mit Knöpfen [gesteckt] [...] Dann hat sie sie in den Schlafsaal hinein [gebracht] und die Tür zugesperrt. Und die [Ute] hat dann geheult und geschrien. [...] Die wollte das los haben, hat sie sich dann wund gerieben. Oder einmal, da bin ich wieder bei der Rosemarie, die ich da gefüttert hab. Eines Tages, da sitzen wir auf der Veranda. Das war der Sommersitz, im Winter waren wir im Wohnzimmer. Und da hat die Rosemarie auch irgendwas gemacht. Ich weiß nicht was, ich hab bloß gesehen, wie sie die Hand nimmt, die Loni. Und haut der [Rosemarie] mitten auf die Nase und da kommt ein Sturz mit Blut raus. Das war dann so groß die Pfütze. [...] Und ich war wie versteinert, ich glaub, ich hab' einen Schock gehabt. Ich konnt' nichts sagen, und da schaut sie mich so an, die Loni: ‚Putz auf.' Ich hab' nichts gesagt und sie ist hinaus. [...] Kam eine diakonische Helferin mit einem Putzeimer, Wasser und Lumpen hat sie drin gehabt. Hat sie gesagt: ‚Lieselotte, ich putze auf.' Ja, die Loni hat's nicht gemerkt."[189]

Es scheint, als ob das Einnässen und Einkoten der Bewohnerinnen Schwester Loni den größten Stress bereitete. In diesen Fällen wurde sie nicht nur handgreiflich, sondern sie beschimpfte die Frauen, die doch für ihr Unvermögen nichts konnten. Lieselotte G.:

„Und dann um halb 6 kam die Schwester Loni. Und die Katharina sagt, konnte auch nicht so sprechen: ‚Passiert, passiert.' Hat sie gemeint: nass. Und da fängt die Loni an: ‚Du Wildsau, du Drecksau.' Und dann hinterher, stellt sie sich hin und betet."

Auch mit ihr, Lieselotte G., sei Schwester Loni nicht freundlich umgegangen. Allerdings habe es eine Situation gegeben, wo sich die Diakonisse von einer anderen Seite gezeigt habe. Sie räumte ein, dass sie auf die Mithilfe der Bewohnerinnen, insbesondere von Lieselotte G., angewiesen war:

„Und eines Tages, da war sie einmal gut gelaunt [...] Haben wir immer – gehoben hat sie [Schwester Apollonia] sie [eine Bewohnerin], ich hab' ja unten raus gewaschen. Dann hat sie sie ins Bett gelegt, nochmal gewaschen. Dann Strumpfhose an und dann hab' ich ihr wieder geholfen in Rollstuhl rein, und dann hab ich sie obenrum gewaschen. Zähneputzen hat sie mit der linken Hand, die rechte war kaputt. ‚Na ja', sag' ich, ‚na ja, die Christa macht zuviel Arbeit.' Hab ich dann der Schwester Loni gesagt. ‚Ja, ja', sagt sie, ‚Lieselotte, aber wir sind auf Euch angewiesen.' Das hat sie gesagt."

Sie, Frau G., und auch andere, hätten anderen Diakonissen von den Zuständen auf ihrer Station berichtet, aber „die [Diakonissen] haben halt immer zu der Schwester Loni gehalten und haben nicht geglaubt, was mir immer erzählt haben", lautete ihr bedrückendes Fazit. Lange Zeit war der Hausleitung offenbar

[189] Interview Lieselotte G., 23.8.2012.

überhaupt nichts von Schwester Lonis Verhalten bekannt. Erst als eine Bewohnerin aus der Station Schwester Lonis nicht zu ihrer Arbeit in die Werkstatt gehen wollte, flog das Ganze auf. Die Bewohnerin sei – trotz ihrer Weigerung – in die Werkstatt gebracht und „dann auf den Betonboden fallen" gelassen worden. Kurz darauf klagte die Frau über Schmerzen in den Armen. Als ihre langärmlige Bluse hochgekrempelt wurde, stellte man alte Blutergüsse an beiden Oberarmen fest: „Das war ganz dunkelblau." Die Bewohnerin sei, so Frau G., von Schwester Loni ständig fest in die Oberarme gekniffen worden, daher die blutunterlaufenen Stellen. Die Diakonisse Loni sei dann zu Bruder *Schindler* bestellt worden, der sie nach Neuendettelsau in ein anderes Arbeitsfeld schickte.[190]

Zwangsjacken und das „Kämmerle"

Es klang bereits an: Schwester Apollonia griff nicht nur zu körperlicher Gewalt, sondern sie nutzte auch Zwangsjacken, um unruhige, (auto-)aggressive oder ungehorsame Frauen zu disziplinieren. In einem Fall kamen gar Mullbinden zum Einsatz. Wieder war es Lieselotte G., die Zeugin des folgenden Vorfalles wurde:

> „Die [Meta] war ja dann schon älter, die war über 70. Die hat sich immer so gerne in der Nacht die Haare […] ausgerissen. Und da sind sie auf die Idee gekommen, [ihr] die Arme einzuwickeln, dass sie nicht mehr zupfen kann, die Haare. Da haben sie ihr so Handschuhe, so ungefähr wie ein Waschlappen ohne Finger […] zum Zubinden [angezogen] und dann die Arme […] vor der Brust so verschränkt. Und dann so Binden drum gewickelt. Normale Binden. […] Und da war sie so die ganze Nacht gewesen. Nächsten Tag früh, wenn sie gewaschen wurde, da war die Brust ganz rot und wund. Durch das Schwitzen, und sie wollt sich immer losreißen. Ja, furchtbar, furchtbar."[191]

Letztlich fanden in allen der hier in Rede stehenden Einrichtungen der Diakonissenanstalt Neuendettelsau Zwangsjacken – euphemistisch „Schutzjacken" genannt – Verwendung. Emma N. erlebte auf der geschlossenen Station in Himmelkron, dass das Fixieren in Zwangsjacken zur „Normalität" gehörte:

> „Um viere hat man schon etliche füttern müssen und ausziehen müssen und sind ins Bett hineingekommen. […] Da hab' ich auch mitgeholfen ausziehen die Leut'. Ja, und die sind dann in die Schutzjacken hineingekommen. Und dann sind sie im Bett angekettet worden."[192]

Dagmar P. in Bruckberg denkt mit Unbehagen an ihr Erlebnis mit den Zwangsjacken zurück: „Die habe ich auch mal angehabt. Das war ganz schlimm. Sehr schlimm, muss ich sagen. […] Untertags. […] Da hab' ich das Gefühl gehabt, ich darf nicht mehr raus."[193] Und Hannelore F. berichtete von ihren Kameradinnen

---

[190] Der Fall Apollonia B. ist aktenkundig geworden. Die Schilderungen von Frau Lieselotte G. finden sich dort in vollem Umfang bestätigt.

[191] Interview Lieselotte G., 23.8.2012.

[192] Interview Emma N., 24.8.2012.

[193] Interview Dagmar P., 19.4.2012.

in Neuendettelsau, von denen viele ganztägig fixiert gewesen seien, manche wohl weil sie sich wund kratzten:

> „Die meisten waren in Zwangsjacken. Da hab' ich mich auch aufgeregt. Hab' ich gesagt: ‚Das is' ja gut für'n Kreislauf, wenn den ganzen Tag die Arme auf den Rücken gebunden sind.' […] Und damals die Lisbeth, die war in Neuendettelsau mit mir, die hat schlecht gehört, war taubstumm. […] Und die hat mir im Auto dann mal erzählt, sie war auch mal in so einer Zwangsjacke. […] Hat sie gesagt, weil ich mich aufgekratzt hab'. Das ist doch gar kein Grund, wenn sich jemand aufkratzt, […] Diese Menschen waren ja nicht gewalttätig. Sie waren hilflose Geschöpfe."[194]

Schwester Gisela X. bestätigte im Interview die Verwendung von Zwangsjacken und berichtete, wie die Frauen fixiert wurden: „Na, meistens ist dann wer gekommen, hat geholfen oder so. Oder dass man mal wen an den Boden runter drücken musste, so was war schon […] oder die Arme nach hinten."[195] In den Interviews fiel auf, dass vor allem unsere Gesprächspartnerinnen vom Zwangsjackeneinsatz berichteten. Ob diese Fixierungsmethode bei den Frauen häufiger als bei den Männern vorkam, muss offen bleiben.[196]

Ein anderes, zwar nicht gesundheitsgefährdendes, aber ähnlich demütigendes „Bekleidungsstück" war das Strafkleid, das offenbar ausschließlich in Bruckberg getragen wurde. Meta M. erzählte: „Strafkleider, das sind so blau und weiß. […] Da haben wir gewusst, es ist ein Strafmädchen."[197] Ebenso Vera Q., die die Farben des „Strafkleides" bestätigte und im Gespräch gleich die Begründung lieferte, von wem dieses Kleid getragen werden musste: „Das ist ja so, wer was angestellt hatte, also vielleicht ausgerissen ist oder so, da hat er Kleider angehabt, dass man sieht, dass die ausgerissen sind."[198]

Ein weiteres Instrument der Disziplinierung war das „Kämmerle" oder die „Zelle". In Neuendettelsau im Kinderheim, in Polsingen in der „Heimat" und im „Schloss" gelegen, in Neuendettelsau, im „Schloss", in Bruckberg und in Himmelkron jeweils im Keller und in Rothenburg im dritten Stock von Haus „Gottesweg" gelegen, waren diese Räume immer ähnlich eingerichtet: Ein Bett, ein Stuhl, manchmal ein Toiletteneimer. Fast alle Interviewpartner/-innen haben ein oder mehrere Tage und Nächte dort verbracht. Einzig Carl I., Thomas K. und Udo E. bilden hier die Ausnahme. Auf die Frage, ob er, Udo E., einmal eine Nacht in der „Zelle" in Bruckberg habe verbringen müssen, antwortete er: „Da bin ich auch [in Bruckberg] gut behandelt worden. […] Nicht eingesperrt worden. Nicht eingesperrt worden."[199] Hannelore F. in Neuendettelsau kam hingegen häufiger in den Keller oder auch mal in einen Putzraum: „So war auch ein kleines Kammerl. Da wurde man auch eingesperrt. […] Da waren Putzartikel

---

194 Interview Hannelore F., 8.4.2011.

195 Interview Gisela X., 12.12.2012.

196 Nur Detlef J. berichtete von Schutzjacken für Männer in Bruckberg.

197 Interview Meta M., 18.4.2012.

198 Interview Vera Q., 13.9.2011.

199 Interview Udo E., 13.9.2011.

drinnen. Eimer und Schrubber. […] Da war'n wir gestanden.“[200] Frau D., die unter dem Spott und den Angriffen ihrer Mitschüler/-innen in Neuendettelsau litt und sich eines Tages zur Wehr setzte – sie schlug einfach zurück –, kam ebenfalls in die Zelle: „Im Heim Gottesweg. Im dritten Stock war das. […] Da war ich ganz alleine drin. Ich war ganz verzweifelt. Ganz nervös war ich. Habe ich [gesagt]: ‚Kannst du mich wieder raus lassen.‘ ‚Nein, du bleibst drin', hat sie gesagt. […] Zwei Stunden musste ich drin bleiben. […] Weil ich so wütend war.“[201] Gabriel C., der sich Mitbewohnern „unsittlich“ genähert hatte, wurde einmal für eine Nacht weggesperrt: „Und wir waren in der Zelle drin, und wenn's ganz blöd gelaufen ist, […] dann wurden unsere Hände in die Zwangsjacke gesteckt […] und wurden am Gitter angebunden.“[202]

Derlei entwürdigende und schmerzhafte Strafen, vor allem das Schlagen mit Gegenständen, konnten bei den Betroffenen massive Ängste auslösen, wie das Beispiel von Dagmar P. zeigt. Vor allem ihre Zeit in Haus „Gottestreue“ in Rothenburg und die dort ertragene Gewalt machen ihr nach wie vor sehr zu schaffen. Noch immer leidet sie an plötzlich auftretenden Angstzuständen und Panikattacken: „Beim Hauen kriege ich meistens so starke Angst. Da weine ich immer gleich, weil ich starke Angst kriege. […] Wenn die Leute so streng sind, das kann ich nicht ertragen. […] Da habe ich Angst.“[203] Sie habe sich damals nie gewehrt – „Ich will keinen anderen Menschen schlagen“ – und sich nie beschwert. Vielmehr habe sie ihre Wut auf Schwester Lisbeth und ihre Ohnmacht gegen sich selbst gerichtet und Autoaggressionen entwickelt – „aber gescheit“, wie Frau D. zugab. Sie schlug und boxte sich fest in ihr Gesicht, kratzte und verletzte sich. Es hat viele Jahre gedauert, bis Frau P. gelernt hat, anders und vor allem konstruktiv mit unangenehmen Gefühlen umzugehen. Dabei, so sagt sie, hätten ihr die Mitarbeiter/-innen in Bruckberg sehr geholfen: „[Heute] geh' ich zum Personal und sag' das.“[204]

Sexuelle Gewalt

Eine Gesprächspartnerin hat im Kindesalter in Neuendettelsau und als Erwachsene in Bruckberg erhebliche sexuelle Gewalt erleiden müssen. Aus Gründen des Persönlichkeitsschutzes wird auf eine Schilderung der schlimmen Vorkommnisse verzichtet. Nur zweierlei sei angemerkt: In beiden Fällen ging die sexuelle Gewalt nicht von Mitarbeitern der Diakonie Neuendettelsau, sondern von Außenstehenden aus. Beide Vorfälle wurden von den Einrichtungsleitungen zur Anzeige gebracht, die Schuldigen zu einer mehrjährigen Gefängnisstrafe bzw. zu Haft auf Bewährung verurteilt.

200 Interview Hannelore F., 8.4.2011.

201 Interview Dagmar P., 19.4.2012.

202 Interview Gabriel C., 22.8.2012.

203 Auch wenn es die Präsensform suggerieren mag, Frau D. erfährt heute keine körperliche Gewalt mehr.

204 Interview Dagmar P., 19.4.2012.

Allerdings kann von mindestens zwei Fällen sexuellen Missbrauchs in Himmelkron während der 1950er Jahre berichtet werden, die aktenkundig geworden sind. Karl A. wurde am 6. April 1955 von Konrektor Ratz im Beisein der Diakonisse Regina H. und der Verbandsschwester Isolde I. vorgehalten, dass „er in unsittlicher Weise sich mit weiblichen Pfleglingen hier abgegeben hat".[205] Die Verfehlung A.s, bei dem im Übrigen ein „erheblicher Schwachsinn" vorgelegen haben soll, war besonders schwerwiegend, „zumal er zu den Angestellten gerechnet wird". Herr A. selbst sortierte sich hingegen anders ein. Er kennzeichnete seine „Stellung so, dass er halb Pflegling und halb Angestellter" sei. Die Besprechung ging für Karl A. letztlich glimpflich aus. Er wurde „aufs schwerste ermahnt, in Zukunft sich in keiner Weise mehr solcher Dinge schuldig zu machen, weil sonst seine sofortige Entlassung erfolgen müsse". Seiner ahnungslosen Ehefrau, die an der Zusammenkunft teilnahm, wurde die Verantwortung für das zukünftige Verhalten ihres Mannes aufgebürdet: „Seine Frau wird darum gebeten, darüber zu wachen, dass ihr Mann in Zukunft sich ordentlich halte. Zum Schluss bedankt er sich noch einmal, dass man Nachsicht mit ihm hat und verspricht Besserung, ebenso seine Frau."

Karl A. war nicht der einzige Mitarbeiter in Himmelkron, den Konrektor Ratz wegen „unsittlichen Verhaltens" zu sich zitierte. Noch am selben Tag fand eine Besprechung mit Herrn B. statt. Dieser gab nach Befragen zu, „dreimal mit Lisbeth C. geschlechtlich zu tun gehabt"[206] zu haben. Auf die Mitteilung, dass „das Mädchen seit vier Monaten schwanger sei", reagierte Herr B. schockiert und versicherte, „dass es ihm unmöglich erscheine, dass Lisbeth von ihm geschwängert worden sei, weil kein eigentlicher Geschlechtsverkehr erfolgt sei." Herr B. bedauerte sein Verhalten zutiefst, das ihm, so seine größte Sorge, „seine Frau nie verzeihen" würde. Der Beschuldigte verfolgte eine bemerkenswerte Verteidigungsstrategie, die ihn entlasten sollte. Er beschrieb die Bewohnerin kurzerhand als besonders „triebhaft"; nicht er, sie habe ihm nachgestellt. Mit anderen Worten: Er machte sich zum Opfer einer jungen wahrscheinlich wenig selbstbewussten geistig behinderten Frau. Zusätzlich bemühte Herr B. seine Erlebnisse an der Ostfront, die zu seinen „schwachen Momenten" beigetragen hätten:

> „Immer wieder betont er, dass ganz besonders Lisbeth C. so zudringlich zu ihm war und versuchte, ihn geschlechtlich zu brauchen. Unter anderem erwähnt er, dass er durch den Krieg moralisch sehr herunter gekommen sei, da er beim SD – Sicherheitsdienst – war und an den Erschießungen von Tausenden von Juden sich beteiligen musste. Dabei sei es auch zu schwersten sittlichen Exzessen seitens der Männer des SD gekommen, an denen er sich aber nicht beteiligt habe. Er sei aber doch moralisch ziemlich herunter gekommen."

---

205 Aktennotiz. Besprechung mit Karl A. und Emma A, 6.4.1955, in: ZADN, Akte Himmelkron Schloss 1954–1962, XX.

206 Niederschrift über die Verhandlungen mit Herrn B. am 6. April 1955, 6.4.1955, in: ZADN, Akte Himmelkron Schloss 1954–1962, XX. Das Nachfolgende nach ebd.

Herr B. bot – nach einem seelsorglichen Gespräch mit Ratz – an, Himmelkron zu verlassen und sich an das Arbeitsamt in Kulmbach zu wenden, das ihm eventuell eine Stelle im Bergbau vermitteln könne. Ratz ging auf B.s Angebot ein, ermahnte ihn, „seine Verfehlungen als ein Mann zu tragen“ und versicherte ihm zugleich, „dass wir in keiner Weise ein Interesse daran hätten, gegen ihn strafrechtlich vorzugehen“. An Schwester Regina H. war es schließlich, die ahnungslose Frau B. über das Verhalten ihres Ehemannes aufzuklären.

In beiden Fällen verzichtete die Einrichtungsleitung auf eine Anzeige, sondern beließ es bei Ermahnungen und einem seelsorglichen Gespräch mit dem Täter. Ob mit den betroffenen Bewohnerinnen ebenfalls ein seelsorgliches Gespräch geführt wurde oder sie besonders betreut wurden, muss hingegen offenbleiben.

Medikamentengaben

Folgt man den Erinnerungen der Bewohner/-innen, so wurde die Nachtruhe und wohl gelegentlich auch die Ruhe am Tage mit Medikamenten herbeigeführt. Heidi D., die in Rothenburg lebte, kann sich noch gut an Beruhigungsmittel erinnern, die sie regelrecht schachmatt setzten:

> „Hab ja Medikamente gekriegt. […] Zum Schlafen halt, dass wir schlafen konnten und so. Und für die Nerven. […] Haben wir eine Ärztin gehabt zu den Schwesternzeiten. Die war ja gar nichts. Die hat, die hat mir einmal ein Medikament verschrieben, wo ich dann mich nicht mehr selber anziehen konnt’ und nicht selber mehr aus dem Bett rausgekommen bin. […] Richtig so, dass ich nicht mehr raus konnte. Das war nicht schön.“[207]

Sie habe daraufhin immer versucht, die Medikamente wegzuwerfen.

Der in Bruckberg tätige Torsten Y. erzählte, dass auf seiner Station regelmäßig das Schlafmittel und Sedativum Neurocil zur Anwendung gekommen sei. Er habe dann versucht, die Bewohner, die zuvor den ganzen Tag untätig herum gesessen hatten, mit körperlichen Aktivitäten zu ermüden:

> „Aber viel, viel Neurocil. […] Das ist verordnet worden bei einer Arztvorstellung. Der glaubte dann einfach, der schläft in der Nacht nicht oder ist unruhig und so, und dann kam das berühmte Neurocil. […] In Tablettenform. Tabletten und Tropfen. Wir haben alle Variationen gehabt. […] Ich war da nicht mit einverstanden, weil ich mir immer gesagt habe, es müsste auch anders gehen. […] [Ich habe versucht], dass die Heimbewohner abends, ich will jetzt nicht sagen, umgefallen sind, aber die sind ins Bett gefallen, die waren ruhig […], waren einfach müde.“[208]

Sedierende Medikamente zu „Erziehungszwecken“ seien, so Florian T., zumindest in Bruckberg nicht eingesetzt worden. Allerdings erschienen ihm die verabreichten Mengen reichlich hoch. Andererseits betonte er, dass bei aggressiven und unruhigen Bewohner/-innen derlei Medikamente durchaus sinnvoll sein könnten:

207 Interview Emma N., 28.4.2012.

208 Interview Torsten Y., 11.12.2012.

„Solche Mittel [u. a. Truxal] sind zum Teil in sehr hohen Dosen verordnet worden. Wo ich mir gedacht habe, wenn ich fünf Tropfen nehme, schlafe ich wahrscheinlich den ganzen Tag. Das wär' wohl auch so gewesen. Aber da gab's eben Leute, die so eine innere Unruhe hatten, die dann mit so einem Medikament auch vom, ja, vom normalen Maß an Antrieb heruntergefahren werden konnten. Also es war nicht so, dass man versucht hat, damals zumindest nicht mehr, die Leute so zu dämpfen, dass die nur noch rum sitzen und apathisch sind. Das war nicht mehr der Fall. Es ist schon dosiert eingesetzt worden, aber es hat sich dann später auch gezeigt, als man diese Medikamente reduziert hat, es hat auch weniger ausgereicht. Es hätte nicht so viel sein müssen. Aber, das ist meine Überzeugung heute noch, manche unserer Bewohnerinnen und Bewohner brauchen das, um auf einem normalen Antriebslevel zu sein, damit wir beide, die Mitarbeiter, und auch die Person, die das Medikament nimmt, gut miteinander kommunizieren können oder auch in einen sozialen Kontakt treten können. Also, das, ich habe das immer wieder erfahren bei Leuten, wo man versucht hat, Medikamente abzusetzen."[209]

Michael A., Anfang der 1970er Jahre ebenfalls in Bruckberg tätig, berichtete, dass sedierende Medikamente manchmal höher dosiert wurden, wenn ein Bewohner sehr unruhig gewesen sei – allerdings in Absprache mit der Psychiaterin:

„Und dann hat's halt, na ja, Bedarfsdosen kann man das jetzt nicht nennen, dann wurde halt einfach, wenn was vorgekommen war, dann konnte es sein, dass, dass der einfach ein paar Tropfen mehr bekommen hat, damit er wieder ein bisschen ruhig war. War allerdings alles auch in Absprache mit der Psychiaterin. Da wurde einfach telefonisch Kontakt mit ihr aufgenommen. Und die hat dann gesagt: ‚Na, geben Sie ihm mal [...] zwanzig Tropfen.'"[210]

In Himmelkron kamen sowohl Neurocil als auch Truxal zur Anwendung. Schwester Gisela X. fand die Art und Weise, wie diese sedierenden Mittel an die Bewohnerinnen ausgegeben wurden, „am Anfang schon komisch": „Ja, das hat also meistens die Stationsschwester gemacht oder die Vertretung. Und da war dann so ein großer Tisch, da stand die Medizin und da sind die einzeln hergekommen, die konnten, und haben ihre Medizin gekriegt."[211]

Der damalige Heilerziehungspflegehelfer und spätere Diakon Rainer V. berichtete, dass auf seiner Station in Polsingen ebenfalls Beruhigungsmittel verwendet wurden: „Truxal hatten wir viel, ja."[212] Zugleich berichteten sowohl er als auch Florian T. darüber, dass Jugendliche und Männer, die auffällig und in schamverletzender Weise onanierten, besonders medikamentiert worden seien: „Sobald einer versucht hat, sich selbst zu stimulieren, ist natürlich passiert, dann ist dieses Medikament eingesetzt worden, um die Triebe abzusenken." Dieses Mittel, von dem es gerüchteweise hieß, dass es ein Versuchspräparat sei, trug im Übrigen keinen Namen, sondern nur eine Nummer. Beide Interviewpartner konnten sich an die Bezeichnungen „SH 716", „SH 718" und „SH 114" erinnern. In vielen Heimen kursierte das Gerücht, dass die Erzieher dem Essen oder dem

[209] Interview Florian T., 10.4.2013.
[210] Interview Michael A., 12.12.2012.
[211] Interview Gisela X., 12.12.2012.
[212] Interview Rainer V., 11.4.2013. Für das nachfolgende Zitat ebd.

Kaffee ein die Sexualität hemmendes Mittel beimischten, das im Jargon der Erziehungshäuser oftmals „Hängolin“[213] genannt wurde. Im Falle Neuendettelsaus scheint diese „moderne Sage“ tatsächlich einen wahren Kern zu haben.

Wie sind die offenbar häufig verwendeten Beruhigungsmittel Megaphen und Truxal zu bewerten? Megaphen (auch „Largactil“), ein Psychopharmakon der Firma Bayer Leverkusen, war in den 1950er und 1960er Jahren ein viel verordnetes Mittel, das in Anstalten für Menschen mit geistigen Behinderungen, in Psychiatrien, in Kinder- und Jugendheimen, zur Vorbereitung von Elektroschockbehandlungen,[214] in der Frauenheilkunde[215] und schließlich auch in der Altenarbeit Einzug hielt. Eine Anzeige der Firma Bayer aus dem Jahr 1959, das einen in eine Bastelei vertieften Greis und einen kleinen Jungen zeigte, brachte Wirkung und Ziel von Megaphen auf den Punkt: „Alte Menschen werden umgänglich und fügen sich wieder in das häusliche Milieu ein.“[216] In einem Schreiben an Pädiater, praktische Ärzte und Internisten warb Bayer 1959 für sein Produkt mit dem Hinweis, dass es den anstrengenden Behandlungsalltag mit (Klein-)Kindern erleichtere, er sei der ideale „stumme Assistent“.[217] Dieser „stumme Assistent“ in Tablettenform besaß jedoch schwere Nebenwirkungen:[218] Trockenheit in Mund und Nase, Atembeschwerden, feinschlägiger Tremor bis hin zu parkinsonähnlichem Zittern, Sprechstörungen („kloßige Sprache“), Konzentrationsschwäche, Müdigkeit, Apathie und Entschlussunfähigkeit bei gleichzeitigem Unrastgefühl mit starkem Bewegungsdrang („lustige Beine“). Megaphen reduzierte alle Affekte auf ein Minimum und ließ die Kinder in eine Art „Winterschlaf“[219] fallen – davon rührt auch der landläufige Name der „Winterschlafbehandlung“ für Megaphen.

---

213 Nach Wikipedia bezeichnet „Hängolin […] ein nicht näher beschriebenes Anti-Aphrodisiakum oder Beruhigungsmittel, welches angeblich der Verpflegung männlicher Soldaten, Gefängnisinsassen oder Internatsbewohnern beigemischt wurde, um deren Libido und/oder Erektionsfähigkeit zu senken.“ Diese „Moderne Sage“ kursierte bereits in der Wehrmacht, später dann in der Bundeswehr und der Nationalen Volksarmee der DDR. Was sich genau hinter „SH 114, 716, 718“ verbarg, konnte nicht geklärt werden.

214 Vgl. Viola Balz, Zwischen Wirkung und Erfahrung – eine Geschichte der Psychopharmaka. Neuroleptika in der Bundesrepublik Deutschland, 1950–1980, Bielefeld 2010, S. 253. Megaphen sollte Ängste vor und während der Behandlung reduzieren.

215 Auch bei Menstruationsbeschwerden wurde Megaphen verordnet. Vgl. Balz, Wirkung, S. 294. Der Hersteller Bayer versprach gar eine „königliche Geburt“ durch Megaphen. Ebd., S. 295.

216 Die Anzeige ist abgebildet in: Viola Balz, 1953 – Megaphen wird zur Wirkung gebracht. Die klinische Konstitution eines erfolgreichen Behandlungsfalls an der Psychiatrischen Universitätsklinik Heidelberg, in: Eschenbruch u. a. (Hgg.), Arzneimittel, S. 167–198, S. 180.

217 Zit. n. Balz, Wirkung, S. 295.

218 Auflistung der Nebenwirkungen nach: Klaus Ernst, Psychopathologische Wirkungen des Phenothiazinderivates „Largactil“ (= „Megaphen“) im Selbstversuch und bei Kranken, med. Diss. Zürich 1954, S. 581ff.

219 Die Wirkung von Megaphen konnte durch die Unterkühlung des Körpers verstärkt werden. Vgl. hierzu Hans-Hermann Meyer, Die Winterschlafbehandlung in der Psychiatrie und Neurologie, in: Deutsche medizinische Wochenschrift, 78. Jg., Nr. 33/34, 14.8.1953, S. 1097–1100, hier: S. 1098.

Truxal, Wirkstoff: Chlorprothixen, seit 1959 auf dem Markt besitzt ähnliche Eigenschaften wie Megaphen. Es dämpft Unruhe- und Erregungszustände, insbesondere bei bestimmten geistig-seelischen Erkrankungen. Wird Truxal über Jahre und Jahrzehnte eingenommen, erleidet das Nervensystem irrevisible Schäden. So wie bei Carl I., dem Jahrzehnte hindurch Truxal verabreicht worden war: „Ein essentieller Tremor der Hände und orale Dyskinesien dürfen als Spätdyskinesie bei jahrzehntelanger Truxal-Medikation zu werten sein",[220] ist in einem Arztbericht aus dem Jahr 1989 nachzulesen. Carl I. „fühle sich dadurch [aber] nicht gestört", so der Arzt weiter.

Ein neuer Stil in den Häusern

In den „langen 1960er Jahren" setzte sich in den Häusern für Menschen mit geistiger Behinderung nach und nach – in je eigenem Tempo – ein neuer Stil durch. Geprägt wurde dieser neue Stil durch ein insgesamt steigendes Qualifikationsniveau der Diakonissen und Diakone sowie durch neue Gruppen von Mitarbeiter/-innen mit ganz anderer Sozialisation. Immer mehr Diakonissen und Diakone erhielten nun auch eine heilpädagogische Zusatzausbildung. Zudem kamen in der Pflege – wie es im Jargon der Häuser hieß – immer mehr „freie" oder „zivile Kräfte"[221] zum Einsatz: Praktikantinnen und Praktikanten, „Ersatzdienstleistende", Lehrer/-innen in der „Heimschule", Werkmeister in den „Werkstätten für Behinderte", „Ehrenamtliche". Zudem wurde die Zahl der „Fachleute" (Psychologen und Psychologinnen, Heilpädagogen und Heilpädagoginnen, Beschäftigungs-, Spiel-, Musiktherapeuten, Gymnastiklehrerinnen, Spezialärztinnen und Spezialärzte, Sozialarbeiter/-innen usw.).

Das hatte praktische Konsequenzen für den Umgang des Personals mit den Bewohner/-innen, die für diese auch unmittelbar erfahrbar waren. Wieder begann es mit den Anredeformen: Früher waren die Bewohner/-innen, wie bereits erwähnt, von den Schwestern und Brüdern selbstverständlich geduzt und mit dem Vornamen angesprochen worden, selbst wenn sie viel älter waren als diese. Herr C. berichtet, dass ab einem gewissen Zeitpunkt die Bewohner grundsätzlich mit „Sie" angesprochen werden sollten. Sie seien gefragt worden. In der heutigen Praxis ist es so, dass sich Bewohner/-innen und Mitarbeiter/-innen – nach vorheriger Absprache – meistens duzen und sich beide mit dem Vornamen anspre-

---

220 Ärztlicher Bericht vom 24.4.1989, in: Bewohnerakte Carl I.

221 Zu Konflikten zwischen Diakonissen und „Zivilistinnen" im Bereich der Fürsorgeerziehung: Ulrike Winkler, „Gehste bummeln, kommste nach Ummeln". Sarepta-Diakonissen in der Fürsorgeerziehungsarbeit (1946–1979), in: Benad/Schmuhl/Stockhecke (Hgg.), Endstation Freistatt, S. 309–339, S. 329–332. Der Sprachgebrauch ist entlarvend: Den „Zivilistinnen" stehen die Diakonissen als „Soldatinnen" auf dem Feld der Inneren Mission gegenüber – eine militärische Sprache hat in der Mutterhausdiakonie Tradition. Die Bezeichnung „freie Kräfte" wiederum suggeriert, dass die Diakonissen, weil in die Glaubens-, Lebens- und Dienstgemeinschaft des Mutterhauses eingebunden, „unfrei" seien.

chen. Dass seinerzeit wegen der Anredeform Rücksprache mit den Bewohner/-innen gehalten wurde, weist bereits darauf hin, dass nun neue Formen eines partnerschaftlicheren Umgangs miteinander eingeübt wurden, die die Autonomie der Bewohner/-innen stärken sollten.

Die vielleicht ambitionierteste Maßnahme in dieser Richtung war die Einrichtung von Heimbeiräten. Inwieweit freilich die in den Einrichtungen der Diakonie Neuendettelsau etablierten Heimbeiräte zu einem gestärkten Selbstbewusstsein und einer ausgeprägteren Konfliktfähigkeit beigetragen haben, bleibt weiterer Forschung vorbehalten. Mit den seit den 1990er Jahren existierenden Gremien haben die Bewohner/-innen zumindest die Gelegenheit, mit den Verantwortlichen ihre Angelegenheiten zu besprechen und ihre Interessen zu formulieren. Fünf unserer Gesprächspartner/-innen waren oder sind Mitglied im Heimbeirat.

Gabriel C. kann sich noch gut an die schleppenden Anfänge des 1980 in seinem Haus eingerichteten Heimbeirates erinnern:

> „Ich habe die zunächst einmal gefragt, [...] was hat der Heimbeirat überhaupt für Aufgaben. Da hat sie [die Leitung] gesagt, der Heimbeirat hat die Aufgabe, für schwächere Heimbewohner, für schwächere Heimbewohner sich einzusetzen, sich einzusetzen, sich zu engagieren. Der Heimbeirat hat die Aufgabe, zum [Heimleiter] zu gehen, wenn irgendwie von jemand eine Beschwerde kommt. [...] dies zu melden oder wenn jemand schlägt, das zu melden, sofort. [...] Denn das darf nicht mehr sein. Und dann haben wir [...] in den ersten Sitzungen [besprochen], wie man sich am besten engagiert. [...] Aber es kam einfach niemand."[222]

Frau M. war ebenfalls eines der ersten Mitglieder eines Heimbeirats. Befragt nach den Inhalten ihrer Besprechungen, gab sie die folgende Auskunft: „Mal fragen, was alles anliegt und was, was man für die Heime tut. [...] Ob was kaputt ist oder was man neu machen kann oder so. Ein Schloss oder irgendwas Neues. Und dann haben wir immer gestichelt, dass man es bekommt.[223]

Dagmar P. war auch schon einmal für eine Wahlperiode im Heimbeirat. Obwohl schon lange ausgeschieden, nimmt sie ihre Verschwiegenheitspflicht nach wie vor sehr ernst: „Einmal war ich schon mal drin. Wer im Heimbeirat drin ist, was besprochen wird, darf ich leider nicht sagen. [...] Habe ich Schweigepflicht. [...] Das war so gut und alles. [...] Wir haben Sachen besprochen."[224] Vera Q., noch heute aktiv in einem Heimbeirat, sieht sich als Anwältin „der Leute": „Wenn die Leute was brauchen. [...] Wenn die was auf dem Herzen haben, muss ich es aufschreiben. Und bei der nächsten Sitzung muss ich das vorbringen. Und dann wird es besprochen."[225]

Deutlich desillusionierter zeigte sich Helmut B. im Interview. Mehrere Jahre gehörte er dem Heimbeirat in seiner Einrichtung an, kann sich aber an keine nennenswerten Erfolge erinnern. Er betonte vielmehr, dass der Heimbeirat ge-

---

222 Interview Gabriel C., 22.8.2012. Zur Wahrung der Anonymität wird auf die Nennung der Einrichtung jeweils verzichtet.

223 Interview Meta M., 18.4.2012.

224 Interview Dagmar P., 19.4.2012.

225 Interview Vera Q., 13.9.2011.

genüber den Entscheidungsträgern der Diakonie Neuendettelsau letztlich doch immer den Kürzeren gezogen habe:

> „Ich war auch fünf Jahre im Heimbeirat vielleicht. Aber ich meine, der Heimbeirat, das ist so – die haben ja an und für sich nicht viel zu bereden. Die sitzen wohl dabei, wenn die Großen ihre Pläne schließen. Aber was die Großen durchsetzen wollen, das machen die auch. Der Heimbeirat, das ist so eine Einrichtung, die können ja nur eigene Anträge stellen und können sagen, so stellen die sich das vor, aber die sind immer darauf angewiesen, dass die Großen da auch mitmachen. Wenn die dann sagen, der Obere sticht den Unteren, dann nützt das alles nichts. Dann geht das durch sämtliche Konferenzen. Und erst wenn die sagen, in der VK [Vorbereitungskonferenz] war keine Mehrheit dafür, dann geht das nicht durch. Und früher war das mal die VK, heute gibt es das ja gar nicht mehr. Heute ist das die Regionalkonferenz. [...] Die Großen haben da ihre Pläne, und der Heimbeirat wird von den Plänen nicht sehr viel umwerfen. Der kann zwar selber seine Vorschläge machen, was er für Vorstellungen hat und was er für Pläne hat, der schließt aber nicht aus, dass dann die Großen sagen: Das kostet doch bloß dein Geld und was weiß ich. Es ist nicht so einfach, dass da ein Heimbeirat Pläne vorstellt. [...] Die können ja wohl eigene Vorschläge machen, das ist ihr gutes Recht. Eigene Vorschläge, eigene Interessen unterbreiten. Was die sich vorstellen, und wie die das machen würden."[226]

Auch Frau M., Heimbeiratsmitglied der ersten Stunde, beklagte das Hierarchiegefälle zwischen Heimbeirat und Leitung: „Nicht viel haben wir hier durchgekriegt. [...] Sechs Jahre war ich. Dann habe ich gesagt, das mach' ich nicht mehr. Weil die Wünsche, die wir gewollt haben, haben wir nicht gekriegt."[227]

Wünsche für die Zukunft

Die Wünsche der interviewten Bewohner/-innen für ihre Zukunft gruppierten sich sehr stark um die Themen Gesundheit und Freiheit, damit eng verbunden Sozialkontakte und Mobilität – sie decken sich weitgehend mit den Wünschen aller Menschen. Dagmar P. hofft, „dass die Osteoporose wieder weggeht. Das ist eine Katastrophe." Helmut B. wünscht, dass er noch lange gesund bleibt, damit „ich meine Botengänge noch lange machen kann". Für Vera Q. und Detlef J. ist wichtig, dass „wir noch länger zusammen sind. Und dass wir gesund sind. Das ist eigentlich das Wichtigste vom Ganzen." Auch die 80-jährige Waltraud Z. wünscht sich, dass „ich immer noch so gesund bleib'."[228]

Wichtig war für unsere Gesprächspartner/-innen, dass sie nun „frei" sein können. Heike O., die einst gefordert hatte, den „Bruckberg frei zu machen", resümiert für sich: „Und es gefällt mir auch in Bruckberg, wenn jetzt frei ist. Dass ich nicht eingesperrt bin wie in Dettelsau. Ich bin froh immer, dass ich frei bin. Dass ich raus gehe."[229] Auch Waltraud Z. findet es schön, wenn sie unterwegs

---

226 Interview Helmut B., 19.4.2012.
227 Interview Meta M., 18.4.2012.
228 Interview Waltraud Z., 23.8.2012. Für das Nachfolgende ebd.
229 Interview Heike O., 19.4.2012.

sein kann, wenn „ich alleine fort kann".[230] Genauso gerne ist sie in ihren eigenen vier Wänden, wo sie nach Lust und Laune ihre Zeit verbringt. Am liebsten häkelt sie Herztopflappen, mit denen sie ganz Himmelkron versorgt: „Ich sitz' in meinem Zimmer, die Beine hoch, mach' Handarbeit, mein Kaffee dabei." Udo E., der heute in einer WG in Oberdachstetten lebt, genießt es, nach seiner Lust und seiner Laune unterwegs sein zu können: „Dass ich die Runden machen kann, Spaziergänge. Da kenne ich mich ja aus." Für Helmut B. ist ebenfalls wichtig, dass er „sein Leben relativ frei gestalten kann, und man kann sich frei bewegen, kann anständig miteinander reden, dann funktioniert das doch auch."

So sehr sich die Bewohner/-innen Abwechslung im Alltag wünschen, so sehr fürchten sie diese in den Reihen des Personals. Die emotionalen Bindungen unserer Interviewpartner/-innen zu ihren – neudeutsch – „Bezugsmitarbeiter/-innen" sind stark und sehr tief gehend. In etlichen Fällen blickt man auf eine jahrelange, manchmal sogar jahrzehntelange gemeinsame Geschichte zurück. Der Wunsch nach Kontinuität ist groß.

Für Frau M., die „eigentlich wunschlos" glücklich ist, stellen die Mitarbeiterwechsel ein großes Problem dar: „Bloß wenn immer was Neues kommt, das mag ich nicht. […] Na ja, weil man [sich] kennt. Und weil man erstens die neu kennenlernt, und dann gehen sie wieder fort, und dann gefällt es einem schon gar nicht mehr." Auch Waltraud Z. hat einen sehr engen Draht zu ihrer Gruppenleiterin. Für Frau Z. gibt es fast nichts Schöneres, „als wenn mich die Frau H. loben tut".

Gabriel C., langjähriger Heimbeiratsvorsitzender, wünscht sich vor allem, dass ihm nach seinem Tod jemand im Amt nachfolgen wird, der „geistig so fit ist wie ich und der sich so viel traut". Herr C. hat – wie bereits erwähnt – keine Intelligenzminderung und kam aufgrund einer spastischen Erkrankung ins Heim. Entsprechend bitter fällt sein Rückblick auf sein Leben aus: „Und ich muss unter Geistigbehinderten leben. […] Und wenn ich nicht so alt wäre, wenn ich heute nicht schon achtzig Jahre wäre, jetzt werde ich bald 81, keine Sekunde bliebe ich mehr hier." Trotzdem hat Herr C. es geschafft, sein Schicksal mit Würde zu tragen. Kraft fand er in seinem Glauben und der Überzeugung, dass letztlich Gott es gewollt habe, dass er in nach Polsingen kommt: „Hier ist dein bester Platz für dich. Du bleibst hier. […] Diese schlimme Zeit helfe ich dir zu überstehen. Und dann kannst du machen, was [du willst]. Dann kannst du dir Freundschaften gönnen, kannst raus, kannst spazieren fahren."

Carl I. fand für sich ebenfalls ein Rezept, um trotz vieler Einschränkungen, Demütigungen und etlichen verpassten Lebenschancen zufrieden zu leben. Mit dem klugen Rat des 89jährigen, der 2014 sein 75-jähriges „Anstaltsjubiläum" feiern wird, soll dieses Kapitel enden: „Der Mensch muss Energie haben und im Glauben bleiben. Wenig essen, mehr das Kulturelle. Ja. *Léhar*, *Lincke*, *Kollo*, *Raymond*, Giuseppe Verdi. Das ist alles meine Lage. *Tschaikowski*, *Bach*, *Beethoven*, *Schubert*, *Brahms* und so was. – Das war mein Tipp."

---

[230] Interview Waltraud Z., 23.8.2012.

Die Themen der Diakonissen, Diakone und Mitarbeiter/-innen

Im Heim

Für Udo E., Carl I., Heike O., Hannelore F. und all die anderen glich das „Heim" zunächst einem „vollkommen anderen Raum",[1] in dem ihnen bis dahin unbekannte Frauen und Männer nach neuen und ebenfalls unbekannten Spielregeln agierten. Nicht anders erging es unseren Gesprächspartner/-innen, die sich als junge Menschen dazu entschlossen hatten, in die „Geistigbehindertenarbeit" zu gehen. Was hat die etwa 20 bis 24 Jahre alten Frauen und Männer, die größtenteils schon eine abgeschlossene Berufsausbildung besaßen und erfolgreich arbeiteten, motiviert? Wie sah ihr Arbeitstag aus? Haben sich ihre Erwartungen bestätigt? Was empfanden sie als besonders belastend, was als besonders beglückend in *ihrem* Heimalltag? Zunächst aber soll geschaut werden, mit welcher Motivation sie nach Neuendettelsau und in seine Filialen gegangen sind.

Motivation

Folgt man den Erinnerungen von Torsten Y. und Florian T., so sind beide auf eine für die damalige Zeit typische Weise mit der Arbeit der Diakonissenanstalt Neuendettelsau in Berührung gekommen. Herr Y., der aus einer sehr christlich orientierten Familie stammt, kam Anfang der 1970er Jahre über den „Sonntagsdienst" nach Bruckberg. Der „Sonntagsdienst" war eine Antwort der Inneren Mission auf den chronischen Personalmangel in den Krankenhäusern, Heil- und Pflegeanstalten. Dieser ehrenamtliche Dienst sollte dem Stammpersonal einen regelmäßigen freien Sonntag ermöglichen, zugleich war mit ihm die Hoffnung verbunden, dauerhaft Kräfte, vielleicht sogar hauptamtlich, an sich binden zu können. Die Diakonissenanstalt Neuendettelsau wandte sich zusätzlich mit Flugblättern und mehreren Broschüren, u. a. mit dem Titel „junge menschen helfen" [sic] an junge arbeitslose Frauen und Männer,[2] um auf die vielfältigen Aufgaben und (Aufstiegs-)Möglichkeiten in ihren Einrichtungen aufmerksam zu machen. Nicht zuletzt bewarb sie aktiv das von ihrem von 1953 bis 1955 amtierenden Rektor *Hermann Dietzfelbinger* (1908–1984) ins Leben gerufene „Diakonische Jahr".[3]

---

[1] Vgl. Michel Foucault, Die Heterotopien, Radiovortrag vom 7.12.1966, Berlin 2013, S. 7–22, S. 11. Am Ende unserer Studie gehen wir auf die Theorie des „völlig anderen Raumes" („Heterotopie") als einem möglichen Erklärungsmodell für das Funktionieren von Anstalten ein.

[2] Diese undatierte Broschüre entstand wahrscheinlich während der Amtszeit Rektor Meisters, in den Jahren 1963 bis 1975, in: ZADN, Mappe „Werbung u. Berufsberatung", 1949–1965.

[3] Das Diakonische Jahr gab es ab 1954 für Frauen, ab 1956 für Männer.

Torsten Y. jedenfalls engagierte sich im „Sonntagsdienst" in Bruckberg und baute nach und nach eine enge Beziehung zu einigen Bewohnern auf, so dass er sich schließlich entschloss, sein ehrenamtliches Engagement zum Beruf zu machen: „Und ja, Sonntagabend war ich dann so weit, dass ich mit zwei Herren, die im Rollstuhl gesessen sind, [eine] sehr gute Beziehung aufgebaut habe, [die waren mir] ans Herz gewachsen."[4]

Florian T. wiederum war nicht wirklich zufrieden in seinem erlernten Beruf. Er wusste aber lange Zeit keine passende Alternative. Die Begegnung mit zwei Neuendettelsauer Diakonissen 1971 sollte die Wende in seinem Leben bringen. Folgt man Herrn T.s Erinnerungen, dann kam der Kontakt mit den Schwestern fast einem Erweckungserlebnis gleich:

> „Und während der Zeit ist mir schon klar geworden: ‚Das ist nicht dein Beruf und deine Arbeit, die du dein Leben lang machen willst.' Und es waren dann aus Neuendettelsau damals zwei Diakonissen in der Gegend oben und haben über die Arbeit in der Diakonissenanstalt Neuendettelsau berichtet, [...] auch um vielleicht Mitarbeiter zu gewinnen. [...] Ja, und da war dann ein Lichtbilder-Abend und da habe ich teilgenommen. Und dann war's klar: ‚Das wird deine Arbeit sein.'"[5]

Ganz besonders hatten Florian T. jene Fotos angesprochen, auf denen Bewohner/-innen abgebildet waren:

> „Die Menschen, die da zu sehen waren. Zum Teil natürlich auch mit ihrer Hilflosigkeit. Aber auch so einfach das Arbeiten mit Menschen und nicht mit Maschinen und dann mit kalten Metallteilen. Wie man das in der Werkstatt da kennengelernt hat und auch praktiziert hat. Ja, und das hat irgendwelche Emotionen auch in mir geweckt, wo ich gedacht habe: ‚Jawohl, genau das wird dein Weg sein.'"[6]

Paul S. wiederum gehörte zu der seit Mitte der 1970er Jahre langsam, aber stetig wachsenden Gruppe von „Kriegsdienstverweigerern". Seinen Ersatzdienst leistete der junge Mann, der einen Abschluss in einem technischen Beruf hatte, in Bruckberg in einer Kindergruppe ab. Hochmotiviert kam er in die Arbeit, angesteckt von der gesellschaftlichen Aufbruchstimmung dieser Zeit:

> „Ich kann mich noch gut erinnern, [als ich] mit [dem] Zivildienst angefangen hatte. [Zu einem] Zivildiensttreffen war ich damals in Bremen, wo sehr viele Zivildienstleistende dann so eine Art Schulung bekommen haben. Und da war zum Beispiel dann ein ganz großes Thema die Sexualität. Vor allem von den Zivildienstleistenden, die bei normalen körperbehinderten Bewohnern gearbeitet haben. Die natürlich voller Entrüstung erzählt haben: ‚Unmögliche Zustände, körperbehinderten Menschen wird die Sexualität verwehrt. Die werden mit Handtüchern gefesselt, damit sie sich nicht selber befriedigen können. Und das muss man alles besser machen und das muss anders werden und wir machen das alles anders.' Das war so die Grundstimmung in der Zeit."[7]

---

4 Interview Torsten Y., 11.12.2012.

5 Interview Florian T., 10.4.2013.

6 Interview Florian T., 10.4.2013.

7 Interview Paul S., 11.12.2012. Für das nachfolgende Zitat ebd.

Bereits während seiner Zivildienstzeit kam Paul S. mit neuen heilpädagogischen Methoden in Kontakt, deren Erfolge ihn beeindruckten und ihn in seiner Entscheidung bestärkten, in die „Behindertenarbeit" zu gehen:

> „Ungefähr ein Dreivierteljahr habe ich dann noch eine ganz spezielle Arbeit gemacht. Und zwar nach ca. einem Jahr kam dann schon eine Phase, wo auch auf meine Gruppe, aber allgemein im Sonnenhof, immer mehr schwerer Behinderte und verhaltensauffälligere Personen kamen. Eine Person davon war ein Kind aus Neuendettelsau, kleiner Stepke, massiv autistisch veranlagt, sehr auffällig, hat also gleich sofort alle Bilder abgehängt, alle Vorhänge von der Wand gerissen, Töpfe aus dem Schrank geholt, den großen Milchtopf in einer Art Zwangshandlung umgekippt. Also, war sehr auffällig. Hat eigentlich in diese Gruppe gar nicht reingepasst, die da eigentlich so flott war. Und um mit dem Kind zurechtzukommen, habe ich dann von dem Psychologen praktische Arbeitsanweisungen gekriegt, wie [und] was kann ich mit dem Kind machen. […] Und [dann] hab […] ich vor allem mit dem Kind gearbeitet. Eins-zu-Eins-Betreuung innerhalb der Gruppe. Und wenn es irgendwie möglich war, war ich immer nur für das Kind zuständig. Das war schon sehr intensiv. […] Also irgendwie eine Beschäftigung zu schaffen, wo man Beziehung zu ihm aufgebaut hat, egal, was es gemacht hat. Und es waren viele körperliche Spiele. Wie auf dem Spielplatz beschäftigen, Sandspiele, schaufeln, tragen, sammeln. […] Und das hat mich schon sehr geprägt, diese Zeit, weil man sich halt da unter Anleitung vom Psychologen, also sofort von einer Fachkraft, kompetenten Fachkraft mit so jemand auseinandersetzen musste. Das war der intensive Einstieg in die Arbeit mit geistig-behinderten Kindern."

Nach Beendigung seiner Zivildienstzeit entschloss er sich, die Fachschule für Heilerziehungspflege in Neuendettelsau zu besuchen, um dann möglichst wieder, nun aber mit dem entsprechenden theoretischen Rüstzeug, in Bruckberg arbeiten zu können.

Manchmal lag die Entscheidung für Neuendettelsau und seine Filialen regelrecht vor der eigenen Haustür. So war es bei Brigitte B., deren Angehörige bereits in einer der Neuendettelsauer Einrichtungen gearbeitet hatten und die viel davon zu Hause erzählten. Um sich in ihrer Berufswahl ganz sicher zu sein, machte sie ein Praktikum im Heilerziehungsheim, dem heutigen Christophorus-Heim: „Und ich weiß noch, ich habe da Bewohner gebadet und war irgendwie fasziniert von, ja, der Dankbarkeit der Bewohner."[8]

Heidemarie W. fand bereits 1953 den Weg nach Neuendettelsau. Sie absolvierte an der drei Jahre zuvor eingerichteten Heimerzieherinnenschule eine einjährige Ausbildung, die, so Frau W., angesichts der besonderen Herausforderungen in den Kinderheimen der Nachkriegszeit – Kriegswaisen, traumatisierte, teils verletzte Kinder – eine Art „Notmaßnahme" gewesen sei. Heidemarie W., die gelernte Hauswirtschafterin, und die Krankenpflegerin Gisela X., die 1968 nach Neuendettelsau kam, und die Kindergärtnerin Frieda U., die von ihrer Freundin, einer Lehrerin im Heilerziehungsheim empathische Schilderungen über ihre Tätigkeit gehört hatte,[9] entschieden sich schließlich nicht nur für die

---

[8] Interview Frieda U., 11.12.2012.

[9] Motivierend waren für Schwester Frieda nicht nur jene Menschen, die ihr als Vorbilder dienten, sondern die Dankbarkeit, die sie angesichts ihres eigenen Lebensglücks (Eltern, Geschwister,

„Geistigbehindertenarbeit", sondern die drei jungen Frauen banden sich und ihr Leben fest an die Diakonissenanstalt: Sie traten ins Mutterhaus ein.

Die erste Zeit

Florian T. wurde, wie er sagte, regelrecht in die Arbeit geworfen. In Bruckberg angelangt, sollte er eigentlich im Haus „Gottessegen" in einer Erwachsenengruppe anfangen. Da aber in einer Kindergruppe des „Kastanienhofes", einem Gebäude des Anfang der 1970er Jahre neu erbauten Sonnenhof-Ensemble, Betreuer fehlten, wurde Herr T. kurzerhand dorthin geschickt – ohne besondere Einweisung. Kenntnisse über die Betreuung von Kindern, gar von „behinderten", besaß er nicht. Allerdings wusste sich der junge Mann zu helfen:

> „Und dann bin ich da oben zu diesen Kindern rein am Samstagmorgen, und [...] ich habe meine Gitarre dabei gehabt, konnte ein bisschen Gitarre spielen. War einer drin, der gern gesungen hat. Und dann war das Wochenende gerettet. Für den und für mich. Wir haben da viel miteinander gesungen. Das waren dann die zwei Tage da oben. Das war sehr schön. War auch anstrengend. Na ja, Spazierengehen dann, auch beim Essen zubereiten [helfen], und es ging ja früh schon los mit Waschen. Die Kinder haben Hilfestellung gebraucht beim Waschen, beim Anziehen. Also, da ist man sehr schnell eingeführt worden und auch in die praktische Arbeit hingeführt worden. Da gab's kein großes Gezappel oder eine Einarbeitungsphase."[10]

Kaum drei Wochen in Bruckberg, absolvierte Florian T. bereits seinen ersten Wochenenddienst alleine: „Das war überhaupt keine Frage, das war Standard."

Rainer V., der 1967 in Polsingen seinen Dienst antrat, kann sich noch gut an seinen ersten Arbeitstag erinnern, wo ihn eine Diakonisse mit einem damals offenbar für „pädagogische Zwecke" verwendeten Gegenstand – einem Handfeger – bekannt machte:

> „Ich kam auf die Kinderstation. 32 Kinder. Man hat mich dann in diesen Raum, in den Tagesraum mit den Kindern gesetzt. Die Schwestern hatte irgendwie eine Besprechung oder irgend so was. Dann hat sie die Tür zugesperrt, hat gesagt: ‚Da ist der Handfeger.' Und dann saß ich da."[11]

Mit Rainer V. war seit langem wieder einmal ein neues, männliches Gesicht in die „Heimat" gekommen, was von Seiten der Angehörigen positiv bewertet wurde. Herr V. besitzt einen Brief einer besorgten Mutter vom 18. Juli 1970, in dem diese betont, wie angetan sie davon sei, dass ihr Sohn nun endlich einmal wieder ein männliches Gegenüber habe:

Freunde, eine Berufsausbildung) empfand. „Und meine Antwort darauf? Mein Dank für all das Gute, das ich als Segen Gottes erlebe, war und ist die Bereitschaft, ‚aus Dank und Liebe' (Wilhelm Löhe) für und mit den Benachteiligten zu leben." Schriftliche Mitteilung von Schwester Frieda, 2.9.2013.

10 Interview Florian T., 10.4.2013. Für das nachfolgende Zitat ebd.

11 Interview Rainer V., 11.4.2013. Für das nachfolgende Zitat ebd.

> „Sie haben mich damit sehr erfreut, denn ich ersehe aus Ihrer Mitteilung, dass nach 1967 doch wieder einige neue Pfleger in Polsingen eingesetzt sind. Wissen Sie, so oft ich meinen Jungen besucht habe, nie habe ich einen Pfleger zu sehen bekommen, und deshalb war ich so gerührt, als [ich] an Pfingsten mal wieder einen Zuwachs sah."

Michael A., der 1972 eine Gruppe von körper- und teilweise auch geistigbehinderten Jugendlichen im „Schloss" in Bruckberg betreute, erlebte seinen Berufseinstieg ähnlich: „Um sechs Uhr in der Früh und das ging also ohne große Einweisung, Anlernen und so weiter, gleich voll rein."[12] Verstörende Bekanntschaft machte Michael A. kurz darauf mit der „Zelle", in die tobende Bewohner eingesperrt wurden. Er habe mithelfen müssen, tat dies aber mit Widerwillen:

> „Damals, in der Anfangszeit, da hat's die so genannte Zelle im Schloss gegeben. Die [Zelle] war ganz karg [...] unverputztes Mauerwerk. Da stand ein Bett drin. Ein Toilettenstuhl. Und das war's eigentlich schon. [Die blieben drin], bis sie sich wieder beruhigt hatten. Also, das konnte schon ein paar Tage dauern. Aber auch immer in Absprache mit der Psychiaterin damals. Also, muss ich dazu sagen. Also, das ist auch ganz wichtig, dass das erwähnt wird. Also, rein willkürlich, ohne Absprache oder so, bloß weil man da jetzt irgendwie selber sauer war oder so, ist da nichts passiert. Das wurde immer abgesprochen mit der Psychiaterin bzw. auch mit dem Hausvater und wurde dann auch entsprechend dokumentiert. [...] Ich war auch dabei. Also, das war nicht schön. Das hat auch irgendwie, ich weiß nicht, meinem Weltbild irgendwie widerstrebt. Allerdings muss man halt auch sagen, also, wenn die Leute da reingekommen sind, also da waren sie extrem beieinander, muss ich jetzt mal sagen."

Einen regelrechten Praxisschock erlitt Gisela X. Sie sei Anfang der 1970er Jahre nach Himmelkron geschickt worden, um dort zunächst ein Praktikum zu absolvieren. Ihr war jedoch nicht gesagt worden, dass sie gleich auf der „Geschlossenen", einer Station mit Frauen mit geistiger Behinderung, aber auch mit teilweise schweren psychischen Störungen, anzufangen hätte. Die erste Begegnung mit den rund vierzig Frauen unterschiedlichen Alters sei „schlimm"[13] gewesen: „Das war dann für mich schon ein Schock. Aber ich habe es gut überstanden." Offen räumte Schwester Gisela ein, dass sie mit einem Bündel vorgefasster, nicht unbedingt positiver Meinungen in ihre neue Arbeit gegangen sei, vor der sie vor allem eines hatte – Angst:

> „Ich habe Angst gehabt vor der Behindertenarbeit. Weil, wenn man da immer so gesehen hat und gehört hat. [...] Und dann von der sterilen Krankenpflege in die Behindertenarbeit, das war schon ein krasser Sprung für mich. Und ich muss sagen, ich bin unter Tränen aufgewacht."

---

12 Interview Michael A., 12.12.2012. Für das nachfolgende Zitat ebd.

13 Interview Gisela X., 12.12.2012. Für das nachfolgende Zitat ebd.

Die Routinen des Alltags

Im Kapitel über die Themen der (ehemaligen) Bewohner/-innen sind bereits etliche Facetten des Heimalltags in den einzelnen Filialen und in Neuendettelsau selbst zur Sprache gekommen. Viele Einzelheiten bestätigten die (ehemaligen) Mitarbeiter/-innen im Interview, zum Beispiel dass der Kaffee oder die Suppe viele Jahre im Eimer auf die Stationen gelangten oder dass Bewohner/-innen Zwangsjacken tragen mussten. Die folgenden Ausführungen sollen daher nun jene Begebenheiten in den Blick nehmen, die die Mitarbeiter/-innen in ihrem Arbeitsalltag in besonderer Weise (heraus-)forderten. Viele Bewohner/-innen waren in fast allen Belangen ihrer körperlichen und seelischen Existenz auf unsere Gesprächspartner/-innen angewiesen, teilweise waren sie vollkommen abhängig: Die Kinder und Jugendlichen, die Frauen und Männer benötigten Unterstützung beim Hinlegen, beim Aufsetzen, beim Toilettengang, beim Waschen, bei der Monatshygiene, beim Ankleiden, beim Essen, beim Trinken usw. Etliche waren nicht oder nur sehr eingeschränkt in der Lage, ihre Nöte, Hunger oder Durst, eine volle Windel, zu formulieren. Dem Personal fehlte häufig die Zeit, um bei jedem und jeder nachzufragen, den jeweiligen Bedürfnissen gerecht zu werden, so dass noch bis in die 1970er Jahre hinein ein gleichsam die Bedürfnisse der Bewohner/-innen vereinheitlichender „Reihumservice“ die Regel war. Dies war, folgt man den Schilderungen der (ehemaligen) Mitarbeiter/-innen, vor allem bei der Versorgung inkontinenter Menschen bzw. bei deren Toilettengängen der Fall.

Florian T. war 1971 im Haus Gottessegen in Bruckberg für sechzehn Männer im Alter von 16 bis 35 Jahren zuständig. Keiner aus der Gruppe war zu diesem Zeitpunkt berufstätig oder besuchte eine Schule, so dass sich der Alltag von Herrn T. und seiner Gruppe vornehmlich in zwei Räumen – einem Tagesraum und einem Schlafsaal – abspielte, wobei der Schlafsaal tagsüber nicht benutzt werden durfte. Fast während seiner gesamten Dienstzeit war der junge Mann mit der Grundversorgung der Bewohner beschäftigt, für eine intensivere persönliche Ansprache, eine gezielte Förderung, ein Innehalten blieb kaum Zeit. Nicht zuletzt fehlte es schlicht an entsprechendem Beschäftigungsmaterial, etwa Musikinstrumenten, Bastelpapieren, Spiel- und Werkzeugen. Ein typischer langer, körperlich und mental anstrengender Arbeitstag von Herrn T. gruppierte sich um die Mahlzeiten und die Toilettengänge und sah in etwa so aus:

> „Ja, es ging um 6 Uhr los. […] Es gab noch keine Pamperswindeln, sondern es gab große Stoffwindeln. Und viele mussten abends gewickelt werden und sind mit einem, ja, es war wie Gummi, ein Gummituch, ungefähr ein Quadratmeter groß, das ist dann um den Körper herum gelegt worden und zugebunden worden und so hat man dann am Morgen die Leute aufgeweckt. War natürlich klar, viele haben eingenässt, eingekotet. Also, ging's erst mal los mit Waschen und Baden. Es gab ja, es gab ein Bad, es gab keine Dusche zu dem Zeitpunkt. Die Räume waren sehr eng. […] Es gab die Küche im Haus und es gab so einen Aufzug, den musste man mit einem Seil hochziehen. Und dann kam eine Glocke und dann hat man gewusst, jetzt muss man vorgehen und sein Frühstück holen oder sein Mittagessen oder sein Abendessen. Und das ist alles in

der Küche zubereitet worden. Wir haben auf der Wohngruppe damit nichts zu tun gehabt, sondern die Brote kamen geschmiert, meistens mit Margarine oder Butter, und ab und zu mal mit Marmelade. Es kam eine Kanne Kaffee, wobei das war Muckefuck, also kein Bohnenkaffee, oder auch kein koffeinfreier Kaffee. Und es war Plastikgeschirr da, Plastikteller und Plastiktassen. Und dann hat man das halt den Leuten mehr oder weniger hingestellt oder hingeknallt. [Bei] 16 Leuten, da muss man einfach schauen. Ja, und dann ist gefrühstückt worden. Wir hatten ein paar Leute da, die gefüttert werden mussten. Da mussten eben Einzelne warten, bis sie dann an der Reihe waren. Das hat sich schon eine Stunde ungefähr hingezogen [...] Ja, dann ging's weiter mit Aufräumen, Saubermachen. Also, auch, wir hatten ja dort diese behinderte Frau, die da noch geputzt hatte, aber wir mussten natürlich auch mithelfen beim Bettenmachen. Die waren ja dann nass. Die mussten abgezogen werden und, also, da gab's dann viel hauswirtschaftliche Tätigkeiten zu verrichten. Dann sind die Leute auf die Toilette gekommen. [...] Es waren drei kleine Toiletten, ganz eng, nebeneinander. In einem ganz engen Raum und dann waren so Töpfe da. [Die Türen fehlten.] [Das waren] Zylinder, die waren ungefähr einen halben Meter hoch, hatten oben dann einen breiten Rand und dann sind dann manche drauf gesetzt worden. Und die waren dann manchmal eine Stunde, eineinhalb Stunden dann auf diesem Zylinder. Damit sie halt nicht in die Hosen machen. Also, damit sie wirklich dann ihr Geschäft da auch erledigen. [...] Einmal in der Woche war dann Badetag. 16 Leute sind dann durchgeschleust worden durch die Badewanne. Das Wasser wurde gewechselt. Es gab auch warmes und kalt fließendes Wasser. Also, das war schon Standard. Aber es gab natürlich keine Hilfsgeräte für die Mitarbeiter. Es waren alles erwachsene Männer, die man dann alleine, beim Reinsteigen ging's ja noch, oder beim Reinheben, aber beim Rausheben, wenn die dann nass waren, also, das war schon körperlich heftige Arbeit. Und man konnte da nicht zu zweit hin, weil's einfach, weil's zu eng war, weil man oft allein auch im Dienst war zu dieser Zeit, ja. Zum Teil sind wir dann auch rausgegangen. Es gab hinten einen Garten am Haus Gottessegen, der war eingezäunt. Da konnten die Leute zum Teil selber raus. [...] Dann kam Mittagessen. Das lief ähnlich ab. [...] Zum Teil sind dann einige ins Bett, haben einen kurzen Mittagsschlaf gemacht. Na, dann mussten wir natürlich wieder aufräumen, abspülen, dann kam diese Toilettenrunde wieder. Das Absetzen, das hat sich ja dann auch hingezogen, bis da alle fertig waren. Und dann ist man rausgegangen, wenn's irgendwie möglich war, auch bei schlechtem Wetter, wenn's kalt war oder so. Das war kein Hinderungsgrund. Es sei denn, es hat ziemlich stark geregnet. Und dann ist man zu Hause geblieben und hat eben auch wieder so Spielangebote [gemacht], also, man hat gesungen miteinander, mal ein Bilderbuch durchgeblättert. Es war ja auch vom Material her noch nicht so viel da, Anfang der 70er Jahre. Das ist erst angeschafft worden. Es war so die Zeit des Aufbruchs. Viele Bewohner waren zu der Zeit gerade im Haus Gottessegen sogar den ganzen Tag noch im Bett gelegen. Es war auf unserer Gruppe nicht der Fall. Wir konnten alle raus nehmen. Aber auf anderen Gruppen sind wirklich welche den ganzen Tage im Bett gelegen, sind dort gefüttert worden. Weil sie schwerstbehindert waren. Das waren welche, die nicht einmal im Rollstuhl sitzen konnten, sondern einen Liegewagen gebraucht haben und es war damals einfach, ja, waren diese Geräte auch noch nicht vorhanden. [...] Die ganze Orthopädie hat sich auch erst entwickelt und auf so einen Personenkreis dann eingestellt zu der Zeit. Ja, und irgendwie gab's immer was zu tun. Der Tag ist rum gegangen."[14]

[14] Interview Florian T., 10.4.2013.

Rainer V. kam 1967 in die „Heimat" nach Polsingen, wo er in der „Kellerstation" arbeitete. Dass seine 20-köpfige Gruppe im Keller einquartiert worden war, lag daran zehn bis zwölf gehunfähige bzw. bettlägerige Bewohner darunter waren. Da es in der „Heimat" keinen Aufzug gab, sei letztlich nur der Keller geblieben, von dem man – recht praktisch – über eine „schiefe Ebene mit dem Rollstuhl rausfahren"[15] konnte. Nicht immer nutzte Rainer V. die Rampe. Zum Gottesdienst, der im Betsaal der „Heimat" stattfand, trug er die Männer kurzerhand auf seinem Rücken nach oben:

> „Das hieß, wir mussten drei Mal [mittwochs, freitags zum Wochenschluss, sonntags zum Gottesdienst] die Woche die Leute in den Betsaal befördern, und wieder runter. Auf dem Buckel, so lange es keinen Aufzug gab. […] Wir hätten mit den Rollstühlen fahren können, da hätten wir aber – mehr oder weniger – um's ganze Haus herum gemusst.".

Dunkel sei es im Keller nicht gewesen, aber man habe „die Leute, wenn sie außen vorübergingen, mehr von unten gesehen als von oben." Als Vorteil der Kellerstation wertete Rainer V. die Drei- und Vierbettzimmer, sonst habe es in der „Heimat" vor allem große Schlafsäle gegeben. Seine Arbeit in der „Heimat" erlebte der gelernte Maschinenbauer als eine Abfolge immer gleicher Handgriffe und Routinen:

> „Alle Mitarbeiter (Schwestern, Brüder, Freie) haben gemeinsam, nach dem täglichen Mittag-Lob im Betsaal, zu Mittag gegessen. Während dieser Zeit waren alle Behinderten in ihren Gruppen, diese waren versperrt. Ein männlicher Mitarbeiter hatte (wochenweise) ‚Aufsicht'. Der ging durch die Gruppen und schaute nach dem Rechten. Nachmittags gingen wir wieder raus, bis gegen vier, halb fünf. Denn um fünf gab's Abendessen. Und da waren dann alle wieder auf der Gruppe. Da habe ich die Leute wieder alle gefüttert. Dann die hygienischen Maßnahmen. Bis man dann die alle gewickelt [hat] und ins Bett bringt, da war's sieben. Sieben war Feierabend."[16]

Nachts setzten sich für Rainer V. bestimmte Routinen fort – vor allem ging es darum zu verhindern, dass die Bewohner sich einnässten oder einkoteten.[17] Diese in den beengten Sanitärräumen waschen oder baden zu müssen, hätte ein Vielfaches an Arbeit bedeutet. Weisungsgemäß weckte Herr V. die Bewohner also auf, um sie auf einen Toilettenstuhl zu setzen: „Man hatte seinen Plan, wen man absetzen muss, auf [den] Topf tun. […] Den [Plan] hat man im Kopf. Man kannte ja die Leute und man wusste, bei der ersten Runde sind die und die und die abzusetzen […] es war nicht auf jeder Gruppe jemand abzusetzen."[18] Das regelmäßige aus dem Schlaf gerissen werden war offenbar jahrzehntelange Praxis

15 Interview Rainer V., 11.4.2013. Für das nachfolgende Zitat ebd.

16 In diese Aussage ist die schriftliche Mitteilung von Rainer V. vom 4.9.2013 eingeflossen.

17 „Alle männlichen Mitarbeiter mussten der Reihe nach vier Wochen (am Stück) Nachtwache machen. Es waren für mich immer die härtesten vier Wochen im Jahr. Dafür bekam man dann vier Tage frei: Es konnte der Fall sein, dass meine Nachtwache am Donnerstag Früh zu Ende war. Dann hat die Hausmutter gesagt: ‚Also: Donnerstag, Freitag, Samstag, Sonntag – das sind vier Tage, und am Montag arbeiten Sie wieder im Tagdienst!'" Schriftliche Mitteilung von Rainer V., 4.9.2013.

18 Interview Rainer V., 11.4.2013. Für die nachfolgenden Zitate und Ausführungen ebd.

in der „Heimat". Die Bewohner seien „das gewohnt" gewesen, erklärte Diakon V. auf Nachfrage. Dass sieben Männer seiner Gruppe tagein, tagaus im Bett liegen mussten, lag – folgt man Rainer V. – primär nicht an deren Unbeweglichkeit, sondern am fehlenden Platz für ihre Roll- oder Liegestühle, vor allem aber an den fehlenden Mitarbeitern:

> „Und die habe ich alle nach und nach rausgebracht aus dem Bett. Angezogen in der Früh, ich hatte dann auch mehr Mitarbeiter. Und da konnten wir das machen, und dadurch wurde dann der bisherige Tagesraum zu klein. Dann habe ich gesagt, jetzt müssen nicht mehr alle im Bett liegen, jetzt können sie raus. Und dann hat man eben eine Wand zwischen so einem Schlafzimmer und dem Tagesraum entfernt und dann war der groß genug. […] Aber ohne Personal geht's eben nicht, und da bleibt nur das Nötigste."

Einen großen Teil der täglichen Arbeit auf den Stationen machten hauswirtschaftliche Tätigkeiten aus. Keiner der Interviewpartner aber hatte im Vorfeld einschlägige hauswirtschaftliche Erfahrungen gesammelt. Es waren die Schwestern, die nun den jungen Männern zeigten, wie man ordentlich die Betten macht, effizient putzt, platzsparend Kleidung zusammenlegt usw. Hin und wieder hätten sie auch gekochte Kartoffeln gepellt, erinnerte sich Herr V. Die Diakonissen seien „gute Lehrer gewesen". Den Mitarbeiterinnen und Diakonissen war die Verrichtung von Haus- und Putzarbeiten keine besondere Erwähnung wert, was sicherlich daran lag, dass sie – getreu dem damaligen Frauenbild – bereits zu Hause derlei Tätigkeiten erlernt und eingeübt hatten. Als unsere Gesprächspartnerinnen in die Arbeit kamen, konnten sie Betten machen, flicken, putzen, bügeln, kochen usw. und waren von Anfang in der Lage, dem knappen hauswirtschaftlichen Personal und den Schwestern unter die Arme zu greifen.

Brigitte B. arbeitete in den 1970er Jahren in Rothenburg ob der Tauber. Ihren damaligen langen Arbeitstag hat sie noch deutlich vor Augen. Sehr irritierend fand sie, dass sie die Bewohnerinnen füttern musste, während diese auf ihren Toilettenstühlen saßen. Brigitte B. berichtete das Folgende:

> „Das Essen war einfach rationiert. Ich erinnere mich zum Beispiel, es gab ein oder zwei Scheiben Brot am Abend und eine kleine Scheibe Mettwurst, das weiß ich noch lebhaft. Es war einfach rationiert. Du konntest auch nichts nachholen. Das [Brote schmieren] haben wir gemacht, weil auf der Gruppe, wo ich angefangen habe, waren eben Schwerbehinderte. Die haben das dann gar nicht gemacht. Und dann ist das auch nicht so geübt worden wie jetzt, dass man das als Ziel macht, das war damals nicht. Das war mehr: ‚OK, er kann's nicht, wir machen's.' […] Und aus Erzählungen weiß ich halt, dass ganz früher die Bewohner dann die Teller ausgeschleckt haben, rumgedreht und [wieder] verwenden mussten. Aber das habe ich nicht miterlebt. […] Ja, es [das Essen] war knapp. Es war halt immer Sparen angesagt. Was ich noch lebhaft in Erinnerung habe, ist: da war [das] Esszimmer und da waren auch Nachtstühle dann drin am Nachmittag. Das weiß ich noch wie heute, waren die Bewohner auf den Nachtstühlen und du bist wirklich rum gegangen, hast einen nach dem anderen das Essen eingegeben. […] Das ist eine Erinnerung, die ganz lebhaft in mir ist, ja. […] Und einen Latz hatten die an und du bist reihum und hast halt das Essen gegeben. Ja, das war dann am Nachmittag. Oder, ja und dann erst einen Spaziergang gemacht. Dann sind sie auch Hand in Hand gelaufen, immer zwei Leute, vorne ein größerer

Bewohner, der ihnen geholfen hat, hinten der Mitarbeiter. Und so ist man dann spazieren gegangen. […] Das war 71, ja. Immer zwei Bewohner waren in einem Wasser. Ein Mitarbeiter hat die Bewohner gewaschen, der andere hat sie abgetrocknet. Da war damals eine Diakonisse Stationsleitung, ja hat man sich aufgeteilt, der eine hat gebadet, der andere hat sie abgetrocknet. Und so haben wir die zwölf Leute nacheinander gebadet. Es war etwas seltsam, aber es war für mich, ja, so habe ich es eben gelernt und hab's halt gemacht. Man war braver Mitarbeiter. Man hat damals auch noch nicht so dagegen gesprochen. […] Die Kleidung ist also vorgegeben worden. Es gab ja Sonntagskleider, Werktagskleider, Schürzen, Ärmelschoner. Die Kleidung ist aus dem Schrank rausgekommen, vorgerichtet und haben die Bewohner das angezogen, was sie bekommen haben. Und wenn's verschmutzt war oder so, mussten sie auch fragen, ob sie dann was anderes anziehen können, damals noch. […] Ich kann mich noch an die Schutzjacke erinnern, wenn sie getobt haben. Das weiß ich noch. Oder auch einfach in ein Zimmer und zugemacht, wenn sie randaliert haben. Da [in Rothenburg] hat's jetzt keine Kämmerle gegeben, aber die Bewohner mussten halt dann ins Schlafzimmer und da ist dann zugemacht worden. Und da durften die sich austoben, ja, bis sie sich wieder beruhigen. […] Ja, man musste sie ja schon festhalten, damit sie in die Schutzjacke kommen, mussten wir schon, ja. […] [Eine Belehrung, was zulässig ist und was nicht, ist] damals eigentlich nicht geschehen."[19]

Hinsichtlich ihrer Klientel konnten die Gruppen sehr gemischt sein. Dies war, wie eingangs dargelegt, auch die Absicht der Anstaltsleitung gewesen, als sie im „Plan zur Sanierung" geschrieben hatte: „Zusammenleben von Behinderten nach dem Mischungsprinzip durchaus möglich."[20] In der Praxis konnte diese Entscheidung durchaus Schwierigkeiten aufwerfen. Dies war vor allem dann der Fall, wenn „fittere" mit „schwächeren" Bewohner/-innen zusammenlebten, sich diesen irgendwann überlegen fühlten und infolgedessen nicht selten ein problematisches, die tatsächlichen Fähigkeiten übersteigertes Selbstbild entwickelten. In seiner neuen Gruppe, so Michael A., habe es eine ganze Reihe junger Männer gegeben, die nicht wirklich in eine Geistigbehinderteneinrichtung gepasst hätten und die sich für ein Leben „draußen" durchaus gewappnet sahen. Dass einige von ihnen aus Bruckberg flüchteten, führte Michael A. aber nicht auf ihre Fehlplatzierung zurück, sondern auf die prekären räumlichen Gegebenheiten im Heim, die fast keine Privatsphäre zuließen:

„Es waren natürlich auch richtig geistig behinderte Menschen dabei, aber es waren Grenzfälle […] dabei, die also […] schon ihre eigenen Lebensvorstellungen durchsetzen wollten.[…] Ein großer Traum war: ‚Raus aus dem Heim.' Dann kam's immer wieder dazu, dass da mal jemand abgehauen ist. Man muss auch sagen, also, auf dieser Gruppe waren die Lebensumstände nicht so optimal. Das waren, soweit ich mich erinnere, vielleicht so 16, 17 Männer. Und auf der Gruppe waren zwei Schlafsäle mit Eisenbetten, Doppelbetten. Und ja, da haben die halt drin geschlafen in zwei Schlafsälen, also richtig große Schlafsäle. Einen Gruppenraum hat's gegeben und noch so ein kleines Nebenbüro. Das war's eigentlich schon."[21]

19 Interview Brigitte B., 12.12.2012.

20 Plan zur Sanierung, S. 6.

21 Interview Michael A., 12.12.2012. Für das nachfolgende Zitat ebd.

Als den Arbeitsalltag erschwerend empfanden einige Gesprächspartner/-innen einen Stations- oder Gruppenwechsel, der sich aus heiterem Himmel ergeben konnte. So erging es zum Beispiel Michael A., der Anfang der 1970er Jahre in Bruckberg arbeitete. Bis dahin für eine Gruppe im Rollstuhl sitzender Schulpflichtiger zuständig, sah sich Herr A. nun mit einer außerordentlich agilen Gruppe junger Männer konfrontiert. Nach überkommener Manier war er weder gefragt noch rechtzeitig informiert worden. Ein wenig erinnert dieses Vorgehen an den Umgang mit Heimbewohner/-innen, denen – wie oben dargelegt – ebenfalls plötzlich und unerwartet ein Gruppen- oder gar ein Einrichtungswechsel mitgeteilt wurde. Michael A., der noch keine heilpädagogische Ausbildung besaß und seinerzeit als Hilfspfleger eingestellt war, blieb also nur wenig Zeit, sich auf sein neues Arbeitsgebiet einzustellen:

> „Mir hat das dann sehr leid getan, als ich da weg musste. Und es ging auch hoppla hopp, also damals ist ja nicht viel gefragt worden, da hat's halt geheißen: ‚Nächste Woche bist du auf einer anderen Gruppe.' Das ging ruckzuck. Und es war auf einer Weihnachtsfeier, das war nicht so einfach. Und dann bin ich eben auf eine Jugendgruppe gekommen, die junge Männer hatte, und es war jetzt was völlig anderes. Also, die waren nicht mehr körperbehindert. Die waren zum Teil verhaltensgestört, geistig behindert, und es war ein völlig anderes Klientel. Es waren so richtig junge Männer, voller Kraft und Saft würde ich jetzt mal sagen. Waren natürlich auch entsprechend aufgestellt, waren zum Teil auch sehr aggressiv untereinander, gegen Mitarbeiter, und das war eigentlich, ja, eine ziemlich schwierige Gruppe."

Auch Florian T. erlebte einen überraschenden Gruppenwechsel. Anfangs für eine Gruppe schwerbehinderter Männer zuständig, trug er nun die Verantwortung für eine lebhafte Jungengruppe im Sonnenhof:

> „Und das ist mir unheimlich schwergefallen. Bisher hatte ich da Leute, die antriebsschwach waren, die man schieben musste und ziehen musste und sagen: ‚Komm doch und geh mit', und so. Jetzt waren da oben Kinder, die quirlig waren. Damals waren dort oben nur Jungs, gab's keine Mädchen zu dem Zeitpunkt, 71, 72 bin ich da hoch. Und das ist mir am Anfang unheimlich schwergefallen, dieses Quirlige, immer wieder Bremsen und Zurückrufen und das nicht Sitzenbleiben am Tisch. Aufspringen und dann Sachen runter schmeißen, dann dem Nebenmann beim Essen in den Teller greifen. Alles, was man sich denken kann."[22]

Als anstrengend erlebte Torsten Y. das Einüben und Ritualisieren von durchaus gängigen Alltagsroutinen. Vor allem das Händewaschen vor dem Essen bedurfte bei den Kindern – wie in „normalen" Familien auch – ständiger Erinnerungen und Ermahnungen:

> „[Ich] hatte auch Bring- und Holdienste für die schulpflichtigen Kinder. Ja, und dann haben wir meistens ein oder zwei Heimbewohner mitgenommen. Einer, der laufen hat können, und einer, der im Rollstuhl gefahren ist. [...] Und das war immer so ein Highlight: ‚Jetzt geh' ich in die Schule.' [...] Na ja, dann heim, Hände waschen, das

[22] Interview Florian T., 10.4.2013.

> war dann auch immer so ein Heimbewohnerproblem. ‚Warum muss ich mir, ich komm' ja von der Schule, warum muss ich mir die Hände waschen vor'm Essen?'"[23]

Schwester Heidemarie W. denkt gerne an ihre „Bubengruppe" im Christophorus-Heim zurück, für die sie, nur unterstützt von einer Helferin, alleine verantwortlich war. Sie hing an den kleinen Jungen, die „sehr anhänglich und vertrauensvoll" gewesen seien. Mit Erreichen des schulpflichtigen Alters waren diese vormittags aus dem Haus. Zwar war der Weg zur Schule ausgesprochen kurz – „zwei Treppen, über den Hof"[24] –, aber es sei trotzdem „eigenartig gewesen, meine Kinder loszulassen", so Schwester Heidemarie. Trotzdem sei sie froh gewesen, wenn die Last des Tages zu Ende war und es um 19 Uhr in „Richtung Bett" ging: „Dann reichte die Kraft nicht mehr." Sie sei an jedes Bett getreten, habe jedem Jungen die Hand gegeben und ihm eine gute Nacht gewünscht. Dann sollten die „kleine Leutle" schweigen und schlafen. Das habe in der Regel gut funktioniert. Schlimm sei es aber gewesen, wenn dieses Ritual unterbrochen wurde, etwa wenn das Telefon läutete oder jemand kam. Dann habe sie manchmal mehr als zwei Stunden gebraucht, um wieder Ruhe in den Schlafsaal zu bekommen. Dies sei „die Not der großen Gruppe" gewesen. Sie sei ein „heiterer Tierbändiger" gewesen. Vor allem die Sonntage seien sehr anstrengend gewesen, weil die Helferin ja auch einmal „frei" haben sollte, sie, Schwester Heidemarie, aber auch. Da es an Personal fehlte, habe sie die meiste Zeit auf ihre freien Sonntagnachmittage verzichtet: „Die Helferin sollte nicht alleine sein."

Eine große Mädchengruppe habe sie hingegen an die Grenzen ihrer physischen und psychischen Leistungsfähigkeit gebracht. Ihr sei dann oft der Diakonissenspruch *Wilhelm Löhes* (1808–1872) durch den Kopf gegangen: „‚Komm' ich um, so komme ich um.' Ich will doch nicht umkommen!"[25]

Aggressionen und Gewalt von Seiten der Bewohner/-innen

Das herausfordernde, manchmal distanzlose und sehr anhängliche, manchmal das ruppige und hin und wieder gewalttätige Verhalten der ihnen Anvertrauten bezeichneten die (ehemaligen) Mitarbeiter/-innen als eine der größten Belastungen insbesondere als sie frisch in der Arbeit bzw. im Beruf waren. Vor allem das Ungewohnte und Unvorhersehbare in den Äußerungen und Handlungen der Bewohner/-innen bestürzte sie anfangs. Bevor auf die Erlebnisse unserer Interviewpartner/-innen eingegangen wird, soll ein Dokument aus den 1950er Jahren vorgestellt werden. Es stammt aus der Feder von Schwester Olga J. (* 1896), einer erfahrenen und bereits seit vielen Jahren in der „Behindertenarbeit" stehenden Diakonisse, die in großer Offenheit ihre Bedrängnisse in Polsingen schilderte. Dort verantwortete sie eine Station mit psychisch kranken Jugendlichen und Männern, darunter auch hirnverletzte ehemalige Weltkriegsteilnehmer. In einer

---

23 Interview Torsten Y., 11.12.2012.

24 Interview Heidemarie W., 24.6.2010.

25 Interview Heidemarie W., 24.6.2010.

kleinen Niederschrift mit dem Titel „Einiges von meinen Kranken am Samstag vormittag, den 17.11.1951, von 7–8 Uhr“[26] berichtete die Schwester von einer „ganz normalen“ Morgenstunde ihres Arbeitsalltages, der – wohl nicht zum ersten Mal – von dem unbeherrschten Verhalten und Schlägen seitens eines ihr Anvertrauten und rigiden (Selbstschutz-)Maßnahmen der 55-jährigen Schwester, die offenbar nur mit einer Hilfskraft klar kommen musste, geprägt war:

> „Morgens 7 Uhr: Meine Hilfe vom 1. Saal kommt und sagt: ‚Der Erich wäscht sich nicht‘ (ein 25-jähriger Kriegsinvalide). Ich sage mit ruhiger Stimme: ‚Komm, Erich, wasch dich.‘ Er sagte mit ganz wirren Augen und wilder Stimme: ‚Ich sage dir, du gehst naus, machst, dass naus kommst oder ich schlage dir Eine nei, dass dir das Blut rausspritzt, du Dreckschwein‘ und dergl. Da ich schon zweimal Eine bekommen habe, konnte ich weiter nichts sagen: ‚Erich, wenn du nicht brav bist, hole ich den Bruder Otto.‘ – Später wurde er wieder ruhiger.
> Ein zweiter Schizophrener hat zur Zeit keine guten Tage, ich suchte ihn auf der ganzen Station und fand ihn nicht, da war ich froh, dass ich ihn in aller Frühe im Garten sah.
> Ein dritter jugendlicher Schwachsinniger, 16 Jahre alt, musste ich in die Zelle tun, weil er trotz Zwangsjacke mit den Füßen die Stühle umwarf und die Füße auf den Tisch tat.
> Das alles in einer Stunde, dazu noch die harmloseren Fälle, wo die Geduld und die Liebe nicht aufhören darf. Doch schenkt uns Gott manche ruhige Stunde, wo ich mit ihnen beten, auch musizieren und singen darf.“

Alle interviewten (ehemaligen) Mitarbeiterinnen haben Situationen erlebt, in denen Bewohner/-innen sich aufsässig, nicht selten gewalttätig verhalten haben. Torsten Y. berichtete, dass er von einem Bewohner ab und an „in den Schwitzkasten“ genommen worden sei. Florian T. erlebte, wie eine seiner Kolleginnen Opfer von Gewalt wurde:

> „Ich habe zum Beispiel erlebt, wir waren auf einer Kirchweih unten im Dorf, da ist einer auch aus dem Haus Gottessegen Karussell gefahren, 49 Jahre alt, dann haben die Mitarbeiter Bratwürstchen bestellt und Bier, das kam, und dann geht die Mitarbeiterin hin, holt den raus, setzt sich neben ihn, um ihm beim Essen zu helfen. Plötzlich nimmt er seinen Bierkrug und knallt ihr den Bierkrug auf den Kopf, so, dass natürlich gleich das Blut geflossen ist, die Mitarbeiterin hatte eine Riesenplatzwunde und eine Gehirnerschütterung. Also, es war kein Anzeichen da, dass jetzt eine Gewaltsituation entsteht. Das war so schnell, da konnte kein Mensch reagieren. Also so Dinge, die sind schon passiert. Die konnten dann natürlich auch Medikamente nicht verhindern. Also, so ein paar unberechenbare Leute hat man immer in den Gruppen gehabt.“[27]

Aber auch Florian T. wurde selbst mehrfach während seiner 40-jährigen Dienstzeit angegriffen. Dabei ist es ihm, nach eigenem Bekunden, immer gelungen, die Situation zu deeskalieren ohne körperliche Gewalt anzuwenden:

> „Ich war mal einem jungen Mann gegenüber gestanden. Wir hatten beide eine Latte in der Hand und es ist dann, Gott sei Dank, nichts passiert. Letztendlich denke ich we-

26 Das Dokument findet sich in: ZADN, Akte Polsingen Pflegeanstalt (Schloss und Heimat) 1950–1954. Rechtschreibung und Interpunktion wurden behutsam angeglichen.

27 Interview Florian T., 10.4.2013. Für die nachfolgenden Ausführungen und Zitate ebd.

> gen meines energischen Auftretens. Ich habe gesagt: ‚Du kannst das machen. Ich ziehe mich nicht zurück. Und dann schlagen wir uns aber wirklich alle beide.' Und dann hat er einen Rückzieher gemacht."

Ein anderes Mal musste Florian T. eine Mitarbeiterin vor einem jugendlichen Bewohner beschützen, der daraufhin auf den Diakon losging:

> „Einer hat mich mal angegriffen im Kinderbereich oben. Das war ein Jugendlicher, 16 Jahre alt, der dann sich verändert hat. Entweder ist er da in die Pubertät gekommen und hat sich dann immer wieder zurückgezogen in sein Bett. Und wenn man dann in den Raum rein ist, dann ist er raus gehüpft und hat den Mitarbeiter angegriffen. Und ich hatte damals eine junge Holländerin, eine Kollegin, die sehr klein war und sich dem auch nicht widersetzen konnte. Und ich war dann Gruppenleiter da oben und bin mittags nach Hause, war keine zehn Minuten daheim, kam der Anruf: ‚Der Lothar hat mich schon wieder angegriffen.' Na ja, dann bin ich halt wieder hoch. Versucht, die Situation zu entspannen und den Lothar auch wieder zu beruhigen. Aber der ist dann schon mal gelegentlich auch auf mich los. Aber da habe ich dann gemerkt, er hat die Kraft nicht, mich zu besiegen. [...] Ich denke, man hat dann geschrien. Das gab's schon. Manchmal musste man ganz deutlich sagen: ‚Also, jetzt ist Schluss' oder so."

Dass sich Diakon T. vor allem auf seine Stimme und ein entschiedenes Auftreten in Konfliktsituationen verließ, hängt eng mit einem Ereignis zusammen, das ihm noch heute auf der Seele liegt und ihm arg zu schaffen macht. In bemerkenswerter Offenheit räumte er nämlich ein, einen seiner Schützlinge in Bruckberg einmal geschlagen zu haben. Dieser habe sich geweigert, zur Arbeit zu gehen. Dass ihm dies passiert ist, tue ihm immer noch „unheimlich leid":

> „So was will man ja eigentlich überhaupt nicht. Aber es ist passiert und [ist] auch nicht mehr rückgängig zu machen. Damit habe ich mich lange auseinandergesetzt und habe dann für mich so auch entschieden, das ist nicht der Weg hier, mit den Menschen umzugehen und denen zu begegnen, das kann's nicht sein. Es ist was anderes, wenn man angegriffen wird, dann muss man sich verteidigen. Aber es kann nicht sein, dass man mit Schlägen oder Gewalt Konflikte bewältigt, wobei das natürlich da war. Es hat Ohrfeigen gegeben, das muss ich so sagen, also, jetzt nicht von mir, aber ich habe das natürlich auch mitgekriegt von Kollegen. Auch dann im Kinderbereich. Da war's dann noch eher, ein Kind schlägt man halt leichter als einen erwachsenen Menschen, denke ich. Der Erziehungsstil war zu der Zeit auch gerade in der Gesellschaft im Umbruch. [...] Ich meine, Gewalt ist immer eine Frage, besonders bei den Menschen, die abhängig sind, und es geht um Macht."

In Bruckberg wurde Michael A. einmal unversehens von einem Bewohner mit einem Messer bedroht: „Herr A., jetzt steche ich dich ab!" Die Situation sei glimpflich verlaufen, er habe dem Angreifer das Messer entwinden können. Dieser „Messerfreund" sei noch heute in seiner Gruppe, berichtete Herr A. im Interview, hin und wieder würden sie über die brenzlige Situation von damals miteinander sprechen. Wieso dieser Bewohner Herrn A. angriff, ist unklar. Allerdings wandte der Bewohner nicht zum ersten Mal in seinem Leben Gewalt an, um seine Interessen durchzusetzen. Um sein Ziel, von der Arbeit in der Werkstatt befreit zu werden, begann er zum Beispiel, deren Inventar zu beschädigen bzw. zu zerstören:

> „[Der] hat damals schon durchgesetzt, dass er nicht in die Werkstatt gehen muss. Mit zum Teil ganz massiven Methoden. Dass er also mutwillig damals in der Werkstatt die Sachen zerstört hat. Fensterscheiben eingeschlagen hat und so. Und irgendwann hat man halt eben gesagt, der ist nicht mehr tragbar in der Werkstatt. Und seitdem ist der nicht mehr in der Werkstatt. Und der arbeitet jetzt bei uns im hauswirtschaftlichen Bereich mit, macht Besorgungen, tut putzen und so. [...] Und das macht er sehr sorgfältig und auch sehr zuverlässig, doch, muss man echt sagen."[28]

Offenbar lag dem Bewohner die Arbeit in der Werkstatt nicht, vielleicht waren ihm auch die zahlreichen anderen, ihm meist unbekannten Bewohner/-innen einfach zu viel. Wieso er letztlich zu den geschilderten recht rabiaten Methoden griff, muss offen bleiben. Wahrscheinlich wusste er einfach keinen anderen Weg, um sein Problem zu lösen.

Die (ehemaligen) Mitarbeiterinnen und Diakonissen berichteten ebenfalls von aggressivem Verhalten seitens der Bewohner/-innen. Schwester Frieda U. hatte viele verhaltensauffällige Menschen in ihrer Gruppe, die hin und wieder Mobiliar beschädigten, gar zerstörten. Ihre Mitarbeiter/-innen fürchteten die Arbeit mit diesen Bewohner/-innen, trauten sich nicht mehr in die Gruppen hinein. Schwester Frieda war es nun sehr wichtig, dass ihre Mitarbeiter/-innen Strategien erlernten, um innerlich stärker zu werden und besser mit Ängsten fertig zu werden. Sie habe dann auch schon mal einen Psychologen zu Rate gezogen. Dieser habe eigentlich „ganz banale Sachen" gesagt, die sich aber als sehr nützlich erwiesen hätten. Zum Beispiel habe es eine Frau gegeben, die einer Mitarbeiterin ständig fest an deren Haar zog. Der Psychologe habe ihr empfohlen, in einem solchen Fall den Kopf zu senken und auf den Bauch der Bewohnerin zuzugehen: „Dann geht die rückwärts und lässt los. Die kriegt Angst, wenn sie rückwärts gehen muss."[29] Diese und andere Ratschläge hätten dazu beigetragen, brenzlige Situationen zu mildern, die Wogen zu glätten. Letztlich sei die Angst der Mitarbeiter/-innen geschwunden, wussten doch diese nun genau, wie sie in bestimmten Situationen souverän handeln konnten. Halfen derlei Methoden nicht, so seien renitente und gewalttätige Bewohner/-innen durchaus auch einmal in ihren Zimmern eingesperrt worden – allerdings stets mit Genehmigung der Heimleitung. In einem Fall sei einmal die Heimaufsicht gekommen, die eingeladen worden war, um „der Befestigung der Zimmereinrichtung zuzustimmen".[30] Die verhaltensauffällige Bewohnerin hätte während des ganzen Besuches „wie ein Lamm" dagesessen, so dass der Vertreter der Heimaufsicht nicht glauben mochte, dass die Frau zuvor ihr gesamtes Mobiliar sowie ein schweres Fenster zerstört hatte. „Am Schluss", so Schwester Frieda, habe die Bewohnerin „immerhin noch jemanden von denen ins Bein gebissen. Da waren wir aber froh!"[31]

---

28 Interview Michael A., 12.12.2012.

29 Interview Frieda U., 11.12.2012.

30 Schriftliche Mitteilung Frieda U., 2.9.2013.

31 Interview Schwester Frieda U., 11.12.2012.

Halt in Schwesternschaft und Brüderschaft

Gisela X., Heidemarie W., Frieda U., Florian T. und Rainer V. schlossen sich der Schwestern- bzw. der Brüderschaft an. Befragt nach ihren Motiven, betonten alle Gesprächspartner/-innen, dass es für sie nahe gelegen habe, den Charakter ihrer Arbeit in einer diakonischen Einrichtung mit einem Bekenntnis zu unterstreichen. Dabei spielten andere Menschen in ihrem Entscheidungsprozess eine wichtige Rolle. Für Schwester Heidemarie war dies *Marie Meinzolt* (1889–1962), die Leiterin der Heimerzieherinnenschule. Schwester Marie sei sogar der „Auslöser" für ihren Eintritt gewesen, betonte die Diakonisse.[32] Frieda U. lernte während ihrer Ausbildung einige Neuendettelsauer Schwestern näher kennen und war von deren Geradlinigkeit und Verbindlichkeit, man kann auch sagen: Tatchristentum, sehr beeindruckt:

> „Da drüben habe ich ja dann Diakonissen erlebt, die haben mich wirklich überzeugt. Die haben nicht fromm geredet, die haben gehandelt. Es gab auch andere, die mich nicht überzeugt haben, aber die gibt's überall. […] Aber hier habe ich es dann halt an mehreren erlebt, und dann habe ich mir gedacht: ‚Ja, kannst du ja mal probieren, diese Lebensform.' Da ging's ja nicht mehr um Beruf, sondern da ging's ja um die Lebensform. […] Und es gab nie einen Grund [zu sagen]: ‚Nein danke, ich mache das lieber ohne diese Form.' Und da bin ich heute noch."[33]

Auf die Frage, ob ihr die Gemeinschaft Halt gegeben habe, sagte Schwester Frieda:

> „Ja, ja, auf jeden Fall. […] Insgesamt sage ich immer wieder, dass es einfach hilfreich ist. Ich begegne einer Schwester und [muss] mich der gegenüber nicht definieren, was ich für eine Grundeinstellung habe, welche sie wohl hat und so. Da gibt's einen Level, von da ab kann ich weitergehen. Will ich? Kann ich? Will ich nicht, brauche ich auch nicht. Das ist ja auch ein Vorteil an der Gemeinschaft. Ich muss ja nicht mit jeder können. […] Muss auch nicht jede mit mir können."

Florian T. kam über einen älteren Schulfreund, der auch nach Bruckberg gegangen war, zur Brüderschaft: „Und dann habe ich mir gesagt: ‚Mensch, das könnte was für deinen Lebensweg sein.'"[34] Für Diakon T. stellt die brüderliche Gemeinschaft einen ihn nach wie vor tragenden Faktor in seinem Leben dar:

> „Also, das schweißt zusammen, wenn man dann vier Jahre immer diese drei Wochen beieinander ist und auch diese Montage dann auch hier miteinander wohnt auf einer Etage. Wir haben uns sehr gut gekannt. Wir haben uns ausgetauscht. Und, ja, es sind dann auch Beziehungen entstanden innerhalb oder untereinander zwischen den Brüdern und auch zwischen den Familien. Also, die Frauen waren immer mit eingebunden in der Diakonenschaft, bei allen Veranstaltungen waren auch Frauen mit anwesend. Von daher sind auch familiäre Bindungen und Beziehungen entstanden. Es war schon eine tolle Seite. Das hat mich auch immer wieder weitergetragen in meinem Leben oder auch in meiner Entwicklung."

---

32 Interview Schwester Heidemarie W., 24.6.2010.

33 Interview Frieda U., 11.12.2012. Für das nachfolgende Zitat ebd.

34 Interview Florian T., 10.4.2013. Für das nachfolgende Zitat ebd.

Auch die Diakonisse Gisela X. betonte im Interview das gegenseitige Vertrauen und die Hilfe, die die Schwesternschaft sich gegenseitig gab: „Wir wussten viel voneinander und haben uns gegenseitig begleitet.“[35] Um dann von einem Ereignis zu berichten, das sie – obwohl es viele Jahre zurückliegt – immer noch sehr bewegt: Gemeinsam mit den Brüdern und diakonischen Schwestern wurde sie eingesegnet: „Wir waren die erste gemeinsame Beauftragung. Wir halten heute noch zusammen. [...] Dass man sich auch mit den anderen Gemeinschaften durch Jesus Christus verbunden fühlt.“

Der „Umbruch“

Am späten Abend des 21. November 1964 kam es zu einer denkwürdigen Zusammenkunft im Büro von Pfarrer Heinz Miederer in Neuendettelsau. Neben zwei Neuendettelsauer Diakonissen waren drei Amerikaner, ein Pastor und zwei junge Theologiestudenten, anwesend. Die beiden letztgenannten wollten praktische Erfahrung in der „Behindertenarbeit“ sammeln. Nach einigen Wochen Praktikum in Bruckberg sahen die Amerikaner sich veranlasst, der Anstaltsleitung in Neuendettelsau ihre Eindrücke über die dortigen Verhältnisse darzulegen. In dem Gespräch verwiesen die Amerikaner auf nach ihrer Meinung erhebliche Mängel bei den Organisationsstrukturen und den Arbeitsbedingungen. Auch am Arbeitsverhalten und der Einstellung der Mitarbeitenden übten sie Kritik. Dabei bezogen sie sich auf konkrete Vorgänge.[36]

Die Kritik der diakonischen Helfer aus den USA wurde von Miederer nicht akzeptiert. Ihr Einsatz wurde abgebrochen. „Auf keinen Fall“ könnten die Amerikaner „weiter in Bruckberg arbeiten, zumal jetzt, wo die Adventszeit allen Menschen Freude bringen solle und drüben doch so eine trübe Atmosphäre herrsche“.

Dieser adventliche „Krisengipfel“ fiel in das Jahr, als man in Neuendettelsau in einer eigens gegründeten Arbeitsgruppe darüber nachzudenken begonnen hatte, wie die „Geistigbehindertenarbeit“ „aufzulockern“ sei. Als Experimentierfeld war Bruckberg auserkoren worden. Am Rande des Anstaltsgeländes sollte ein „Kinderdorf“ entstehen.[37] In zwei „Probehäusern“ (dem „Birkenhof“) sollten „Erfahrungen gesammelt werden über den Lebensrhythmus einer solcher Familie“. Zugleich sollte in den beiden „Probehäusern“ Erfahrungen hinsichtlich der Personalausstattung gesammelt werden: „Wie weit wird es möglich sein, mit nur halb ausgebildeten Kräften zu arbeiten? Wie weit kann die Arbeit von freien

---

35 Interview Gisela X., 12.12.2012. Für das nachfolgende Zitat ebd.

36 Gedächtnisprotokoll über das Gespräch am 21. November 1964, abends ½ 8 Uhr im Büro von Herrn Pfarrer Miederer vom 27.11.1964, in: ZADN, Akte Bruckberger Heime 1964–1972, I. Von einer detaillierten Wiedergabe des Protokolls wird vorliegend, mit Rücksicht auf den ausdrückli chen Wunsch seinerzeit Beteiligter, abgesehen.

37 Protokoll der Sitzung des Sachausschusses und des Erweiterten Direktoriums am 23. April 1964, in. ZADN, Akte Bruckberger Heime 1964–1972, I. Die nachfolgenden Zitate und Ausführungen nach ebd.

Kräften gemacht werden?" Diese Zielsetzung mutet merkwürdig an: Man hatte doch bereits ausreichende Erfahrungen mit „halb-" bzw. „unausgebildeten Kräften" gemacht, und zwar keine guten. An diesem Punkt entspann sich schließlich eine ganz grundsätzliche Diskussion über Ort und „Aufgabe unserer Diakonie". Völlig richtig erkannte man, dass „die schwächsten unter den Geistesgebrechlichen kaum anderswo Platz finden als in den Anstalten der Diakonie". Man wolle sich auch weiterhin diesem „Auftrag" stellen. Angesichts des gravierenden Rückgangs der Schwesternzahlen – Überalterung, Tod und ausbleibende Neueintritte –, sahen die Teilnehmer/-innen ein, dass man sich auch freien Kräften gegenüber öffnen müsse. Auf keinen Fall aber dürfe es ein „Team ohne Diakonissen" geben, denn „es darf kein säkularer Geist eindringen".

Mit dem „Plan zur Sanierung" 1972 sollte letztlich nicht nur eine langjährige Bau- und Renovierungsära, sondern auch ein grundlegender und letztlich unumkehrbarer Wandel in der Arbeit eingeläutet werden. Allerdings darf man sich diesen „Umbruch" nicht als einen radikalen Wandel vorstellen, der sich von einem Tag auf den anderen vollzog. Vielmehr ist das Prozesshafte des „Umbruchs" zu betonen, der von allen – Bewohner/-innen wie Mitarbeiter/-innen – einiges abverlangen sollte.

„Das Amt der Diakonisse an den Geistesgebrechlichen"

Im vorangegangenen Kapitel wurde bereits ausführlich über die gewaltsame Behandlung von Heimbewohner/-innen referiert. Besonders ins Auge stach dabei die Situation in Himmelkron, wo Schwester Apollonia ein eisernes Regime aufgezogen hatte. Ihre persönlichen Beweggründe, aber auch die anderer Mitarbeiter/-innen zur Gewalt als „Erziehungsmittel" zu greifen, können nicht mehr im Detail rekonstruiert, allenfalls vermutet werden. Denn nicht jede überforderte Schwester und nicht jeder übermüdete Erzieher setzte sich mit körperlicher oder seelischer Gewalt durch, vielmehr hing die Entscheidung für oder gegen Gewalt maßgeblich von der jeweiligen Persönlichkeit ab. Klug trennte manche/r Mitarbeitende zwischen den tagtäglichen An- und Herausforderungen, die die Arbeit mit sich brachte, und der Art und Weise, wie diese letztlich befolgt und umgesetzt wurden:

> „Man kann nicht sagen, dass alle Diakonissen oder Schwestern oder Mitarbeiter von damals geschlagen haben. Das war eine personenabhängige Sache. Ich denke, die äußeren Umstände, ja, da konnte ja niemand was dazu, das war einfach so. Dass zum Beispiel einmal in der Woche gebadet wurde oder was auch immer war. Das wurde so eingefordert, aber der Umgang an sich, das war eine personenabhängige Sache."[38]

Den leitenden Schwestern war durchaus bewusst, dass es in ihren Verantwortungsbereichen zum Teil erhebliche Probleme gab, die sie auf die überbelegten Stationen, die Überdehnung der Arbeitsfelder und den chronischen Schwes-

38 Mündliche Mitteilung X. Y.

ternmangel zurückführten. Die im Dienst stehenden Mitschwestern überarbeiteten sich, wurden krank und rissen eine weitere Lücke in die ohnehin dünne Personaldecke. 1952 schrieb die Hausmutter von Polsingen in ihrem Jahresbericht über den körperlichen und seelischen Zustand ihrer Schwestern das Folgende:

> „Der Gesundheitszustand der Schwestern war in diesem Jahr leider unbefriedigend. Durch mehrwöchentlichen Krankenhaus- und Erholungsaufenthalt von mehreren Pflegeschwestern entstanden vielfach große Schwierigkeiten, sodass der so notwendige eingeführte freie Tag nicht immer eingehalten werden konnte. [...] Wir hoffen und vertrauen sehr auf die Einsicht des Mutterhauses, dass uns wenigstens wieder eine gesunde und tragfähige [!] Schwester zugeführt wird, nachdem unsere Stationen im Schloss durchwegs mit gesundheitlich sehr reduzierten und infolgedessen arbeitsmäßig überforderten Schwestern besetzt sind.“[39]

Dass manche Schwester zur Gewalt griff, um durch die Arbeit und den Tag zu kommen, war dem Vorstand in Neuendettelsau nicht unbekannt. Dass derlei Vorfälle nicht unbedingt geahndet wurden, belegt etwa ein Schreiben von Schwester Regina H. aus Himmelkron an ihre Oberin im November 1951:

> „Von manchen Gesichtspunkten aus ist es wohl gut, wenn S. Ännchen P. in eine andere Arbeit kommt. Sie hat hier schon ihr Bestes geleistet und hat sich aufgeopfert für die Kinder, dass sie ihr dabei aber über den Kopf wuchsen, merkte sie selbst nicht, man muss es auch von der barmherzigen Seite her beurteilen. Der Versetzungsbrief überraschte S. Ännchen sehr und ich versuchte ihr gut zuzureden, soweit ich es vermochte. Unglücklicherweise war gerade vor einigen Tagen eine unangenehme Sache mit Eltern eines Kindes, die sich sehr beschwerten, dass die Kinder hier geschlagen werden und ich deshalb mit S. Ännchen und Fräulein G. reden musste. Nun glaubt S. Ännchen, dass das mit im Hintergrunde sei und sie deshalb versetzt werde. Ich versicherte ihr sehr, dass dies bestimmt kein Versetzungsgrund ist und dass das Mutterhaus auch aus diesem Grunde keine Schwester versetzen würde, aber beruhigen konnte ich S. Ännchen nicht.“[40]

1954 fasste sich die in der Verwaltung von Polsingen tätige Diakonisse Josephine Q. ein Herz und wandte sich an die Vorstände der Filialen und des Mutterhauses. Ihr lag die Zukunft der gesamten „Geistigbehindertenarbeit“ am Herzen, die – so ihre Meinung – dringend einer nicht nur personellen, sondern auch ideellen Aufwertung bedurfte:

> „Es ist doch einfach so, dass seit einer Reihe von Jahren in die Pflegeanstaltsarbeit fast nur noch Schwestern gestellt werden, die entweder schon älter waren oder infolge eines körperlichen, psychischen oder charakterlichen Mangels in den öffentlichen Krankenhäusern, Altersheimen usw. nicht verwendet werden konnten. Dass das mit der Zeit zu einer spürbaren qualitativen Herabminderung des Pflegepersonals führen musste, lässt sich denken. [...] Wenn grundsätzlich nur noch Schwestern in die Pflegeanstalten abgestellt werden, die nicht oder nicht mehr als vollwertig anzusehen sind,

[39] Jahresbericht der Polsinger Pflegeanstalten mit Schlossgut über das Jahr 1952, 28.1.1953, S. 2, in: ZADN, Akte Polsingen Pflegeanstalt (Schloss und Heimat) 1950–1954.

[40] Schwester Regina H. an die Oberin, 3.11.1951, in: ZADN, Akte Himmelkron Pflegeanstalt I – Schloss, 1947–1953 XIX.

> dann führt das zu einer geringeren Einschätzung der Arbeit in den Pflegeanstalten, auch wenn das nicht so gemeint oder beabsichtigt ist. Es darf doch bei uns nicht so sein oder werden, dass eine Schwester sich weigert, in eine Pflegeanstalt sich versetzen zu lassen, weil sie sich zu gut dafür hält, oder dass eine Schwester, wie es vorgekommen ist, sagt: ‚So, nach Polsingen komme ich? Dann weiß ich, was ich von mir zu halten habe und wie ich eingeschätzt werde.' Natürlich kann man einen nervlich sehr sensiblen Menschen nicht in diese Arbeit stellen, weil er ihr tatsächlich nicht gewachsen ist. Aber es würde doch den Tod der Diakonie bedeuten, wenn eine Schwester sich dadurch degradiert fühlte, dass sie in eine Pflegeanstalt versetzt wird."[41]

Rainer V. erwähnte im Interview, dass Polsingen im Spektrum der Neuendettelsauer Filialen eher ein unbeliebter Arbeitsort gewesen sei, wurden dort doch, seiner Meinung nach, die schwierigsten „Fälle" untergebracht: „Polsingen war immer der Ort, an den man die hinschickte, die woanders nicht gut passten, die einen Zaun und eine Hecke brauchten, [...] die schwierig sind."[42] Dass Polsingen geographisch abgelegen und schlecht an den öffentlichen Personennahverkehr angeschlossen war, dürfte zur Unattraktivität der Neuendettelsauer Filiale als Arbeitsplatz zusätzlich beigetragen haben.

Dem Mutterhaus stand stets vor Augen, dass die Arbeit in den Geistigbehindertenabteilungen schwer war und besondere Anforderungen an die Geduld, den Frohsinn, die Körperkraft und die innere Haltung der Schwestern stellte. Als eine Art Hilfestellung war daher das Papier „Das Amt der Diakonisse in der Pflege Geistesgebrechlicher"[43] vom 26. April 1960 gedacht, dessen Verfasser/in nicht gesichert ist. Es ist aber davon auszugehen, dass es aus der Feder des damaligen Rektors und späteren Präsidenten des Diakonischen Werkes der EKD *Theodor Schober* (1918–2010), eventuell unter Beteiligung von Schwestern, stammte. Auf zwei Seiten hatte der Verfasser Beispiele „besonderer Nöte" und „Gefahren" im sowie „besondere Gesichtspunkte" für den „Dienst an den Geistesgebrechlichen" aufgelistet. Hinsichtlich des ersten Punktes fiel auf, dass nicht nur von der „Mühseligkeit" und der „scheinbare[n] Erfolglosigkeit trotz jahrelanger Mühe" an den „Schwererregten und Psychopathen" die Rede war, sondern dass explizit das Problem einer nach wie vor fehlenden einschlägigen Qualifikation benannt wurde: „Die Not, dass für die Arbeit an den Geistesgebrechlichen noch keine besondere Vorbildung gefordert und gegeben wird." Zudem nahm das Papier Bezug auf den besorgniserregenden Mangel an Diakonissen, der zwar mit „Hilfskräften, Praktikantinnen, Vertretungen" aufgefangen werden konnte, deren „großer Wechsel" jedoch „unsere an sich schon sehr unruhigen Abteilungen oft noch mehr verunruhigt [sic]." Selbstkritisch wurde eingeräumt, dass „die große Zahl der Führungen und Darbietungen vor Gästen" – unabdingbare Werbemaßnahmen – eine zusätzliche Belastung darstelle. An möglichen „Gefahren" listete der Verfasser vor allem jene auf, die aus einer jahrelangen Anstaltsroutine –

---

41 Unsere Arbeit in den Pflegeanstalten – von Polsingen her gesehen, Papier an die Vorstände, Oktober 1955, S. 2f., in: ZADN, Akte Polsingen Pflegeanstalt (Schloss und Heimat) 1950–1954.

42 Interview Rainer V., 11.4.2013.

43 Das Papier ist überliefert in: ZADN, Mutterhausarchiv. Die folgenden Ausführungen und Zitate nach ebd.

geprägt von chronischem Mitarbeitermangel, prekären Wohn- und Arbeitsbedingungen, ständiger körperlicher und mentaler Überforderung – erwachsen und zu Desillusionierung, Resignation und Gleichgültigkeit sich selbst, aber auch den Schutzbefohlenen gegenüber führen konnte:

> „1. Dass man die einzelne Persönlichkeit, die oft so verschüttet und verzerrt ist, nicht mehr achtet, die Würde des getauften Christenmenschen außer Acht lässt. 2. Dass man über der Arbeit mit den Störenden und Schwierigen den Einzelnen, Stillen übersieht und nicht merkt, wie er leidet. 3. Dass man nach vielen Enttäuschungen und Rückschlägen freudlos und tagelöhnerhaft arbeitet.[44] 4. Dass man sicher wird im Dienst an den Schwachbegabten und stehen bleibt in der eigenen Erziehung, Weiterbildung und Heiligung, dass man sich gehen lässt, nicht mehr an sich arbeitet, bis in die äußeren Formen hinein (Haltung, Sprache), dass man sich bedienen lässt. 5. Dass man nicht mehr ernstlich und verantwortlich gegen die Gefahren des Anstaltslebens kämpft: Verwöhnung der Gepflegten, Unzufriedenheit, Undankbarkeit, Anspruchsfülle, Unverantwortlichkeit. 6. Dass man über der eigenen Not den Blick auf das ganze Werk vergisst, seine Not für die größte sieht.“

Unter dem letzten Punkt, den „besonderen Gesichtspunkten“, waren – in Ermangelung heilpädagogischer Qualifizierung – Ratschläge zur Arbeit an den „Geistesgebrechlichen“ nach zu lesen. Bemerkenswert war die Forderung, dass „auch der Kranke irgendwie verantwortlich gemacht werden“ müsse. Barmherzigkeit sei kein „Mitleid“, keine „Weichlichkeit“. Dies war eine Absage an all jene, die „alle Stimmungen, Launen und Leidenschaften“ der „Kranken“ mit deren „Krankheit“ entschuldigten und diese Haltung als Barmherzigkeit verstanden. Vielmehr könne auch der „Geistesgebrechliche“ „kleinste Pflichten übernehmen“, auch er könne „verantwortlich gemacht werden für alles, was er tut.“ Hier folgte der Verfasser der Richtschnur des Betheler Anstaltsleiters *Friedrich von Bodelschwingh d. Ä.* (1831–1910), der die „Stimmungen, Launen und Leidenschaften, denen ein Epileptischer mehr als andere Kranke ausgesetzt ist“ nicht mit deren Krankheit erklärte und entschuldigte. Da Bodelschwingh die ihm Anvertrauten im Rahmen ihrer körperlichen und intellektuellen Möglichkeiten forderte, sie nicht aus ihrer Verantwortung für sich selbst entließ, sie quasi wie „normale“ oder besser: wie andere Menschen auch behandelte, habe er ihnen letztlich, so der Verfasser, die „volle Menschenwürde“ zugesprochen.

Zuletzt warb das Papier für eine „Pädagogik der Vergebung“ und spielte damit auf einen zentralen Erziehungsgrundsatz des bereits erwähnten Johann Hinrich Wicherns an. Er setzte in seiner „Rettungsarbeit“ an „verwahrlosten“ Jungen und Mädchen weniger auf die seinerzeit üblichen „Mauern, Gräben, Riegel“,[45] sondern auf die verzeihende Liebe, die immer wieder einen neuen Anfang mit den Schutzbefohlenen sucht und versucht. Zum Schluss ermahnte das Neuendet-

---

44 Der Begriff des „Tagelöhners“ offenbarte die tiefsitzende Furcht der Inneren Mission und Diakonie, dass die Schwestern und Brüdern nicht mehr aus einem christlichen Gedanken des Dienens heraus arbeiteten, sondern um einen Verdienst, um Geld. Der Diakonissenspruch des Neuendettelsauer Anstaltsgründers Wilhelm Löhe „Mein Lohn ist, dass ich darf“ bringt diese Sorge auf das Sinnfälligste zum Ausdruck.

45 Hierzu ausführlich: Schmuhl, Senfkorn und Sauerteig, S. 53–57, S. 54.

telsauer Papier die Diakonissen, sorgsam im Umgang mit den „Geistesgebrechlichen" zu sein, ihren Willen und ihre Persönlichkeit zu achten, diese nicht zu brechen: „Nie außer Acht lassen, dass uns alle unsere Kranken anvertraut, aber nicht ausgeliefert sind."

Die „besonderen Gesichtspunkte" warben also auf der Grundlage des Evangeliums und der Grundsätze erfahrener Anstaltsleiter für einen zwar entschiedenen und klaren, nichtsdestotrotz aber achtsamen Umgang mit den „geistigbehinderten" Bewohner/-innen. Jedoch waren sie sehr pauschal, blieben vage, waren eher eine Orientierungshilfe denn wirkliche Praxisanleitung für die Schwestern, die sich Tag für Tag und Nacht für Nacht mit vielfältigen und unvorhergesehenen Herausforderungen in ihrem „Amt an den Geistesgebrechlichen" konfrontiert sahen.

Aus- und Fortbildungen

In Neuendettelsau, Bruckberg, Obernzenn, Polsingen, Himmelkron und Rothenburg trafen Angehörige ganz verschiedener „Welten" aufeinander, die erst zu einer gemeinsamen Sprache und einem möglichst synchronen Miteinander finden mussten. Hielten früher der Vorsteher, die Hausmütter und die Hausväter apodiktisch die Regeln im täglichen Umgang fest, die sie von ihren jeweiligen Vorgänger/-innen mehr oder weniger ungefragt übernommen hatten, so markierten die 1970er Jahre den Beginn eines mehr partnerschaftlich orientierten Umgangs in den Einrichtungen. Vor allem das in ihrer heilpädagogischen Ausbildung erworbene Wissen half unseren Interviewpartner/-innen das Verhalten der Bewohner/-innen besser zu verstehen, die eigenen Gefühle (Wut, Aggressionen, Versagensängste) zu erkennen, zu analysieren und zu kanalisieren, alternative Umgangsweisen zu erproben. Dies führte zu mehr Sicherheit und Souveränität, die es möglich machten, dass selbst in Konfliktsituationen alle Beteiligten das Gesicht zu wahren vermochten.

Schwester Heidemarie W. denkt sehr gerne an ihr Studium der Heilpädagogik (1963/64) in München zurück, das ihr den Blick „für vielerlei Formen von Behinderungen geweitet"[46] habe. Nicht zuletzt habe ihr das Gelernte „Hilfsmöglichkeiten für sich selbst und für die ihr anvertrauten Personen" eröffnet. Allerdings brachte sie bereits einen soliden fachlichen Grundstock mit, den sie sich 1952 im Neuendettelsauer Seminar für Heimerzieherinnen erworben hatte.

Im Januar 1950 hatte die Diakonissenanstalt Neuendettelsau dieses Seminar für Heimerziehung unter der Leitung von Schwester Marie Meinzolt eingerichtet, um gezielt Personal für Kinder-, Jugend- und Schülerheime heranzubilden. Die einjährige Ausbildung hatte einen starken Praxisbezug, die „Persönlichkeitsbildung" der Erzieherin stand im Vordergrund. Zu den Unterrichtsfächern zählten neben Bibelkunde und Katechetik auch Psychologie, Pädagogik, Heilpädagogik, Soziologie, Sozial- und Jugendrecht, dazu ein breiter musischer Be-

46 Schriftliche Mitteilung von Heidemarie W., 12.8.2013.

reich: Musik, Werken, Zeichnen, Spiel, Tanz, Bewegungserziehung, Festgestaltung. Ab 1955 fanden Prüfungen unter dem Vorsitz einer Vertreterin des Bayerischen Staatsministeriums für Unterricht und Kultus statt. Mit dem Seminar für Heimerzieherinnen übernahm Neuendettelsau eine Vorreiterrolle in der Bundesrepublik Deutschland – fünfzehn Heimerzieherinnenschulen folgten im Laufe der 1950er Jahre. Die Außenwirkung des Seminars in Neuendettelsau wurde dadurch gesteigert, dass es nicht nur eine wichtige Ausbildungs-, sondern auch eine Fortbildungsstätte war. An den insgesamt 16 Lehrgängen, die zwischen 1950 und 1967 stattfanden, nahmen nicht nur 159 „zivile“ Schülerinnen und sechs „zivile“ Schüler, sondern auch 155 Diakonissen aus 32 Mutterhäusern aus Deutschland – bis zum Bau der Mauer auch aus der DDR – sowie aus dem benachbarten Ausland teil. Diese Diakonissen arbeiteten zwar in Erziehungsheimen, verfügten aber in der Regel nur über eine Krankenpflegeausbildung.[47] Marie Meinzolt, dies sei an dieser Stelle noch erwähnt, war eine entschiedene Gegnerin von Körperstrafen in der Heimerziehung und vertrat diese Haltung, die sie mit Rückgriff auf die Bibel unterfütterte, offensiv gegenüber ihren Schülerinnen:

> „Ich kann mir außer der Abschreckung absolut keine positive Wirkung davon versprechen. Auch die Rückwirkung auf den Erzieher ist nicht gut, denn bei dieser Strafart ist es am leichtesten möglich, dass der Erzieher Macht fühlen lässt. *Gott* gibt ja manchmal fürchterliche Körperstrafen [...]. Aber so sehr wir von der göttlichen Pädagogik lernen müssen – zur Nachahmung haben wir keine Vollmacht.“[48]

Alle Gesprächspartner/-innen betonten, dass das an der Fachschule für Heilerziehungspflege erworbene Wissen ihnen in der Arbeit sehr geholfen habe. Florian T. besuchte Anfang der 1970er Jahre die Fachschule, die seinerzeit noch in Bruckberg war. Der Unterricht habe sich „im Vortragsstil“ vor rund 50 Schüler/-innen vollzogen. Die Schultage seien anstrengend gewesen, denn vor und nach dem Unterricht habe er immer noch auf seiner Gruppe gearbeitet. Froh sei er um die vielen Praxistipps gewesen. Diakon T. hatte schon vor Beginn der Ausbildung versucht, ein „spielerisches Angebot zu machen“. Er spielte Gitarre und sang den Bewohnern vor, er stapelte Bausteine mit ihnen, veranstaltete eine Polonäse im Garten –, nun aber lernte er ein breites und differenziertes Spektrum von Förderungs- und Beschäftigungsmethoden kennen, von dem nicht nur seine Gruppe, sondern auch er selbst profitieren konnte. Mit der Fachschule, so Bruder T., sei letztlich „ein pädagogischer Ansatz in die Arbeit eingezogen“. Bis dahin sei „ja die Krankenpflege das maßgebende Element in der Arbeit“ gewesen. Trotzdem gehörte zur Ausbildung nach wie vor ein pflegerischer Anteil. In diesem Zusammenhang berichtete Torsten Y. von einer verstörenden „Unterrichts-

---

47 Vgl. Marie-Luise Hegel, Eine Pioniertat, an die man sich erinnern sollte. Vor vierzig Jahren begann im Diakoniewerk Neuendettelsau die Ausbildung von Heimerzieherinnen, in: Korrespondenzblatt der diakonischen Gemeinschaften Neuendettelsau 124, 1990, S. 10–13.

48 Marie Meinzolt, Grundsätzliches über die Strafe in der Heimerziehung, in: Evangelische Jugendhilfe, Heft 5, 1952, S. 16–23, S. 22.

stunde", in der – nicht nur aus heutiger Sicht – die persönliche Integrität und die Würde der Bewohnerin nicht gewahrt wurde:

> „Und das war dann immer so: Montag früh, um halb elf, elf, eine Frau mit Hut, ja, 150 kg und ja, Einlauf hat nichts geholfen. Also, jetzt muss mit Handschuhen das Zeug hergeholt werden. War eine ältere Diakonisse, die hat uns das gezeigt, wie das geht. ‚Und jetzt muss jeder einen Pferdeapfel', hat sie immer gesagt, ‚jeder muss einen Pferdeapfel holen.' [Und ich habe] im ersten Moment gedacht: ‚Oh Gott, das kann doch nicht sein, wir sind jetzt acht Mann, da können doch nicht acht, das konnte nicht sein.' […] Ja, das war dann so ein Ding, wo man schon an sich gezweifelt hat. Und dann praktische Krankenpflege, und das noch bei einer Frau als Mann, […] aber die Diakonissen haben da keine Skrupel gefunden. […] Die Bewohnerin war total, total apathisch. Ich mein', wir haben vorher schon alles abgedeckt gehabt und so, das war alles. Aber ich mein', wenn man hintenrum arbeiten muss und wieder und wieder und, ja. Für mich war's […] zum Ende zu […] fast schon Routine für mich. […] Ich habe lange gebraucht, um diese Schritte zu machen. […] mit der Zeit hat es mir eigentlich wenig ausgemacht. Das hat einfach [gemacht werden] müssen."[49]

Schwester Gisela langte das in Neuendettelsau Erlernte auf Dauer nicht. Anfang 1974 machte sie zunächst ein dreimonatiges Praktikum in den v. Bodelschwinghschen Anstalten Bethel. Fünf Jahre später setzte sie durch, dass sie in Bethel eine zweijährige Weiterbildung zur Psychiatrie-Fachkrankenschwester machen konnte: „Also ich wollte noch irgendwas machen und ich habe gesagt, ich möchte nicht im eigenen Saft schmoren. Und nachdem ich ja Bethel kannte, war das mein Wunsch, da noch einmal hin [zu gehen]." Ihre Spezialausbildung kam ihr und auch ihren Kolleginnen sehr zu gute, lebten doch auch in den Neuendettelsauer Einrichtungen „ziemlich psychisch Kranke."

Konflikte

In den 1970er Jahren kamen mehr und mehr freie Kräfte in die Arbeit, brachten ihr „kulturelles Kapital"[50] mit und wollten nun – wie einige Interviewpartner/-innen einräumten – vieles, wenn nicht alles anders und besser machen. Die Konflikte, um die es nachfolgend gehen soll, drehten sich in allererster Linie darum, wie viel von dem „Alten, Bewährten" erhalten und wie viel von dem „Neuen, Unbekannten" im Alltag etabliert werden sollte. Dabei verlief die Trennlinie meist weniger zwischen den „freien" Kräften und den Diakonissen und Diakonen, sondern mehr innerhalb der beiden Gruppen, also zwischen „alt" und „jung", „Tradition" und „Moderne". Bevor auf die Erlebnisse unserer Interviewpartner/-innen eingegangen werden wird, ein kleines Beispiel aus den 1950er Jahren.

Im Frühling 1954 beklagte sich die damalige Hausmutter von Himmelkron, Schwester Regina H., bitter bei ihrer Oberin, Schwester *Elisabeth Kiefer* (1889–

49 Interview Torsten Y., 11.12.2012.

50 Siehe zum „kulturellen Kapital" unsere Abhandlung am Ende dieser Studie.

1954),[51] über das Verhalten der Mädchen und jungen Frauen auf der so genannten „Psychopathenstation“[52] im Schloss. Die rund sechzig Bewohnerinnen machten nicht nur tagtäglich viel Arbeit, sondern sie stürmten jene Bastionen, von denen die Schwestern sich Ruhe, eine kurze Erholung und innere Sammlung erhofften – die Andachten und die Mahlzeiten: „Das ganze Haus leidet unter den enthemmten, zügellosen, schreienden, fluchenden schwachsinnigen Psychopathen. Sie verderben uns die Freude am gemeinsamen Essen mit ihrer Disziplinlosigkeit, sie stören fast jede Andacht.“[53] Schließlich benannte die Hausmutter das – ihrer Meinung nach – eigentliche Problem für die „Verwilderung“ der Mädchen. Die für die Station zuständige Schwester sei einfach zu alt und zu erschöpft für die herausfordernde Arbeit:

> „Schwester Undine wachsen die Mädchen immer mehr über den Kopf. […] Es vergeht kein Tag, da ich nicht mahne oder strafe, aber das reicht nicht aus, wenn nicht die Schwester, die die Mädchen zu erziehen hat, mithilft. […] Eine 63-jährige Schwester ist diesen Kindern nicht mehr gewachsen und man kann es von ihr nicht verlangen. Sie hat nicht mehr den Schwung, den die Jugend – auch die kranke – braucht.“

Tatsächlich aber scheint es zwischen den beiden Diakonissen einen Dissens hinsichtlich des adäquaten Umgangs mit den „psychopathischen“ Mädchen gegeben zu haben. Offenbar war Schwester Undine mit dem strengen Erziehungs- und

---

51 Schwester Elisabeth war von 1950 bis 1954 Oberin.

52 Der Begriff der „Psychopathie“ fand ausgangs des 19. Jahrhunderts Eingang in die psychiatrische Fachdiskussion, um Grenzzustände zwischen psychischer Gesundheit und psychischer Krankheit zu bezeichnen. Seit dem Beginn des 20. Jahrhunderts tauchte der Begriff (häufig mit unscharfer Abgrenzung zum „moralischen Schwachsinn“) immer häufiger auf und wurde von *Emil Kraepelin* (1856–1926) in sein – im Kern bis heute gültiges – psychiatrisches Diagnoseschema übernommen. Kraepelin grenzte die Psychopathien schärfer gegenüber den endogenen Psychosen ab. Doch erst *Kurt Schneider* (1887–1967) gelangte in den 1920er Jahren zu einem genauer definierten Begriff der „Psychopathie“. Dieser umfasste Störungen des Erlebens, Empfindens und moralischen Urteilens, die sich in normabweichendem („antisozialem“ oder „soziopathischem“) Verhalten äußerten, jedoch *nicht* die Qualität einer psychischen Krankheit hatten. Nach Schneiders klassischer Definition sind „psychopathische Persönlichkeiten“ solche „abnormen Persönlichkeiten, die an ihrer Abnormität leiden, oder an deren Abnormität die Gesellschaft leidet.“ Schon am Vorabend des Ersten Weltkriegs, verstärkt dann in der Weimarer Republik zwischen 1924 und 1929, machten sich in vielen Einrichtungen der Zwangs- und Fürsorgeerziehung Bestrebungen bemerkbar, Kinder und Jugendliche, denen man „psychopathische Minderwertigkeit“ unterstellte, in getrennten Abteilungen oder Häusern zusammenzufassen. Durch die Kategorie des „moralischen Schwachsinns“ hatte das nationalsozialistische Sterilisierungsprogramm die „psychopathischen Minderwertigkeiten“ in den Bereich der geistigen Behinderung gerückt – nicht nur Schwester Regina H. benutzte diese Kategorien also noch zu Beginn der 1950er Jahre mit großer Selbstverständlichkeit. Vgl. Kurt Schneider, Die psychopathischen Persönlichkeiten, Wien ^{3}1944, S. III; Hans-Jürgen Marckwort, Die Lehre von der Psychopathie, med. Diss. Bonn 1970; Walter Friedrich Voss, Psychopathie 1933–1945, med. Diss. Kiel 1973; Annett Göhler, Theoretische Definitionen und klinische Handhabungen des Begriffs „Psychopathie“ in der deutschen Psychiatrie der zwanziger und dreißiger Jahre unseres Jahrhunderts unter besonderer Berücksichtigung der Praxis der Heil- und Pflegeanstalt Leipzig-Dösen in den Jahren 1929 bis 1939, med. Diss. Leipzig 1987.

53 Schwester Regina H. an Oberin Elisabeth Kiefer, 13.4.1954, in: ZADN, Akte Himmelkron Pflegeanstalt – Schloss 1947–1953. Danach auch das folgende Zitat.

Führungsstil ihrer energischen, fünfzehn Jahre jüngeren Hausmutter nicht einverstanden und leistete regelrechte Obstruktion:

> „Außerdem arbeitet Schwester Undine mit mir nicht zusammen, sondern leistet mir, bei allen meinen Versuchen, die Mädchen straffer zu führen, Widerstand. Schwester Undine hat augenblicklich auf ihrer Abteilung eine freie Kraft zur Hilfe, die sehr gut eingestellt ist, und wertvolle Dienste leistet, aber auch sie äußerte mir gegenüber, dass sie ungern dort arbeitet und nicht gern aus dem Urlaub zurückkommt, weil die Mädchen so zügellos sind und überhaupt keinen Respekt dem Pflegepersonal gegenüber zeigen. Heute z. B. erlaubte sich eine 16-Jährige, mir ins Gesicht zu sagen, ich bräuchte ihren Eltern nicht zu schreiben, sie geht zu Schwester Undine. Auch mir gegenüber zeigen die Mädchen keinen Respekt. Sobald ich sie ermahne, stellt sich Schwester Undine schützend vor sie hin, ist der Meinung, dass man sie – nachdem für sie gezahlt wird – nur schonend zur Arbeit einsetzen darf und der Erfolg ist, dass sie faulenzen und streunen."[54]

In Himmelkron vermochte sich Schwester Berthe nicht gegen ihre Mitschwester Loni durchzusetzen, wie Emma N. sich erinnerte. Da die Diakonisse keinen Widerspruch wagte, versuchte sie, das Los der Bewohnerinnen heimlich zu lindern, vor allem wenn diese vor einer Mahlzeit so lange sitzen bleiben mussten, bis sie aufgegessen hatten:

> „Wenn's ganz einfache Hefehörndel am Sonntag gegeben [hat]. Und das mochte sie [Ute] nicht. Da ist sie extra gesetzt worden. In mein Zimmer rein [...] An den Waschtisch und da das Essen drauf. Auch das Mittagsessen, wenn sie nicht wollte. Die haben ja bloß einen Löffel gehabt und den Suppenteller. Und wenn ich rein gekommen bin, die hat nichts, die hat dann gar nichts gegessen. Und Schwester Lina, wenn [sie] da war und die Loni hat's nicht gesehen. Hat sie auf des Hörndel ein bissel Marmelade und da hat sie's gegessen."[55]

Brigitte B., die 1971 nach Rothenburg kam, bezeichnete sich selbst als „braven Mitarbeiter". So befremdlich sie manches fand, allen voran das Füttern der Bewohner während diese auf ihren Toilettenstühlen saßen, so übte sie doch keine Kritik, sondern ging ihren eigenen, stillen Weg: „Ich habe mir so abgeschaut, was die Schwester gemacht hat, habe dann aber auch meine Werte halt dann reingelegt und habe mir gedacht, das und das, das mache ich nicht."[56] Klar sei gewesen, dass die Diakonissen in der Arbeit „das Sagen" gehabt hätten: „Und die freien Kräfte mussten halt kuschen." Andererseits, und hier wird die Ambivalenz dieses auf Paternalismus und Hierarchie setzenden Verhältnisses deutlich, hätten sich die Schwestern „für einen" interessiert, sich nach den Angehörigen erkundigt, „was ja heutzutage gar nicht mehr ist."

Eine ähnliche Strategie wie Brigitte B. verfolgte die spätere Diakonisse Gisela U., die im Christophorus-Heim anfing:

> „Frühstück für alle zur gleichen Zeit, klar. Und dann, was ich auch von Anfang an

---

54 Schwester Regina H. an Oberin Elisabeth Kiefer, 20.5.1953, in: ZADN, Akte Himmelkron Pflegeanstalt – Schloss 1947–1953.

55 Interview Lieselotte G., 23.8.2012.

56 Interview Brigitte B., 12.12.2012. Für das nachfolgende Zitat ebd.

> nicht verstanden habe, wenn die in die Schule gingen, mussten die Betten schon gemacht sein. Habe ich gedacht, mein Gott, warme Betten zudecken. Also erstens mussten die Ordnung lernen. Gut, sie kamen zum Teil aus Verhältnissen, man muss dazu sagen, es waren ja noch eine ganze Reihe, also bestimmt mindestens eine gute Hälfte Lernbehinderte, also. Fitte Leutchen. [...] Einerseits musste im Heim das ja klappen damals: ‚Bitteschön. Hier herrscht Zucht und Ordnung.‘ Und das lag halt auch sehr an den Persönlichkeiten der Mitarbeitenden. Wer autoritär [war], da hatte ich meine größten Probleme mit den Leuten.“[57]

Schwester Heidemarie W. hingegen folgte in manchen Dingen konsequent ihren eigenen Werten im Umgang mit den Mädchen und Jungen im Christophorus-Heim.[58] So störte sie sich vor allem am distanzierten Umgang mit den Kindern, der von ihr verlangt wurde. Sie sollte Jungen und Mädchen nicht in den Arm nehmen, damit diese keine emotionale Bindung zu den Schwestern aufbauten. Sie, so Heidemarie W., habe sich an diese Weisung nicht gehalten. Jeden Abend setzte sie sich kurz auf das Bett eines jeden Kindes, wünschte jedem persönlich eine gute Nacht. Einmal sei sie von Schwester Else in deren Büro zitiert worden, als sie ein gehbehindertes Kind beim Verlassen der Kirche umarmte und ihm half, die Stufen hinunterzusteigen. Schwester Else habe ihr Vorhaltungen gemacht: „Alles, was in Richtung Leiblichkeit hinausgeht, das wollte sie im Keim nicht kommen lassen.“[59] Ein anderes Mal habe ein Vater ihr, erinnert sich Schwester Heidemarie W., in seiner Hilflosigkeit, vielleicht auch in seiner Verzweiflung, zehn DM geben wollen, damit sie seine Tochter öfter in den Arm nehme. Auch in anderen Fragen befand sich Schwester Heidemarie „im Zwiespalt zur Heimleitung“. Geprägt von der Pädagogik Marie Meinzolts, sah sie es nicht ein, ein Kind, das weggelaufen war, zur Strafe in's „Kämmerle“ einzusperren. Sie wollte die Kinder „einfach annehmen“: „Gut, dass du wieder da bist.“

Rainer V. hingegen war ganz pragmatisch. Er versuchte, sich die Dinge aus der Schwesternpraxis anzueignen, die er für gut hielt, ansonsten hielt er sich mit Kritik zurück:

> „Was man in der Fachschule lernt, hat man halt versucht jetzt umzusetzen. Unheimlich schwierig. Aber ich habe mir frühzeitig oder rechtzeitig gesagt, ich werde noch lange arbeiten, wenn die Schwester Olga schon lange in Ruhestand ist. Jetzt schauen wir uns erst einmal ab von dem, was die machen, wie sie's machen, warum sie's machen, und dann schauen wir, was gut ist und was nicht gut ist. Und manches hat sich halt im Nachhinein bestätigt, dass es schon sinnvoll war, was die gemacht hat. Gewisse Ordnungen. Wenn man zum Beispiel spazieren ging, wie die zusammen gelaufen

57 Interview Frieda U., 11.12.2012.

58 Im November 1966 verfasste die Schwester auf Bitten der Anstaltsleitung ein Papier „Gedanken zu ‚Neuen Blickrichtungen für die die Arbeit im Heilerziehungsheim (später Christophorus-Heim in Neuendettelsau)‘“, in dem sie für eine „heilende Erziehung“ wirbt: „Diese kann aber nur gedeihen bei möglichst individueller Behandlung und Förderung, bei guter Familienatmosphäre und bei entsprechend ausgebildetem Personal.“, zit. nach S. 1 ihres Papiers, Privatarchiv Heidemarie W.

59 Interview Heidemarie W., 24.6.2010. Für die nachfolgenden Zitate und Ausführungen ebd.

sind. Wer vor wem ging, wer hinter wem ging, wer mit wem ging. Das war alles geregelt. Und das war gut."[60]

Konflikte zwischen „freien" Kräften und den Diakonissen konnten sich an der Länge der Arbeitszeiten entzünden. Gemäß ihrem Dienstverständnis war es für die Schwestern selbstverständlich, den größten Teil des Tages mit Arbeiten, oder richtiger: Dienen, zuzubringen. Viele von ihnen wohnten und lebten auf ihren Stationen, waren Tag und Nacht verfügbar und mithin genauso wie die Bewohner/-innen in den Strukturen einer „totalen Institution" gefangen. Nun, konfrontiert mit durchaus willigen und engagierten, aber „freien" Kräften, die auf der Grundlage eines Arbeitsvertrages ihren Dienst taten und nicht selten Familie hatten, kam es zwar nicht unbedingt zu Streit, wenn jemand nach Dienstschluss ging, aber es wurde doch lange Zeit mit Unverständnis betrachtet: „Aber es war schon klar, dass so manche Diakonisse es dann nicht versteht, wenn jetzt Feierabend ist, und man geht. […] Die haben, also, die haben es vielleicht nicht eingesehen, aber es war deswegen nicht eine größere Spannung",[61] erzählte Frau B.

Die Betreuung der Jungen und Mädchen im Friedenshort viele Jahre lang eine medizinisch ausgerichtete gewesen. Mit den neuen Mitarbeitenden kamen neue Impulse aus der Heilerziehungspflege in den Arbeitsalltag. Das Erlernte aber wirklich umzusetzen, war nicht einfach. Die Schwestern sahen sich sowohl in ihrer Kompetenz und internen Stellung als auch ihrer teils jahrzehntelangen Erfahrung und Praxis in Frage gestellt. Im „Friedenshort" fanden die Diakonissen und die „freien" Kräfte letztlich zu einer Art „friedlichen Koexistenz", allerdings erst nach längerem Ringen und Vermittlungsversuchen:

> „Wir haben uns dann so arrangiert, dass wir gesagt haben, wir sind jetzt für den pädagogischen Bereich zuständig. Und die Schwestern für den medizinischen Bereich. Wir haben uns dann irgendwann gegenseitig respektiert. […] Ich kann mich erinnern, es hat ein Gespräch stattgefunden mit unserem Schulleiter, wo wir einfach auch vermittelt haben, dass unsere Arbeit so nicht respektiert wird, keine Anerkennung gefunden hat. Er hat sich dann mit dem Direktor der Behindertenhilfe zusammengesetzt, die dann ein Gespräch geführt haben mit der damaligen Oberschwester, die ja auch medizinisch ausgebildet war. Danach hat aber das ganze Haus nicht mehr mit uns geredet: ‚Was macht ihr da? Ihr könnt uns doch noch fragen.' […] Wir haben gegen viele Dinge ankämpfen müssen."[62]

Schwester Frieda U. erzählte von dem Fall einer Sozialarbeiterin, die in einer Art Experiment eine Jungengruppe in Neuendettelsau zu größerer Selbstständigkeit erziehen sollte. Der jungen Frau wurden jedoch viele Steine in den Weg gelegt – von wem konnte nicht geklärt werden. Jedenfalls gab die Mitarbeiterin auf, entnervt vom Streit um gebügelte oder ungebügelte Hemden:

> „Da war eine dabei, die hatte auch schon einen Beruf vorher, die sollte drüben in der Behindertenhilfe anfangen, eine Jungengruppe, Buben heißt es ja bei uns, auf Selbstständigkeit zu polen. […] Ich fand das schon gut, dass man der das damals zugetraut

60 Interview Rainer V., 11.4.2013.

61 Interview Brigitte B., 12.12.2012.

62 Mündliche Mitteilung X. Y.

hat. Die war damals schon Sozialarbeiterin. [...] Die konnte das. Aber die hat so viel Reklamationen gekriegt: ‚Deine Burschen laufen rum!‘, ‚Ihre Hemden sind nicht gebügelt.‘ Hat sie gesagt: ‚Ja, die lernen das jetzt. Die müssen das lernen. Die kriegen es nicht mehr aus der Garderobe und Waschküche geliefert. Die waschen. Aber dann müssen sie auch erst mal selber ihre Flecken entdecken.‘ [...] Sind so alltägliche Dinge, aber daran macht sich's ja fest, was die ihnen auch zugetraut hat und so. [...] Die ist dann gegangen, weil man sie nur eingeengt hat. [...] Die Vorstellung war, in drei Wochen sind die so fit, als würden sie noch aus der Waschküche beliefert. An so Kleinigkeiten hat man das festgemacht. Aber daran sieht man ja auch, Selbstständigkeit muss ja im Kleinen anfangen. Also, das waren dann so die bitteren Sachen.“[63]

Schwester Heidemarie W., selbst Diakonisse, beurteilte das Verhältnis zwischen der Schwesternschaft und den Mitarbeiter/-innen als „gleichberechtigt“.[64] Zwar hätten „aus der Sicht der Freien“ die Diakonissen „den etwas höheren Stand“ gehabt. Das sei aber in Wirklichkeit gar nicht so gewesen, so Schwester Heidemarie. Sie benannte das ihrer Meinung nach nivellierende Moment in der Beziehung zwischen „Diakonissen“ und „Freien“: die Arbeit. „Wir hätten ohne die gar nicht arbeiten können. Wir gehörten zusammen, alle beieinander und gleichberechtigt.

Florian T. erinnert sich sehr gerne an seine Begegnungen mit Diakonissen zurück, die sich allerdings auf das Einnehmen gemeinsamer Mahlzeiten beschränkte:

„Also zu den Schwestern war das Verhältnis, soweit ich Begegnungen hatte, immer sehr gut. Wir haben ja die Diakonen-Ausbildung im Mutterhaus gemacht, in dem Mutterhaus-Saal. Und haben mit den Diakonissen dort Mittag gegessen. Und die waren immer wirklich froh und haben sich gefreut, wenn wir diese drei Wochen auch da waren. Dann gab's einige Diakonissen, die auch diese Diakonen-Ausbildungskurse mit besucht haben.“[65]

Zu Konflikten unter den Schwestern kam es, als manche nicht nur die Arbeitsmoral, sondern auch die „Einstellung“ der „freien“ Kräfte „zu den Behinderten“ in Frage stellten, wenn diese um 17 Uhr nach Hause gingen. Besonders schwierig sollte es aber ab dem Zeitpunkt werden, als die Schwestern selbst in einen Schichtplan eingebunden wurden und nach acht Stunden Arbeit frei hatten: „Klar, war das auch für die Schwestern schwer, aber die mussten lernen, das zu trennen.“[66]

Im Christophorus-Heim erlebte Schwester Frieda den „Umbruch“ auf der Leitungsebene als von gegenseitigem Vertrauen und Kooperation geprägt. Dies habe vor allem an Schwester Elise A. gelegen, die man aus Bruckberg zurückgeholt hatte:

---

63 Interview Frieda U., 11.12.2012.

64 Interview Heidemarie W., 24.6.2010. Für die nachfolgenden Zitate ebd.

65 Interview Florian T., 10.4.2013.

66 Auf Wunsch wurde diese Aussage komplett anonymisiert.

> „Das war ein Glück, dass die zu der Zeit da war, dass man da wirklich Neues konzipieren, also wirklich auch Neues einrichten und Neues planen konnte. Und dann hat sie immer wieder gesagt: ‚Das siehst du so, ich bin nicht mehr in allem so ganz auf dem Laufenden.' Also, das war ein Glücksfall, dass man da wirklich neu aufbauen konnte, und es auch anders strukturieren konnte."[67]

Dass die Verhältnisse in ein und derselben Einrichtung von Station zu Station sehr unterschiedlich sein konnten und der Stil und das Klima ganz wesentlich von Leitung und Besetzung abhing, zeigt das nachfolgende Beispiel aus Himmelkron, wo es zwischen Diakonissen und den männlichen Mitarbeitern anfangs ziemlich einige Spannungen gab. Vor allem das Thema „Kooedukation" konnte dabei zum veritablen Zankapfel werden. Michael A. war einer der ersten männlichen Mitarbeiter, die nach Himmelkron wechselten. Er erinnerte sich noch lebhaft daran, wie es war, als in Himmelkron die erste Männergruppe eingerichtet wurde:

> „Das war eine heikle Sache. Die Diakonissen haben […] gedacht, dass da jetzt Sodom und Gomorrha ausbricht, und Verderbnis, und was weiß ich alles, was man sich da nur alles vorstellen kann. Die waren also entsetzt. Und die Männergruppe wurde eingerichtet und es war völlig problemlos. Es hat überhaupt keine Probleme gegeben."[68]

Er und die anderen Heilerziehungspfleger hätten sich damals als regelrechte „Pioniere" gefühlt. Im Laufe der Zeit stellte er fest, dass die Diakonissen ganz unterschiedliche Haltungen zu den Neuerungen hatten. Sein Urteil differenzierte sich:

> „Also, einige [Schwestern] haben's sehr schwer gehabt mit dem Wandel und andere waren da also total kooperativ. Das war ganz verschieden. Aber […] war eine sehr schöne Zeit. Weil, da hat man wirklich so das Gefühl gehabt, na ja, da mache ich wirklich Aufbauarbeit. Das war toll. Na, ich denke einmal, diese neuen Ideen, die wir so gebracht haben, dass man mit denen halt sich auch mal beschäftigen kann und oder irgendwo hingehen und so. So einfach, na ja, wir waren ja voll mit Ideen damals. Frisch von der Ausbildung und das wollten wir ja alles umsetzen, was wir da gelernt hatten."[69]

Schließlich war auch das Verhältnis zwischen den Diakonen und den „freien" Mitarbeitern nicht immer ungetrübt. Allerdings ging es bei ihren Auseinandersetzungen nicht um die „richtige" Einstellung zur Arbeit, sondern um beruflichen Aufstieg, Positionen und um Geld. Viele Jahre war es üblich gewesen, dass jeder Diakon in der Regel in die Funktion des Gruppenleiters kam, sobald er sein Heilerziehungspflegeexamen abgelegt hatte. Regelmäßig fühlten sich langjährige oder Mitarbeiter mit identischer Ausbildung zurückgesetzt. Ähnlich wurde mit der Besetzung der Heimleiterstellung verfahren: Sie ging regelmäßig an einen Bruder. Florian T., Diakon in Bruckberg, kann sich noch lebhaft an diese Aus-

---

67 Interview Frieda U., 11.12.2012. Schwester Elise „bekam pädagogische Leitungen als Bereichsleitungen" im Christophorus-Heim zugeordnet, eine war Schwester Frieda. Schriftliche Mitteilung von Frieda U., 2.9.2013.

68 Interview Michael A., 12.12.2012.

69 Interview Michael A., 12.12.2012.

einandersetzungen erinnern, die vor allem dann eskalierten, wenn die Brüder Blockunterricht hatten und dann in der täglichen Arbeit fehlten:

> „Es war am Anfang ziemlich gespannt hier in Bruckberg, weil die Brüder die ersten waren, die die Heilerziehungspflege-Schule besuchen mussten und dann natürlich als erste eine Gruppenleiterstelle hatten. Und da war immer der Neid da. Wenn eine Leitungsstelle zu besetzen war, hat es die ersten Jahre, als ich da war, vier, fünf Jahre, in der Regel ein Bruder gekriegt. Auch die Heimleitungen sind von Brüdern besetzt gewesen. Und das hat zu Neid geführt bei allen Mitarbeitern, oder auch immer wieder zu Ärger. Während der drei Wochen Ausbildung waren wir ja weg. Und die Mitarbeiter in den Gruppen mussten die Arbeit, die wir gemacht haben, irgendwie ja mit erledigen.“[70]

Schließlich fand die Brüderschaft einen Weg, die Fronten aufzuweichen. Die Brüder arbeiteten „vor“ und zwar ohne Lohn. Die Strategie ging auf:

> „Dann haben wir gesagt, okay. Das ist schwierig und das können wir so nicht lassen. Wir werden als Brüder, die die Ausbildung machen, drei Wochenstunden mehr arbeiten, ohne Bezahlung. Und werden dann versuchen, diese Stunden, die wir da drüben in der Ausbildung verbringen, hier vor Ort wieder reinzuarbeiten, damit da nicht so ein Ausfall stattfindet. Das haben wir dann auch gemacht. Und ich habe [...] dann ein gutes Jahr drei Stunden mehr gearbeitet. Um diese Stunden wieder rein zu arbeiten. Ja, es hat uns ein besseres Gefühl gegeben, erst einmal, dass wir gesagt haben, okay, wir können sagen, wir machen das in unserer Freizeit und machen da auch keinen Sonderurlaub, sondern wir machen das durchaus auch in unserer Arbeitszeit, obwohl wir halt die drei Wochen nicht vor Ort sind. Wir bringen die drei freien Wochen eben zu anderen Dienstzeiten wieder ein. Und dann hat sich das ja auch gelegt. Es gab weniger Nachwuchs in der Diakonen-Ausbildung, in der Brüderschaft, das heißt, auch die Mitarbeiter, die keiner Gemeinschaft angehört haben, haben dann ganz schnell auch eine Leitungsstelle bekommen. Das hat sich dann auch so Mitte der 70er Jahre bis Ende der 70er Jahre dann auch verändert. Aber die Spannungen, die ersten vier, fünf Jahre, als ich da war, das war schon deutlich. Also, da war immer, ich sage, das war Neid.“

Gelegentlich konnten auch Kompetenzstreitigkeiten zwischen den Professionen – hier: Heilerziehung, dort: Psychiatrie – aufkommen. Immer ging es dabei um den „richtigen“ Umgang mit den Bewohner/-innen. Griffen die Mediziner schnell zu Medikamenten, sahen die Heilerziehungspfleger/-innen das pädagogische Moment als den adäquateren Umgang, etwa bei Unruhe- und Erregungszuständen. Dabei wurden Mitarbeiter/-innen mitunter zu Anwälten und Anwältinnen der Bewohner/-innen. In einem Haus verordnete der konsultierende Psychiater nämlich jedem „Bewohner, der etwas fülliger“ war, „Obsttage“.[71] Dies hatte nicht selten zur Folge, dass viele Bewohner/-innen kein Obst mehr sehen mochten. Jedenfalls trugen bestimmte Mitarbeitende die Anordnungen des Psychiaters, der selbst füllig war, nicht immer mit. Für sie war dies ein unangemessener Übergriff in die Selbstbestimmung der Bewohner/-innen.

70 Interview Florian T., 10.4.2013. Für das nachfolgende Zitat ebd.

71 Mündliche Mitteilung X. Y.

Torsten Y. setzte sich in Widerspruch zu seinem Vorgesetzten, als er einem drängenden Wunsch eines Bewohners nachgab. Dieser wollte nachts nicht mehr in seiner Gipsschale liegen, die ihm keinerlei Bewegungsfreiheit ließ. Wann immer es ging, habe er, Herr Y., sich darum gedrückt, den Bewohner in die Schale zu legen und festzuschnallen. Schließlich ließ Torsten Y. die Schale ganz weg:

> „‚Die blöde Liege da, die Schale, die muss weg.' Hab' ich gesagt: ‚Wenn der Chef kommt und sieht, dass du nicht mehr in der Schale bist, ist der Teufel los.' […] Ja, als wenn man sich hinlegt auf eine Matratze und da ist drunter ein Gips […] waren dann die Füße ganz arg aneinander. Ja, dass sie so zehn Zentimeter ungefähr auseinander waren. Und […] da haben die Füße rein gemusst. Und das waren höllische Schmerzen für den Heimbewohner. Und da sind dann Gurte, um […] das so festzumachen, ja. Und ich, wenn ich's hab' machen müssen, habe ich mich wirklich drum gedrückt, weil das für mich selber, es war unmöglich, ja. […] Und dann muss er da die ganze Nacht drin liegen. Dass die kein Auge zugemacht haben, war mir auch irgendwo klar. […] Irgendwann ist das dann aufgefallen, dass der nicht in der Liegeschale war. Na ja, da ging dann das große Gespräch [los]. […] hin und her."[72]

Der Konflikt löste sich, als das Recht des Bewohners auf Selbstbestimmung in die Waagschale geworfen wurde und sich dessen Betreuer für ihn einsetzten:

> „Und dann kam also das ‚okay', wenn der Heimbewohner nicht will, braucht er das nicht. […] Wurde dann auch damals also mit dem Betreuer abgesprochen. Der hat gesagt: ‚Okay, wenn der das nicht will.' Das war dann auch so ein Schritt. Der Heimbewohner hat geäußert: ‚Ich will das nicht.' […] Und, ja, es war schon eine sehr große Unsicherheit für mich, das war schon ein persönliches Risiko. Ganz klar, ganz klar."[73]

Hin und wieder kollidierten die Auffassungen der Mitarbeiter/-innen hinsichtlich der Hygiene der Bewohner/-innen. So kam es in einem Haus vor, dass für alle Bewohner/-innen nur ein Schwamm zur Reinigung des Intimbereiches zur Verfügung stand. Zudem wurden die Zähne der Bewohner/-innen meist gar nicht oder nur recht nachlässig geputzt. Auch die Tischkultur ließ zu wünschen übrig. Offenbar um die Mahlzeiten ohne größere Putzarbeiten „über die Bühne zu bringen", aßen die Bewohner/-innen von Plastiktellern auf Schwammtüchern.[74] Erst ein Personalwechsel brachte den Bewohner/-innen nicht nur eine „bürgerliche" Tischkultur mit Tischdecke und ansprechendem Geschirr, sondern auch den Gebrauch einer Gabel nahe. Zuvor hatten sie nur mit einen Löffel dürfen. Im Friedenshort waren manche Kinder lange Zeit sogar ausschließlich über eine Magensonde ernährt worden, wohl aus Zeitmangel und personeller Unterbesetzung. Ein von neuen Kräften initiiertes und regelmäßig betriebenes Essenstraining brachte in schöne Erfolge: Mehrere Kinder, die jahrelang nur Sondennahrung erhalten hatten, lernten zu kauen und zu schlucken.

Manche/r Mitarbeitende/r stellt sich – nicht nur heute – die Frage nach dem Menschenbild, das dem geschilderten Umgang mit Schutzbefohlenen zugrunde lag: „Das sind ja Menschen, die da leben. Wenn mir die Menschen wichtig sind,

---

72 Interview Torsten Y., 11.12.2012.
73 Interview Torsten Y., 11.12.2012.
74 Mündliche Mitteilung X. Y. Für das Nachfolgende ebd.

die da sind. […] Ich weiß nicht, wie man damals Menschen mit Behinderung gesehen hat. Waren die gleichwertig, so wie Sie und ich? Oder als was hat man sie angeschaut?"

Abwechslungen gestalten – Privatsphäre schaffen

Der Heimalltag bot – wie die langjährigen Bewohner/-innen anschaulich schilderten – in den 1950er/60er Jahren nur wenig Abwechslung. Lediglich die sonntäglichen Gottesdienste, die christlichen Feiertage, der eigene Geburtstag, der „Tag der Freude" und der gelegentliche Besuch von Eltern und Angehörigen sowie Besuchergruppen unterbrachen die Anstaltsmonotonie, in der ein Tag mehr oder weniger dem anderen glich. Hier sei kurz eingefügt, dass es in Polsingen üblich war, dass die Mitarbeiter werktags einen grauen und am Sonntag einen weißen Kittel trugen: „Damit der Behinderte weiß, jetzt ist Sonntag", so Rainer V. im Interview.

Im oben skizzierten Papier „Das Amt der Diakonisse in der Pflege Geistesgebrechlicher" waren die Schwestern ausdrücklich aufgefordert worden, um „das gute Klima einer Abteilung zu ringen".[75] Unterbrechungen und Abwechslungen – „Spiel, Gesang, Bewegungsspiele, Vorlesen, kleine Überraschungen und Freuden" – wurden als sinnvolle Maßnahmen genannt.

So gab es beispielsweise in Bruckberg 1951 ein Sportfest. Auf dem Programm standen u. a. „Wettlauf Hase und Igel", „Tauziehen", „Eierlauf", „Pyramiden". In Polsingen suchte die leitende Schwester durch außeranstaltliche Kooperationen etwas Neues in den Alltag zu bringen, was zugleich eine gewisse Horizonterweiterung ihrer Schützlinge ermöglichte:

> „Zur Unterbrechung der Eintönigkeit unseres Alltags dient vor allem, außer den kirchlichen Festtagen und Festzeiten, das alljährlich immer wiederkehrende Gartenfest, welches mit Musik und Festzug eingeleitet wird und unseren Kindern allerlei Freude und Beschäftigung bietet. Dankenswerterweise wurden wir auch in die monatliche Filmbetreuung der Schule mit einbezogen. Es wurden hier unseren Pfleglingen hübsche Natur- und Märchenfilme gezeigt, für welche sie ja besonders empfänglich sind."[76]

Die interviewten Mitarbeiter/-innen waren bei ihrem Eintritt entschlossen, den Alltag der ihnen Anvertrauten schöner, abwechslungsreicher und bunter zu gestalten. Dafür waren sie in hohem Maße bereit, ihre Zeit und ihre Talente einzusetzen. Besonders anschaulich ist das Beispiel von Torsten Y., der einigen Bewohnern vielleicht zum ersten Mal in der Geschichte Bruckbergs zu Haustieren verhalf. Auffällig war hier, dass der neue Mitarbeiter dem Wunsch eines Bewohners nachkam: „Dann haben wir uns ein Aquarium eingerichtet, das war

75 Das Papier vom 26.4.1960 findet sich in: ZADN, Mutterhausarchiv. Für das nachfolgende Zitat ebd.

76 Jahresbericht der Polsinger Pflegeanstalten mit Schlossgut über das Jahr 1951, 30.1.1952, S. 3, in: ZADN, Akte Polsingen Pflegeanstalt (Schloss und Heimat) 1950–1954.

so meine erste Tat. [...] Es war halt eine Idee von einem Heimbewohner, irgendwas Lebendiges ins Wohnzimmer zu kriegen, und dann bin ich auf das Aquarium gekommen."[77]

Unter der Anleitung von Herrn Y. bauten die Bewohner das Aquarium zusammen, dessen Einzelteile die Schreinerei in Bruckberg geliefert hatte. Dann sei „endlich der große Einkaufstag" gekommen. Gemeinsam wurden Fische ausgesucht, „teilweise haben wir sie von Mitarbeitern aus dem Gartenteich gekriegt." „Das Aquarium hat dann ein Mitarbeiter gepflegt mit den Heimbewohnern. Ja, das war also ganz wichtig."

Torsten Y. versuchte ebenfalls im Rahmen der Möglichkeiten und seiner Kochkünste, das zum Teil eintönige Essen etwas abzuwandeln:

> „Und dann gab's eine Riesendiskussion oft über's Essen. ‚Nee, das nicht. Und das mag ich nicht. Und jenes mag ich nicht.' Ja, weil es nur ein Essen gegeben hat. [...] War leider nur ein Essen da. Und dann [haben] wir [es] halt ein bisschen [anders] in den Gruppen [gemacht]. Ja, bringen wir nun mal [an den] Salat meinetwegen Essig dran oder sonst was, oder halt immer mehr auch Zwiebeln dazu, und solche Sachen hat man dann halt gebruzzelt und [dann] war es erst einmal okay."

Mehrmals im Monat fuhr Torsten Y. in einen Nachbarort von Bruckberg, um dort Obst und Gemüse einzukaufen. Meist nahm er zwei Bewohner mit, die ihm halfen: „Und mit seinem Arm hatte er diesen Eimer tragen dürfen, war sein Krafttraining. Bodybuilder und so hat er immer geschrien. ‚Ja', sag' ich, ‚mach mal.' Aber nicht nur die Bewohner, sondern auch Herr Y., der ja ebenfalls wenig aus der Anstalt heraus kam, genoss diese Ausflüge, auch wenn es dann viel zu tun gab:

> „Ja, dann war's später Nachmittag, haben wir in der Vermarktungshalle [...] dann noch Blumen geholt, dann haben wir da noch Paletten oder einzelne Salate aufgeladen. Und die Rettiche. [...] Und dann ging es wieder zurück nach Bruckberg. [...] War ein schöner Ausflug. Und vor allem körperliche Anstrengung. Das war einfach schon was wert. [...] Das haben wir so zwei, drei Mal [...] im Monat gemacht. Das war die Attraktion, raus aus dem Heim. Das war ganz, ganz wichtig für manche. Es gab wenig Abwechslung, ganz, ganz wenig Abwechslung, ja. [...] Wir sind sehr wenig raus gekommen."

Zudem versuchte er, den mittlerweile in Doppelzimmer untergebrachten Bewohnern seiner Gruppe etwas Privatsphäre zu verschaffen, wenn diese dies wünschten. Kurzerhand stellte er die beiden Schränke der Bewohner in die Mitte des Zimmers und verkleidete deren Rückwände mit Tapete. Die Bewohner freuten sich, während Herr Y. sich den Unmut der Hausleitung zuzog:

> „Alles Doppelzimmer. Und war nicht ganz so ideal. Einer oder andere hat sich schon ein Einzelzimmer gewünscht. Man hat etwas versucht, mit Schränken zu machen. Das ist also auch ziemlich auf Granit gestoßen, weil die Hausleitung das nicht gerne gesehen hat, weil ich dann einen Schrank in die Mitte rein gestellt habe. Brandgefahr, etc. pp. [...] Ich habe das trotzdem gemacht. Ich hab' mir gesagt, hat der eine hat jetzt

77 Interview Torsten Y., 11.12.2012. Für die nachfolgenden Zitate ebd.

einen Privatbereich und der andere hat einen Privatbereich, und dann hat man halt hinten irgendwann das mit Tapete zugepappt [und bemalt], sehr kreativ, ja.“

Den Versuch, den Jugendlichen vom „Sonnenhof“ etwas privaten Raum zu organisieren, unternahm Paul S., der in den Vierbett-Zimmern Raumteiler aus Sperrholz aufstellte und diese mit kleinen Dächern versah. Damit habe jeder Junge sein „eigenes Haus“ gehabt. Ihm seien damals keinerlei Steine in den Weg gelegt worden, versicherte er. Herr S. gehörte ebenfalls zu jenen Mitarbeitern, die versuchten, Bewohnern, die keine Angehörigen hatten oder von diesen nicht gewollt waren, Abwechslung und so etwas wie ein „kleines Zuhause“ außerhalb der Anstalt zu bieten. Dabei spannte er durchaus auch sein privates Umfeld ein:

> „Man war so idealisiert, dass man also Privates und Dienstliches auf jeden Fall vermischt hat, also, man hat frei gehabt, hat aber gewusst, Mensch, da möchte gern einer ins Dorf runter gehen von den Bewohnern. Dass man dann wieder zurück auf die Gruppe ist und gesagt hat: ‚Mensch, ich gehe jetzt soundso runter, ich muss da was machen, ich nehm’ den und den mit, der wollte doch da hingehen.‘ Also das war, also diese Trennung zwischen Privat und Dienst, das hat’s in der Zeit nicht gegeben. War auch üblich, dass man irgendwelche Bewohner an Weihnachten mit heim genommen hat. Über viele Jahre. Das war viele, viele Jahre […] Stand der Dinge, dass man dann wirklich gesagt hat, also, bestimmte Kinder, die haben niemand, also die nimmt man dann zu Weihnachten oder zu irgendwelchen Feiertagen auch mit heim. Also auch mit Dienst und Freizeit, das hat man […] ja gar nicht so scharf getrennt, und hat das auch […] gar nicht so wollen. […] Es ist für mich schon auch eine Art Heimat.“[78]

Auch Brigitte B. machte Überstunden. Es war einfach selbstverständlich für sie, länger zu bleiben, wenn noch etwas anlag:

> „Ich war sehr engagiert. In der ersten Zeit. Und habe gern über die Arbeitszeit hinaus gearbeitet. Es war, mir hat‘s gefallen. Ja, mit der Diakonisse, mit der ich dann zusammen gearbeitet habe, wie gesagt, wir haben auch nach der Arbeit noch zum Beispiel Weihnachtsbaum geschmückt oder solche Sachen. Einfach für die Bewohner. Wir haben eigentlich zusammen für die Bewohner gearbeitet.“[79]

Nach der Ableistung seines Wehrdienstes kehrte Florian T. Mitte der 1970er Jahre nach Bruckberg zurück, wo er eine der Gruppenleitungen im Sonnenhof übernahm. Um möglichst viel Zeit mit seiner Gruppe zu verbringen, nahm er die Büroarbeiten mit nach Hause und erledigte sie nach Feierabend oder am Wochenende. Ihm lag die Umsetzung der Förderziele am Herzen:

> „Also hat man diesen ganzen Schriftkram mit nach Hause genommen und hat das zu Hause gemacht. Ich habe dann versucht, auf der Gruppe meine Arbeit mit den Jungs zu machen. Und da war natürlich Förderung schon ein ganz wesentlicher Inhalt auf der Arbeit. Also, da hat sich da schon einiges gewandelt gehabt, weg von Versorgung hin zu Entwicklung zur Selbstständigkeit. Also beim Essen waren Ziele formuliert. Man hat versucht, den Kindern auch das Essen, soweit das möglich war, mit Messer und Gabel zu lernen. Tischsitten zu lernen.“[80]

78 Interview Paul S., 11.12.2012.

79 Interview Brigitte B., 12.12.2012.

80 Interview Florian T., 10.4.2013.

Mehr und mehr wurde dafür gesorgt, dass die Bewohner/-innen sich in ihren Gruppen „zu Hause" fühlen konnten. Dies konnte zum einen mit neuen Möbeln, selbst dekorierten Wänden, unterschiedlichen Bettdecken und vor allem mit eigenem Spielzeug und einem „Plätzchen für sich" geschehen. Heidemarie W. berichtete, dass die Buben im Christophorus-Heim keinen Nachttisch gehabt hätten. So nähte die Diakonisse Taschen, in denen die Jungen ihre Habseligkeiten unterbringen konnten. Die Taschen befestigte sie an deren Gitterbettchen. Zudem habe sie darum gekämpft, dass jeder ihrer Schützlinge „ein Eigentum" gehabt habe. In diesem Zusammenhang erinnerte sie sich an eine sie noch heute amüsierende Begebenheit, die zugleich auf subtile Weise offenlegte, wie in den 1960er Jahren eine „ordentliche Familie" auszusehen hatte. Ein Junge aus ihrer Gruppe habe sich einmal einen Bären gewünscht. Da die Firma Steiff ihre Mängelbären damals kostenlos an Neuendettelsau abtrat, konnte dem Wunsch des Kindes entsprochen werden. Im nächsten Jahr wünschte sich das Kind einen „Bärwagen", im Jahr darauf ein „Bärkind". Plötzlich habe der Junge gesagt, dass er „falsch" gewünscht habe: Er hätte sich erst einen „Bärvater" wünschen müssen.

Zum anderen änderte sich der Umgang mit den Besuchergruppen, deren Durchschleusung durch die Häuser man für Werbezwecke nach wie vor für notwendig hielt. Nun sollten die Besucher, die häufig wenig Scheu hatten, die Kinder anzustarren oder anzufassen, die Schubladen aufzuziehen und Türen zu öffnen, deren „Zuhause" respektierten. Sie sollten sich wie „Gäste" und nicht wie „Zoobesucher" benehmen. Immer wieder seien sie und die anderen Mitarbeiter/-innen dazu angehalten worden, die Gruppen „tiptop" zu halten, „denn es könnten immer Gäste kommen" – die ohne vorherige Lüftung gemachten Betten waren Ausdruck dieser Haltung. Als Grund sei ihr genannt worden: ‚Ja, die spenden ja auch und die wollen auch sehen, wo das Geld hinkommt.' Sie habe das dann so geregelt, dass die Bewohner/-innen gefragt wurden, ob sie ihr Zimmer fremden Leuten zeigen wollten. Wenn nicht, dann wurde nur das Wohnzimmer gezeigt: „So was können wir machen, aber nicht Gruppenbesichtigung."[81] Lange Jahre war es üblich gewesen, dass Besuchergruppen in den Betsaal[82] des Christophorus-Heimes geführt wurden, wo bereits die „behinderten" Kinder warteten, um den Besucher/-innen ein Lied vorzusingen und vorzubeten. Frieda U. war schier entsetzt: „Und da habe ich gedacht: ‚Um Gottes Willen.' Und einer von den Lernbehinderten sagte doch prompt: ‚Warum gucken denn die Leute alle so? Die gucken wie im Tiergarten.' Da habe ich gedacht: ‚So, der hat's begriffen.'" Sie habe vor allem diese „Bedienungsmentalität" gestört, die sie auch bei den Pfarrern mit ihren Konfirmandengruppen wahrnahm:

> „Ich habe gesagt: ‚Gut, Leute. Ihr wollt Begegnung. Seid so gut und kauft dann mal ein Eis miteinander [...], dann sind sie runter, eingeladen worden ins Freizeitenheim zum Grillen und solche Sachen, die jungen Erwachsenen. [...] Das war ja eine Ebene, da ging's ja nicht um sonst was können oder was beweisen. Und bei den gemeinsamen

81 Interview Frieda U., 11.12.2012. Für das nachfolgende Zitat ebd.

82 Die heutige Christophorus-Kapelle.

> Spielstunden auswärtiger Konfirmandengruppen mit Schülern aus dem Christophoros-Heim waren unsere denen sowieso überlegen. Und danach war dann eine Basis da, und dann haben wir noch ein Nachgespräch geführt und von wegen vorbeten, das war vorbei.“

Bald darauf erfolgten Gegenbesuche in den Kirchengemeinden, hinzu kamen Einladungen zur Mitgestaltung von Gottesdiensten, Patenschaften entstanden.[83]

Zur Selbstständigkeit erziehen

In den Kapiteln über den Alltag der Bewohner/-innen fiel auf, wie klein und beschränkt lange Zeit ihre Welt war, wie unwissend und unerfahren sie waren. Besonders ausgeprägt war ihre Unselbstständigkeit, die sich – wie gesehen – auf fast alle Bereiche des Lebens erstreckte. Im Zeichen des Umbruchs war es nun an den Schwestern und Mitarbeiter/-innen, die Bewohner/-innen gemäß dem „Normalisierungsprinzip“ zu Selbstständigkeit und Eigeninitiative, zu mehr Selbstbewusstsein und Selbstvertrauen zu erziehen. Schwester Heidemarie kann sich noch sehr gut daran erinnern, wie sie Mitte/Ende der 1960er Jahre daran ging, die Kinder in ihrer Gruppe schrittweise an die „draußen“ üblichen Praxen zu gewöhnen. Dazu gehörte an allererster Stelle zu lernen mit Geld umzugehen. Alle Kinder hätten, so die Schwester, nach 1964 ein gewisses Taschengeld erhalten, mit dem sie nun lernen mussten auszukommen. Die Anfänge seien schwierig gewesen. Die Kinder seien in die Neuendettelsauer Läden gegangen, hätten eingekauft, aber nicht immer genügend Geld dabei gehabt. Viele Kaufleute hätten den Mädchen und Jungen die fehlende Summe erlassen, was ganz und gar nicht im Sinne der Diakonisse war. Sie habe, so Schwester Heidemarie, daraufhin alle Neuendettelsauer Läden aufgesucht und dafür gesorgt, dass kein/e Heimbewohner/in mehr etwas nachgelassen oder geschenkt bekam. Die Kinder sollten lernen, dass die Dinge nicht vom Himmel fallen. Daran waren sie aber aufgrund ihrer „Rundumversorgung“ in der Anstalt gewöhnt gewesen, auch wenn es nicht immer die Kleider, die Speisen, die Spielzeuge usw. gewesen waren, die sie sich gewünscht hatten.

Blickt Schwester Gisela X. auf die Phase des „Umbruchs“ zurück, so fällt ihr als erstes das Wort „Freiheit“ ein. Es habe, so die Diakonisse, mehr Freiheit für die Bewohner/-innen, aber auch für die Schwestern und Mitarbeiter/-innen gegeben. Man habe dadurch selbst auf eine neue Weise zusammengefunden hätten:

> „Ich fand den Umbruch sehr gut. Die Neuerungen und dass sich alles gelockert hat, und die Behinderten mehr Freiheit bekommen haben. Wie ich kam, zum Beispiel, man durfte ja eigentlich die Anstalt nicht verlassen, sondern es gab Familienspaziergänge mit der Oberschwester und mit viel Personal. Und da sind wir halt im großen Haufen spazieren gegangen, in den Wald und überall. […] Und wie sich das dann gelockert hat und auch danach, fand ich schon schön. Oder dass dann die Behinderten auch einmal selber hinaus konnten, einkaufen gehen. […] Wir haben dann Freizeiten

[83] Schriftliche Mitteilung von Frieda U., 2.9.2013.

gemacht, mit unseren Behinderten. Sind fortgefahren und es war schön. Wir haben dann in der Nacht in Ehebetten halt mit ihnen geschlafen, mit den Unruhigen, aber es war echt eine schöne Zeit. [...] Wir haben ja einen großen Bus dabei gehabt. Also, ich habe eine Gruppe gehabt mit Rollstuhl und Liegeschalen und so ein Zeug, und wir haben schon einen großen Bus gebraucht, allein schon, um diese ganzen Sachen mitzunehmen. [...] Aber es war schon schön. Das hat auch irgendwie zusammengeschweißt, auch [die] Mitarbeiter."[84]

Auch Paul S. kann sich noch gut an seine Zeit als junger Mitarbeiter im „Sonnenhof" während der 1970er Jahre erinnern. Seine damalige Vorgesetzte hätte ihn und die anderen mit ihrem Reformeifer regelrecht mitgerissen. Mit seiner Gruppe habe er dann bis dahin nicht gestattete Aktivitäten entfalten können:

„Das waren lauter Jungs. Relativ flotte Jungs. [...] Es war eine junge Vorgesetzte da, die später erst mit ihrer Ausbildung fertig war, und die in dieser damaligen Umbruchstimmung [....], etwa so, man schmeißt das ganze Konservative über den Haufen und man macht jetzt was Neues. Und auf so eine Gruppe bin ich gekommen, wo Mitarbeiter vorher schon mit Kindern viel experimentiert haben, die viel basteln haben lassen, eigene Holzhäuser bauen haben lassen, wo man dann so einen ‚Abenteuerspielplatz' gemacht hat. Dass man in der Nacht draußen übernachtet in der selbst gebauten Holzhütte. Dass man sich selber Hühner angeschafft hat. Also, man hat da viel Freiraum gehabt und hat da mit den Kindern viel machen können. Wäre heute mit DIN-Normen, Vorschriften, Gefährdungsbeurteilungen nicht möglich."[85]

Die Regelungsdichte beklagte übrigens auch Torsten Y., der in Obernzenn nicht nur Esel und Schafe anschaffte, sondern mit den Bewohnern zusammen auch eine recht ansehnliche Grillhähnchenzucht aufzog. Die seien dann geschlachtet und verkauft worden – dies sei heute unvorstellbar, klagte der Diakon.

Michael A. betonte ebenfalls, wie fortschrittlich und modern der „Sonnenhof" damals gewesen sei, der nicht nur ganz andere heilpädagogische Möglichkeiten, sondern auch ein ansprechendes Wohnumfeld geboten habe. Herr A. kontrastierte im Gespräch den „Sonnenhof" mit den im Haus „Gottessegen" herrschenden Zuständen, wo nicht nur abgewohnte und enge Räumlichkeiten, eine fehlende Intimsphäre, sondern auch eine Ungezieferplage zu beklagen war:

„Ich war ja auch in Haus Gottessegen. Da habe ich dann mein letztes Schuljahr gemacht. Und das war auf der Gruppe Mitte Zwei. Und diese Gruppe, die hat eigentlich nur aus drei Räumen bestanden. Ein Büro, ein Schlafsaal und so eine Art Wohnraum mit so einer kleinen Küche dabei, also, Spüle. Und die räumlichen Zustände da, die waren verheerend. Also, es war wirklich so was von schlimm. Wir hatten einen großen Schlafsaal. Da waren vielleicht, na ja, zwölf Bewohner. Da stand ein Bett neben dem anderen und das war Mitte der 70er Jahre. Also, ich war auf der Gruppe im letzten Schuljahr, das war das Schuljahr 75/76. Ein Bett neben dem anderen. [...] Auf der Toilette standen so Toilettentöpfe. [...] Und da sind die halt drauf gesessen. Haben ihr Geschäft gemacht. Zwei, drei nebeneinander. Weil einige auch abgesetzt werden mussten. Also das war nicht toll. Von den Räumlichkeiten her. [...] Und im Schlafsaal waren einige dann auch, weil sie in der Nacht immer durch die Gegend geturnt sind,

84 Interview Gisela X., 12.12.2012.
85 Interview Paul S., 11.12.2012.

am Bett fixiert. Ist ja heutzutage nicht mehr vorstellbar. Und dann eben alle in diesem kleinen Raum, Wohnraum. Viel Ungeziefer hat's gegeben. […] Also, das war eine Katastrophe. Kakerlaken. Wenn Sie da in der Früh in den Dienst gekommen sind, da war ein Gerenne. Die sind ruckzuck unter die Spüle gelaufen. Also, wirklich Unmengen. Und ab und zu kam dann der Kammerjäger. Der hat die dann vergiftet, und dann haben wir die also wirklich haufenweise zusammen geschaufelt. […] Also ich muss sagen, da war der Sonnenhof ganz anders aufgestellt. Mit diesen modernen Bauten, völlig anders."[86]

Ihm, so Paul S., sei der „Sonnenhof" immer ein „wenig wie ein Experimentierfeld für junge Mitarbeiter" erschienen. Heute blickt er indes durchaus kritisch auf seine Generation, die gerade in der Umbruchsituation mit großem Enthusiasmus gestartet sei, in vielen Fällen aber die Mühen der Ebenen gescheut habe:

„Also, wenn ich so im Rückblick sehe, waren da auch viele – ich würde heute nach dreißig Jahren sagen – viele Weltverbesserer dabei, die gemeint haben, [alles anders und besser machen zu können]. Aber ich war ja teilweise ja selber so. Mit dem Elan ist man ja gekommen, man will es besser machen, oder man will was anderes machen. Jetzt waren hier schon viele Leute, die sehr blauäugig hergekommen sind, und hier angefangen haben zu experimentieren, wo man nach Jahren dann gesehen hat, Mensch, da war viel heiße Luft drin. Denen ist die Puste ausgegangen. Die machten nach einigen Jahren ganz was anderes. Die sind gescheitert bzw. haben sich teilweise ganz andere Arbeitsfelder gesucht. […] Im Nachhinein muss man jetzt sagen, wenn man das macht, geht's nach dem Sprichwort ‚Ich muss dicke Bretter bohren'. Und viele, die in dieser Umbruchsituation [sagten]: ‚Ich will den alten Mief beseitigen', die haben das dann nicht geschafft und sind auch wieder gegangen. Also, das war eher so das Problem. Und diese alte Generation, die es vielleicht mehr im Schloss oder in Haus Gottessegen gegeben hat, die war im Sonnenhof gar nicht so präsent."[87]

Besonders kritisierte Herr S., dass manche Mitarbeiter ihren Schützlingen nicht ausreichend Halt gegeben, ihnen Versprechungen gemacht, diese aber nicht eingehalten hätten. Die Jungen und Mädchen seien daraufhin in regelrechte Krisen gestürzt:

„Ich glaube eher, dass bei uns oben im Sonnenhof Kinder dadurch geschädigt wurden, dass sie solche spinnigen Mitarbeiter aushalten haben müssen. Ja, dass die einfach nicht konstant waren. […] Dass die den Bewohnern alles Mögliche an Freiheiten versprochen haben, ohne ihnen Halt zu geben. Oder ich hab' zum Beispiel erlebt, dass eben Mitarbeiter dann solche Kinder in ihre eigenen Familien teilweise mit integriert haben, und dann ist ihnen irgendwann die Puste ausgegangen und dann stand das Kind da, und hat […] ein Jahr lang geweint: ‚Warum kommt der nicht mehr und holt mich nicht mehr?'"

Die Neuausrichtung der „Behindertenarbeit" brachte gemischtgeschlechtliche Gruppen mit sich, deren Einführung – wir haben es geschildert – nicht unbedingt von allen Bewohner/-innen mit Begeisterung aufgenommen wurde. Für die Mitarbeiter/-innen stellten diese Umstrukturierungen ebenfalls eine große Herausforderung dar, schließlich war auch für sie die Situation neu. Hatten doch bis

86 Interview Michael A., 12.12.2012.

87 Interview Paul S., 11.12.2012. Für das nachfolgende Zitat ebd.

dahin in aller Regel die Mitarbeiter die Bewohner und die Mitarbeiterinnen die Bewohnerinnen betreut. Sehr anschaulich berichtete Paul S. über die erste gemischte Jugendlichengruppe, die in den „Sonnenhof" kam und die seiner Leitung unterstellt wurde. Sehr angetan sei er damals von dieser Entscheidung gewesen. Allerdings hätten er und seine Kolleginnen und Kollegen in den darauffolgenden Monaten vor allem als „Eheberater/-innen" fungieren müssen, wie er augenzwinkernd berichtete. Die Jungen und Mädchen verhielten sich einfach wie alle Jungen und Mädchen auf der Welt. Sie flirteten miteinander, verliebten sich, „gingen" miteinander, trennten sich – und das Spiel fing von vorne an:

> „War sehr interessant, weil ich war die erste Gruppe, die damals Mädchen bekam. Das hat uns damals sehr gefreut. Wir haben damals auf einen Schlag drei Mädchen aus Neuendettelsau bekommen und, wobei man jetzt dazu sagen muss, die waren also von der geistigen Behinderung halt her, dass die bis heute nicht so aktiv waren, dass da jetzt groß was stattgefunden hat an gegenseitigem Interesse gegenüber Jungs. Aber es war damals zumindest ein Anfang und es war auch die Zeit, wo dann so die ersten sexualpädagogischen Konzepte erarbeitet worden sind. Also, wie man damit umgeht. [...] Also, zu der Zeit war das ein Stand von geistiger Behinderung, wo das keine Rolle gespielt hat, ob das Mädchen oder Jungs waren. [...] Also, da kamen dann, ich bin jetzt für zwei Gruppen zuständig in einem Hof und da kamen dann auf die eine Gruppe Mädchen, und auf der anderen Gruppe waren pubertäre Jungs, die also wirklich ein Interesse dran gehabt haben, so ein ganz normales pubertäres Interesse. Und das war eine sehr turbulente Zeit, weil, also, bis sich das eingespielt hat, sind bestimmt anderthalb Jahre vergangen, also [...] diese Jungs und Mädchen haben viel erlebt und die Mitarbeiter mussten das arbeitstechnisch sehr massiv betreuen. [...] Also, es hat keine Konflikte innerhalb der Gruppe gegeben. Aber innerhalb von dem Hof. Also, die Jungs haben halt nur noch die Mädchengruppe belagert, warteten schon vor der Gruppe, bis die Mädchen in den Hof kamen und man sich mit ihnen anfreunden konnte. Und dann ging's natürlich los. Wer geht mit wem? Wer ist in wen verliebt? Nach einer Woche kam die Scheidung und dann kamen die Tränen, dann kam die Eheberatung, dann haben sie sich wieder. Also, es war wirklich ein ständiges Hin und Her, wo man damit arbeiten musste. Und, war auf der einen Seite natürlich sehr aufwändig, sehr nervig, aber natürlich auch sehr lustig und echt interessant. Also, sowohl für die Mitarbeiter, die das alles aushalten und steuern mussten, auf der anderen Seite natürlich auch für die Bewohner, für die es ja gut ist, wenn sie solche Erfahrungen machen und das alles durchmachen."

Auch für die Frauen in Himmelkron brachen vollkommen andere Zeiten an. Sie brauchten keine „Ausgangsscheine" mehr und alle durften tagsüber und abends „raus". Sie fuhren nach Bayreuth, gingen dort einkaufen, besuchten Kegelbahnen und – zuvor völlig undenkbar – Diskotheken.

Ein Rückblick

„Und wir leben das miteinander.“[88]

Vor dem Hintergrund des damaligen Auf- und Umbruchs, der die Tätigkeit und das Bewusstsein unserer Interviewpartner/-innen ganz entscheidend geprägt hat, war es einigen von ihnen wichtig, über ihre aktuelle Arbeitssituation und die Veränderungen in den letzten Jahren zu sprechen. Als die eigentliche Arbeit – die aktive Gestaltung des Alltags mit den Bewohner/-innen – massiv behindernd wurde vor allem die stetig zunehmende Dokumentationspflicht benannt. Michael A. bedauert, dass er – gebunden an den Schreibtisch – mit seiner Gruppe nicht mehr so oft dazu kommt, etwas außerhalb von Bruckberg zu unternehmen. Dies fehle nicht nur den Bewohnern, sondern auch ihm, der sich sehr über Begeisterung „seiner Männer“ bei einem Ausflug, einem Kino- oder Eisdielenbesuch freuen kann:

> „Das Problem ist [...] der mittlerweile riesige administrative Aufwand. Also, für mich ist das schon ein Highlight, wenn ich mit den Männern wirklich mal irgendwo hinfahren kann. Das ist natürlich, also für einen selber keine tolle Sache. Es entspricht eigentlich nicht mehr dem Anspruch, den ich einmal gehabt habe an die Arbeit. [...] Ich bin so in dieses ganze Verwaltungssystem eingebunden. Und eigentlich auch die meisten meiner Kollegen. Also, zumindest muss von den leitenden Personen, also das ist schon nicht mehr feierlich. [...] Bei mir ist es die Dienstplangestaltung. Dann muss die Dokumentation geführt werden. Ein riesiges Ding ist die medizinische Dokumentation, die wahnsinnig viel Zeit verschlingt. Dann haben wir sehr viele Controllings an den verschiedensten Stellen, Heimaufsicht, externes Controlling, internes Controlling [...] Ja, wie gesagt, also, Dokumentation ist ein ganz großer, großer Punkt bei uns. Ich versuche, meinen Mitarbeitern so weit wie möglich den Rücken freizuhalten. Ich habe einige Sachen delegiert, aber ich schau trotzdem, dass die eben genau das machen können, was, was ich leider nicht mehr machen kann. [...] Also, wie gesagt, für mich ist das ein Highlight, wenn ich mit denen irgendwo hingehen kann oder hinfahren kann. Ist eine tolle Sache, immer wieder. Und das, da würde ich mir einfach wünschen, dass das öfters möglich wäre. Dann fahren wir nach Ansbach, gehen wir ins Brückencenter, tun ein bisschen shoppen. Oder gehen wir ins Kino. Sind lauter schöne Sachen. Und das gefällt den Männern also total. Einfach die Möglichkeit, mit den Leuten was zu unternehmen. Das war ja eigentlich das, war mir auch total viel Spaß in der Arbeit gemacht hat. Und das war früher wieder ganz anders. Also, vor allem in der Sonnenhofzeit, da hat man so viel Zeit in der Richtung gehabt. Administrativ war da relativ wenig. Man hat halt zwar auch seine regelmäßigen Berichte geschrieben, aber das war kein großer zeitlicher Aufwand. Und da konnte man also damals viel mit den Leuten machen. Und das war eigentlich das, ja, was mir wirklich gut gefallen hat. [...] Ich kann bloß sagen, dass mir die Arbeit also wirklich sehr, sehr viel Spaß gemacht hat. Eigentlich so bis zu dem Zeitpunkt, wo eben das alles angefangen hat mit dem Qualitätsmanagement. [...] Dann wurde also die persönliche, wie soll ich sagen, Arbeitsfreiheit [...] schon eingeschränkt.“[89]

[88] Interview Florian T., 10.4.2013.

[89] Interview Michael A., 12.12.2012.

Ähnlich Brigitte B., die im Interview einerseits die Professionalisierung der Arbeit lobte, andererseits aber auch die Kehrseiten – großer dokumentarischer Aufwand, verbunden mit einer knapper werdenden Zeit für die Bewohner/-innen – betonte: „Es ist alles professioneller geworden. Vom Familiären weg, mehr zum professionellen Arbeiten. Es ist halt, das sind jetzt mal die negativen Sachen, viel Dokumentation, dadurch viel Beobachtung, was ja wieder positiv ist. Aber viel Zeit einfach weg vom Bewohner im Prinzip."[90]

Florian T. sprach die veränderten Organisationsstrukturen in den Einrichtungen und die Neuverteilung der Kompetenzen als ein Problem an, das nicht nur die Mitarbeiter/-innen, sondern auch die Bewohner/-innen sehr beschäftige. Vor allem die Abschaffung der Position des Hausleiters, ehemals „Hausvater", und die Einführung von Wohnbereichsleitungen habe zu massiven Verunsicherungen geführt:

> „Man hat Wohnbereichsleitungen eingerichtet, die dann zum Teil zwei und drei Gruppen zu betreuen haben, die natürlich hinten und vorne auch nicht mehr nachkommen. Und auch den Überblick in allen Gruppen nicht gleich haben und es ist keine Identifikationsfigur mehr da. [Für] unsere Leute, da ist die Hierarchie wichtig. Wer ist Leitung? Und wer steht drunter? Das ist also was Wichtiges. Jemand muss wissen, wer was zu sagen hat. Das ist für viele wichtig. Und das ist heute nicht mehr ganz so deutlich für manche, und ich glaube, das macht auch ein wenig Unsicherheit."

Zugleich beklagte Florian T. die mit den Umstrukturierunsmaßnahmen einhergehende Fluktuation des Personals, deren negativen Folgen alle, Mitarbeiter/-innen wie Bewohner/-innen, spürten:

> „Und die häufigen Mitarbeiterwechsel, die jetzt auch wieder sind in den letzten Jahren. Die Frustration der Mitarbeiter, die diesen Umbruch miterlebt haben. Ich habe ja gesagt, in den 80er Jahren ging vieles aufwärts, viele Mitarbeiter sind heute noch da. [Wir] erleben, wir können manches nicht mehr machen. Wir können nicht mehr Freizeiten anbieten, weil wir das Potenzial der Mitarbeiter und die Zeit nicht mehr haben. Viele Dinge, die, ja, die selbstverständlich waren, schrauben sich immer weiter runter. Die Freizeitangebote. Natürlich sind die Leute auch älter geworden, manche sind ja auch 20, 25 Jahre in den Wohngruppen. Sind selber älter geworden. Die Bewohner sind älter geworden. Und in diesem Veränderungsprozess, der insgesamt in der Behindertenhilfe Neuendettelsau stattgefunden hat, war eben das so, oben ist angeordnet worden, nach unten ist durchgedrückt worden. Und den Letzten beißen die Hunde. Und die Mitarbeiter sind dabei auf der Strecke geblieben. Ich kann nicht jeden Mitarbeiter bei so einem Umwälzungsprozess befragen, ob er damit einverstanden ist, aber ich muss ihn begleiten, muss ihn mit hineinnehmen in den Prozess. Ich muss informieren, warum ich das mache, dass das Gründe hat und ich muss Hilfe anbieten für die, die damit nicht klarkommen."[91]

Bis heute hat keine/r der (ehemaligen) Mitarbeiter/-innen die Entscheidung bereut, sich für die Arbeit mit Menschen mit geistiger Behinderung entschieden zu haben. In den vielen Jahren und Jahrzehnten sind ihnen die Menschen ans

90 Interview Brigitte B., 12.12.2012.

91 Interview Florian T., 10.4.2013.

Herz gewachsen. Befragt nach schlimmen Erlebnissen in ihrer Arbeit, nannten sie Unfälle, Suizidversuche und den Tod von Bewohner/-innen. Einige konnten nur unter Tränen von diesen Vorfällen berichten.

Befragt nach dem „schönsten Erlebnis" fiel den Gesprächspartner/-innen in der Regel nicht eines, sondern viele ein. Immer standen dabei die Bewohner/-innen im Mittelpunkt. Als schön bewertete Torsten Y. die Urlaube, die er mit seiner Gruppe gemacht und die er auf vielen Fotos dokumentiert hat:

> „Als wir finanziell in der Lage waren, auf der Männergruppe Freizeit zu machen, dreißig Tage oder 35 Tage Urlaub. [...] Ja, die Heimbewohner steigen aus, jeder nimmt seine Tasche mit, jeder weiß schon, wo sein Zimmer ist, ja. Endlich Urlaub. Das geht mir, muss ich ganz ehrlich sagen, das geht mir auch runter wie Buttermilch."

Paul S. gefiel besonders, dass er Menschen bei ihrer persönlichen Entwicklung hatte begleiten können:

> „Und wenn man dann erzählt, was die so in der Jugend- und Pubertätszeit alles angestellt haben, also, wie viel Sorgen die bereitet haben, und man sieht, wie relativ normal sie jetzt heute leben, irgendwie zur Ruhe gekommen sind, sich irgendwie ihre eigene Identität aufgebaut haben, vielleicht sogar einen Freund haben oder Partnerschaft oder sonst was. [...] Also, das ist dann schon schön, wenn man das sieht."[92]

Frieda U. erlebte das „Angenommensein von Behinderten" als außerordentlich beglückend. Sie habe „Vertrauen" und „Liebe" bekommen. Ihre Mitschwester Gisela X. betonte die Erfüllung, die sie beim Abendmahl in den Gruppen der Menschen mit sehr schweren Behinderungen erfuhr: „Wir haben am Schluss dann Abendmahl auf der Gruppe gefeiert, hinterher mit Essen. Das waren schöne Augenblicke." Brigitte empfand die Dankbarkeit der Bewohnerinnen als bereichernd, ebenso die Freizeiten mit ihrer Gruppe und wenn sie dieser eine Freude bereiten konnte. Für Michael A. war im Grunde die ganze Arbeitszeit – bis zur Einführung der oben erwähnten zeitraubenden Verwaltungstätigkeiten – ein einziges „schönes Erlebnis".

Florian T. betonte das An- und Miteinandergewachsensein mit den Bewohner/-innen, das er nach wie vor in seiner Arbeit sehr schätzt, und das ihm nicht zuletzt dabei geholfen habe, seine eigene Persönlichkeit zu entwickeln:

> „Und man entwickelt ja im Lauf der Jahre so was wie ein Menschenbild. Es ist am Anfang nicht da, sondern man sieht den abhängigen Menschen und den, der dem Abhängigen hilft. In der Rolle war ich am Anfang drin. Aber das hat sich im Laufe der Jahre schon auch gewandelt. Heute sind das gleichberechtigte Partner, sind Menschen wie ich selber. Mit ihren Gefühlen, mit ihren Problemen, mit ihren Sorgen, mit ihrer Trauer, mit ihrer Freude. Und wir leben das miteinander. Wir begegnen uns und sind da, und so wie wir da sind an dem Tag, so begegnen wir uns."[93]

---

92 Interview Paul S., 11.12.2012.

93 Interview Florian T., 10.4.2013.

„Anderer Ort", „totale Institution", „soziales Feld" – drei theoretische Ansätze zur Einordnung der Ergebnisse

In den vorangegangenen Kapiteln ist das in den Interviews mit Bewohner/-innen und Mitarbeiter/-innen gewonnene Quellenmaterial, nach Themenclustern geordnet, zu einem Gesamtbild zusammengefügt worden, das – gleichsam zu einer „dichten Beschreibung" verwoben – das Leben und Arbeiten in der Diakonie Neuendettelsau seit den 1960er Jahren in allen Einzelheiten nachzeichnet. Man könnte es mit dieser Dokumentation bewenden lassen, wenn in der Darstellung nicht deutliche Parallelen zu anderen Einrichtungen für Menschen mit (geistiger) Behinderung in öffentlicher wie in freigemeinnütziger Trägerschaft sichtbar würden, die auf tiefer liegende gesellschaftliche Strukturen verweisen – Strukturen, die sich, wie ein kurzer Blick in die Literatur aus dem angelsächsischen Raum zeigt,[1] keineswegs nur auf den nationalen Kontext der Bundesrepublik Deutschland beschränken, sondern *mutatis mutandis* in allen (westlichen) Gesellschaften wirksam (gewesen) zu sein scheinen. Um solche Strukturen genauer herauszuarbeiten, bedarf es eines theoretischen Rahmens, der als Interpretationsfolie dient, um die empirischen Befunde zu einzelnen Einrichtungen in größere Zusammenhänge einzuordnen und so die Grundlagen für eine vergleichende Betrachtung zu schaffen.

Im Folgenden sollen drei theoretische Ansätze skizziert werden, die uns als eine solche Interpretationsfolie geeignet scheinen. Wer sich von der manchmal etwas sperrigen Sprache und dem hohen Abstraktionsniveau nicht vorschnell abschrecken lässt und sich in die verwinkelten Gedankengebäude der Philosophen und Soziologen vorwagt, dem eröffnen sich vielleicht neue, mitunter überraschende, möglicherweise auch provozierende Perspektiven, die das dokumentierte Quellenmaterial noch einmal auf andere Art zum Sprechen bringen und zum vertieften Nachdenken anregen.

Michel Foucaults Konzept der „Heterotypien"

Mit einem scheinbar marginalen Text – einem kurzen, 1967 gehaltenen und erst 1984 vom Autor zur Veröffentlichung freigegebenen Vortrag mit dem Titel „Von anderen Räumen" – hat der französische Philosoph *Michel Foucault* (1926–1984) der neueren Raumtheorie kräftige Impulse gegeben. In jeder Gesellschaft, so der Grundgedanke Foucaults, konstituiert sich die „Wissensordnung"[2] durch die

---

1 Vgl. dazu etwa den Überblicksartikel von Victoria Brignell, When the Disabled were Segregated, in: New Statesman, 15.12.2010.

2 Der Begriff der *Wissensordnung* bezeichnet in der Wissenssoziologie die Gesamtheit aller in einer Gesellschaft wirkenden Weltanschauungen, Wissensbestände, Handlungsmuster und daraus ab-

Ausgrenzung von Räumen, in denen die Regeln, die sich im herrschenden „Diskurs"[3] herausgeformt haben und die sonst überall in der Gesellschaft Geltung beanspruchen, ausgesetzt oder aufgehoben sind – und gerade, weil diese „Anderen Orte" aus der Ordnung der Gesellschaft fallen, spiegeln sie diese Ordnung wider, machen sie der Reflexion zugänglich, stabilisieren sie und sind von daher als paradoxe Elemente eben dieser Ordnung aufzufassen. Manche dieser „Anderen Orte" sind imaginär: die *Utopien*. „Utopien sind Orte ohne realen Ort"[4] – der Begriff, der auf den 1516 von *Thomas Morus* (1477/78–1535) verfassten Roman „Utopia" zurückgeht, leitet sich aus dem griechischen *ou* für „nicht" und *tópos* für „Ort" ab, meint also eigentlich „Nirgendwo". Utopien bieten entweder „das vervollkommnete Bild oder das Gegenbild der Gesellschaft, aber in jedem Fall sind Utopien ihrem Wesen nach zutiefst irreale Räume."[5] Es gibt aber in jeder Gesellschaft – dies ist die besondere Wendung im Ansatz Foucaults – „auch reale, wirkliche, zum institutionellen Bereich der Gesellschaft gehörige Orte, die gleichsam Gegenorte darstellen, tatsächlich verwirklichte Utopien, in denen die realen Orte, all die anderen realen Orte, die man in der Kultur finden kann, zugleich repräsentiert, in Frage gestellt und ins Gegenteil verkehrt werden. Es sind gleichsam Orte, die außerhalb aller Orte liegen, obwohl sie sich durchaus lokalisieren lassen."[6] Diese Orte nennt Foucault *Heterotopien*, abgeleitet vom griechischen *hetero* für „anders" und *tópos* für „Ort". Um ihre Wirkung zu beschreiben, benutzt Foucault die Analogie des Spiegels: Durch den Blick in den Spiegel, „der gleichsam tief aus dem virtuellen Raum hinter dem Spiegel zu mir dringt, kehre ich zu mir selbst zurück, richte meinen Blick wieder auf mich selbst und sehe mich nun wieder dort, wo ich bin."[7]

In seinem Vortrag skizziert Foucault ein höchst originelles Tableau von Heterotopien, das von Kinos und Theatern über Museen und Bibliotheken, Bordelle und Jahrmärkte, Gärten und Friedhöfe, Schiffe, Kasernen und Eliteschulen, Gasträume auf südamerikanischen Landgütern, Feriendörfer sowie die klassische

geleiteten Praxisformen. Vgl. allg. Peter L. Berger / Thomas Luckmann, Die gesellschaftliche Konstruktion der Wirklichkeit. Eine Theorie der Wissenssoziologie (1966), Frankfurt am Main 1991.

3 Der Begriff des *Diskurses* ist in Foucaults Werk von zentraler Bedeutung. Er bezeichnet, grob vereinfacht, das in der Sprache aufscheinende Verständnis von Wirklichkeit. Die Regeln des Diskurses legen in einem bestimmten Zusammenhang oder auf einem bestimmten Wissensgebiet fest, was gesagt werden kann, was gesagt werden soll, was nicht gesagt werden darf und von wem es wann in welcher Form gesagt werden darf. Vgl. Michel Foucault, Die Ordnung des Diskurses (1972), Frankfurt am Main 1991; Manfred Frank, Was ist ein „Diskurs"? Zur „Archäologie" Michel Foucaults, in: ders., Das Sagbare und das Unsagbare. Studien zur deutsch-französischen Hermeneutik und Texttheorie, Frankfurt am Main 1989, S. 408–426; Philipp Sarasin, Michel Foucault zur Einführung, Hamburg [5]2013.

4 Michel Foucault, Von anderen Räumen (1967), in: Jörg Dünne / Stephan Günzel (Hgg.), Raumtheorie. Grundlagentexte aus Philosophie und Kulturwissenschaften, Frankfurt am Main 2006/[7]2012, S. 317–327, S. 320 (biobibliographische Angaben: S. 328f.). Vgl. auch: ders., Die Heterotopien. Der utopische Körper, Frankfurt am Main 2005.

5 Ebd.

6 Foucault, Räume, S. 320.

7 Ebd., S. 321.

„Hochzeitsreise“ bis hin zu Sanatorien, psychiatrischen Anstalten, Gefängnissen, Altersheimen und schließlich zur Jesuitenkolonie in Paraguay reicht. Alle diese „Anderen Orte“ üben gegenüber dem übrigen gesellschaftlichen Raum eine je eigene Funktion aus, „die sich zwischen zwei extremen Polen bewegt. Entweder sollen sie einen illusionären Raum schaffen [...]. Oder sie schaffen [...] einen anderen realen Raum, der im Gegensatz zur wirren Unordnung unseres Raumes eine vollkommene Ordnung aufweist“.[8] Die „Anderen Orte“ des letzteren Typs, die Foucault auch als „Abweichungsheterotypien“[9] oder „kompensatorische Heterotypien“[10] bezeichnet, umfassen alles Anstaltsmäßige – oder genauer ausgedrückt: alle sozialen Räume, in denen auf der Grundlage fester Satzungen das Verhalten der sich darin bewegenden Menschen bis in die kleinsten Einzelheiten hinein planrational reglementiert wird – etwa Kaserne und Kriegsschiff, Kloster und Internat, Gefängnis und Heim.

An diesem Punkt nun lässt sich Foucaults Konzept der Heterotypien nutzen, um die Befunde zu den Lebensbedingungen und Lebenslagen von Menschen mit geistiger Behinderung in diakonischen Einrichtungen – und also auch in der Diakonissenanstalt Neuendettelsau und ihren Filialen – in einen größeren Kontext zu stellen. Zweifellos lassen sich geschlossene Einrichtungen für Menschen mit geistiger Behinderung dem Typus der „kompensatorischen Heterotypien“ zuordnen, stellen doch auch sie der „wirren Unordnung unseres Raumes“ eine „vollkommene Ordnung“ entgegen: Sie sondern Menschen mit kognitiven Beeinträchtigungen (oder auch mit Epilepsie, psychischen Erkrankungen oder einfach abweichenden Verhaltensmustern), die den Werten, Normen und Regeln der modernen Gesellschaft – etwa den Anforderungen des Bildungssystems, des Arbeitsmarktes oder der großstädtischen Lebenswelt – nicht gewachsen sind oder sich gar dagegen auflehnen, von der übrigen Gesellschaft ab, verpflanzen sie in einen „Schutz- und Schonraum“, verwahren sie fachgerecht und integrieren sie unter den restriktiven Bedingungen einer „Sonderwelt“ in die allgemeine soziale Ordnung. In dieser „Sonderwelt“ wird die „Unvernunft“ gebändigt, unschädlich gemacht, bis zu einem gewissen Grade produktiver Arbeit zugeführt und zu vernunftgemäßer Lebensführung angehalten. Nach außen hin, gegenüber anderen sozialen Räumen, spiegeln die geschlossenen Einrichtungen der „Behindertenhilfe“ somit die Geltung der Wissensordnung wider, sind sie doch der Beweis, dass sich die Randbereiche der Gesellschaft dieser Ordnung nicht entziehen können – in diesem Sinne sind sie verwirklichte Utopien, Orte, die vom aufgeklärten Vernunftprinzip vollkommen durchdrungen sind. Sie stabilisieren darüber hinaus die herrschende Ordnung, indem sie als dunkle Drohung den Bereich des „Normalen“ einhegen: Jeder Mensch lernt von Kindheit an, dass es einen „Anderen Ort“ gibt, an den er mehr oder weniger zwangsweise verbannt wird, wenn er sich nicht in die „vernünftige Ordnung“ der Gesellschaft einfügt. „Neuendettelsau“, „Polsingen“, „Bruckberg“, „Himmelkron“ – die Namen sind

8 Ebd., S. 326.

9 Ebd., S. 322.

10 Ebd., S. 326.

im Einzugsgebiet dieser Einrichtungen allgemein geläufig, auch wenn nur wenige Menschen die Einrichtungen je von innen gesehen haben werden. Man kennt die Namen dieser „Anderen Orte“, das Bild, das man sich von ihnen macht, speist sich aus dem sozialen Wissen über „Blöden- und Irrenanstalten“. Die Namen sind eine Chiffre, die für den „bürgerlichen Tod“ steht, sie drohen dem „Unvernünftigen“ den Entzug der Freiheiten, der Rechte und der Würde des bürgerlichen Individuums an. In diesem Sinne stellen solche Anstalten stets ein *Gegenbild* zur modernen Gesellschaft dar und dienen gerade dadurch der Stabilisierung dieser Gesellschaft.

Im Falle von „Behinderteneinrichtungen“ in der Trägerschaft *religiöser* Körperschaften kommt jedoch noch ein zweites Moment hinzu. Sie wurden nämlich in aller Regel von ihren Gründern als *christliche Kolonien* angelegt, die – in bewusster Abgrenzung gegenüber der übrigen Gesellschaft – dieser demonstrieren sollten, wie ein Gemeinwesen aussehen müsste, das vom Geist des Christentums durchdrungen, in dem das in der modernen Gesellschaft herrschende Leistungs- und Konkurrenzprinzip suspendiert und das Individuum in einer „geschwisterlichen Gemeinschaft“ aufgegangen wäre, die sich gerade der „geringsten Brüder und Schwestern“ in tätiger Nächstenliebe annehmen würde, ganz im Sinne des Bibelwortes: „Da werden die Wölfe bei den Lämmern wohnen und die Panther bei den Böcken lagern“ (Jes 11,6). Christliche „Blödenanstalten“ waren (und sind es in Spurenelementen bis heute) aus der Perspektive ihrer Gründer und Betreiber verwirklichte Utopien insofern, als in ihnen das „Reich Gottes“ im Diesseits keimhaft angelegt war. Als solcherart verwirklichte Utopien bestätigten christliche „Behinderteneinrichtungen“ die bestehende Ordnung nicht von vornherein, sondern waren im Ansatz (als Werke der „inneren Mission“) auf deren Transzendierung ausgerichtet. Solche christlichen Kolonien nahmen in eschatologischer Perspektive die „zukünftige Stadt“ (Hebr 13,14) vorweg. Sie standen also von ihrem Entstehungszusammenhang her in kritischer Distanz zur aufgeklärten Wissensordnung, waren und sind dieser aber dennoch funktional zugeordnet.

Man kann christliche Heime für Menschen mit geistiger Behinderung daher als *doppelte Heterotypien* auffassen: Vom gesellschaftlichen Subsystem der *staatlichen Herrschaft* her gedacht, bilden sie eine „Sonderwelt“ für eine Vielzahl „unvernünftiger“ Menschen, die hier nach einer „vernünftigen“ Ordnung verwahrt werden – auf diese Weise den unumschränkten Geltungsanspruch dieser Ordnung unterstreichend und im Sinne sozialer Disziplinierung auf den Raum der „Normalität“ zurückwirkend. Vom gesellschaftlichen Subsystem der *Religion* her betrachtet, sind sie als Vorwegnahme des „Reiches Gottes“ ein Gegenentwurf zur „gefallenen Welt“. Diese beiden Dimensionen stehen in einem letztlich kaum auflösbaren Spannungsverhältnis. So abstrakt sich dies anhört, so hat es doch ganz konkrete Folgen sowohl für die Mitarbeiter/-innen wie auch für die Bewohner/-innen.

Wer in ein Haus der Diakonissenanstalt Neuendettelsau eintrat – sei es als Bewohner/in oder als Mitarbeiter/in –, tat gleichsam einen „Schritt durch den Spiegel“. Es war zwar keineswegs so, dass die interviewten Bewohner/-innen unter Zwang nach Neuendettelsau oder in eine seiner Filialen verbracht wurden

– ihre Familien sahen aber keine Alternative zu einer Unterbringung im Heim, und so fügten sich die Betroffenen. Helmut B. etwa hat sich die Sichtweise zu Eigen gemacht, dass er sich außerhalb der „Heimwelt" keine „berufliche Existenz" aufbauen und demzufolge auch nicht am „öffentlichen Leben" teilhaben kann. In den Interviews scheint durch, dass sich die Bewohner/-innen durchaus bewusst sind, dass sie für die sichere Lebensperspektive im Heim den Preis der sozialen Stigmatisierung bezahlen. In dem bemerkenswerten Fall der Hanna H. war dies sogar das Resultat einer bewussten Entscheidung. Auf Anraten ihres Pfarrers entschied sich die junge Frau, bei der sich infolge eines Impfschadens eine Epilepsie entwickelt hatte, dazu, „ein Leben lang als Behinderte angesehen" zu werden – und dafür ein dauerhaftes „Zuhause" zu bekommen.

Was die Stigmatisierung als Heimbewohner/in bedeutete, zeigte sich in unmittelbarem Kontakt mit der Außenwelt – konkret: mit den „Dorfleuten", die die Heimbewohner/-innen auf ihren „Familienspaziergängen" als „Anstaltsdeppen" verspotteten. Hier deutet sich an, was Orte wie „Neuendettelsau", „Polsingen", „Himmelkron", „Obernzenn" und „Bruckberg" für die gesellschaftliche Wissensordnung bedeuten: Sie bilden gleichsam exterritoriale Räume, in denen die „Unvernunft" verwahrt wird, die den in der „Außenwelt" lebenden Menschen zumeist verschlossen bleibt, es sei denn, die Bewohner/-innen werden einer Besuchergruppe „vorgeführt".

Auch für die Mitarbeiter/-innen bedeutete der Eintritt in die „Behindertenarbeit" Neuendettelsaus und seiner Filialen eine Art „Schritt durch den Spiegel". Bei allen Interviewten lag der Berufswahl eine langfristige Lebensentscheidung zugrunde, die über reine Karrieregesichtsgesichtspunkte weit hinauswies. Einige von ihnen besiegelten diese Entscheidung durch den Eintritt in die Arbeits-, Lebens- und Glaubensgemeinschaft der Diakonissen- oder Diakonenschaft, wobei die Einsegnung eine Art Übergangsritus (*rite de passage*) markierte. Sie wurden dadurch auf ihre Art und Weise zu Bewohner/-innen eines „Anderen Ortes", bis zu einem gewissen Grade mit den ihnen anvertrauten geistig behinderten Menschen aus anderen gesellschaftlichen Räumen ausgeschlossen. Für viele, zumal für die Diakonissen und Diakone, aber auch für viele später hinzugekommene „freie Kräfte", wurde die „Anstalt" zum Lebensmittelpunkt, die Ausflüge in „die Welt draußen" zu einem kleinen Abenteuer.

Bis in die 1970er Jahre hinein waren die Anstalten als „Andere Orte" von der Außenwelt weitgehend abgeschottet, war der Bewegungsradius der Bewohner/-innen (und auch der sie betreuenden Diakonissen und Diakone) beklemmend eng gezogen. Seither hat – unter den Vorzeichen der „Normalisierung", der „Integration", neuerdings der „Inklusion" – die räumliche und soziale Mobilität der Bewohner/-innen deutlich zugenommen, für die Mitarbeiter/-innen sind Arbeits- und Lebenswelt jetzt schärfer getrennt. Die Grenzen der „Heimwelten" sind sehr viel durchlässiger geworden. Von einer „inklusiven Gesellschaft" sind wir jedoch noch weit entfernt.

Erving Goffmans Konzept der „totalen Institution“

Michel Foucaults Konzept der Heterotopien entfaltet seine Stärken, wenn es darum geht, den gesellschaftlichen Ort von besonderen Einrichtungen für Menschen mit (geistiger) Behinderung zu bestimmen, die Grenzen zum übrigen gesellschaftlichen Raum zu markieren und die Funktion von „Behindertenanstalten“ in der Wissensordnung einer Gesellschaft auszuloten. Über die Binnenstrukturen solcher Anstalten sagt es indessen wenig aus. Auf der Suche nach einem theoretischen Konzept, das zu erklären hilft, wie der Betrieb einer Anstalt in der Praxis funktioniert, stößt man fast unweigerlich auf die 1961 erschienene Studie zur „totalen Institution“[11] des kanadisch-amerikanischen Soziologen *Erving Goffman* (1922–1982). Goffman definiert die totale Institution als eine soziale Einrichtung, die darauf abzielt, sämtliche Lebensäußerungen der in ihr untergebrachten Menschen allumfassend zu regeln und zu kontrollieren, um einen möglichst störungsfreien Betriebsablauf zu gewährleisten. Beispiele für totale Institutionen sind Kasernen, Kriegsschiffe, Klöster, Internate, Arbeitslager, Gefängnisse oder psychiatrische Anstalten, aber auch soziale Einrichtungen wie Altenheime, Säuglings- und Waisenheime, Fürsorgeerziehungsheime und Behinderteneinrichtungen können sich diesem Typus mehr oder weniger annähern.[12] Totale Institutionen verfolgen in aller Regel gesellschaftlich gebilligte Ziele, z. B. Heilung, Erziehung, Ausbildung, Bewahrung, Vergeltung usw. Trotz dieser offiziellen Ziele geht es in totalen Institutionen stets und vor allem darum, „den Tagesablauf einer großen Zahl von Menschen auf beschränktem Raum und mit geringen Mitteln zu überwachen“[13] und zu steuern.

Um diesen versteckten Zweck umzusetzen, werden sowohl die Strukturen wie auch die „Insassen“, wie Goffman die Bewohner/-innen nennt, den organisatorischen Bedürfnissen der Institution angepasst. Die Insassen werden von der Außenwelt weitgehend abgeschnitten und einer einzigen zentralen Autorität und deren bürokratischem Apparat unterworfen. Ihre Identität, ihre Individualität und ihr bisheriger sozialer Status werden beschädigt, manchmal sogar ausgelöscht – die Insassen sterben den „bürgerlichen Tod“,[14] sie werden zum Objekt. Zugleich werden die Ordnung und die Abläufe der Institution – wecken, aufstehen, Betten machen, waschen, ankleiden, frühstücken, arbeiten, lernen, ausruhen, schlafen usw. – durch Drill, physische Gewalt, Drohungen, oft in einer ent-

---

[11] Erving Goffman, Asyle. Über die soziale Situation psychiatrischer Patienten und anderer Insassen, Frankfurt am Main 1973 [1961], insbesondere S. 13–123. Goffmans Werk unterlag und unterliegt nationalen und internationalen Rezeptionskonjunkturen. Im deutschsprachigen Raum wurde es erst nach seiner Übersetzung 1973 auf breiter Front zur Kenntnis genommen. Insbesondere im Zusammenhang mit dem damaligen Modernisierungsprozess der Heimerziehung wurde Goffmans Konzept breit rezipiert. Zum Folgenden ausführlicher: Schmuhl/Winkler, „Als wären wir zur Strafe hier“, S. 32–44.

[12] Der Anwendungsbereich des Begriffs „totale Institution“ deckt sich mithin weitestgehend mit dem des Foucaultschen Begriffs der „Abweichungs-“ oder „kompensatorischen Heterotopie“.

[13] Goffman, Asyle, S. 53.

[14] Ebd., S. 25.

würdigenden Sprache in die Körper und die Psyche der Insassen eingeschrieben, vielfach unverlierbar.

Wie reagieren die Insassen auf die Verhältnisse, Bedingungen und Zumutungen einer totalen Institution? Oft sind sie ja nicht freiwillig, sondern gezwungenermaßen in einer Anstalt untergekommen. Goffman beschreibt verschiedene Strategien.[15] Zum einen kann ein Insasse sich vollkommen aus der Anstaltssituation herausziehen und den Rückzug nach innen antreten. In solchen Fällen interessiert er sich nur noch für die Dinge und Gegenstände, die ihn „unmittelbar körperlich umgeben“. Dann gibt es jene Insassen, die die Kooperation mit dem Personal verweigern und rebellieren. Diese Haltung ist aber meist nur von kurzer Dauer, kann sie doch – wie oben skizziert – durch eine entsprechende Behandlung in den meisten Fällen vollständig und nachhaltig gebrochen werden. Den Weg der „Kolonisierung“ beschreiten diejenigen, die sich an die Welt, die ihnen die totale Institution bietet, angepasst haben. Dieser Gruppe gelingt es, sich – wie Goffman konstatiert – eine „stabile, relativ zufriedene Existenz“[16] aufzubauen. Die „Konvertiten“ schließlich haben sich das „amtliche“ oder auch ärztliche Urteil über ihre Person zu Eigen gemacht, die Ziele und Ordnungen der totalen Institution internalisiert. Sie sind gleichsam zu „perfekten Insassen“[17] mutiert, häufig übernehmen sie die Funktion von Hilfskräften. Die meisten Insassen in totalen Institutionen befolgen indes die Strategie des „ruhig Blut Bewahrens“, also eine „mehr oder minder opportunistische Kombination“[18] aus Anpassung, Konversion und Kolonisierung.

Produktion und Reproduktion der totalen Institution liegt in den Händen des Personals – und auch dieses wird durch die Strukturen der totalen Institution nachhaltig geprägt. Es sei noch einmal hervorgehoben: Der eigentliche Organisations*zweck* totaler Institutionen besteht – ungeachtet aller offiziellen Ziele, die sie verfolgen mögen – darin, eine große Zahl von Menschen mit begrenzten Mitteln in aller Regel gegen ihren Willen in einem abgeschlossenen Raum festzuhalten und ihre elementaren Lebensfunktionen sicherzustellen. Die Insassen sollen schlafen, essen, ihre Notdurft verrichten, ihre Körper sauber halten, sich ankleiden, ihren Wohnbereich in Ordnung halten, die ihnen aufgetragene Arbeit verrichten. Selbstverständlich sollen die Insassen darüber hinaus auch, den Organisationszielen entsprechend, unterrichtet, erzogen, therapiert, rehabilitiert, geistlich unterwiesen werden, aber das alles kommt erst in zweiter Linie. Zunächst und vor allem kommt es darauf an, die Insassen zu verwahren – wohlgemerkt: sehr viele Menschen auf engstem Raum und mit knappen Ressourcen zu verwahren.[19] Das Personal ist gegenüber der Leitung dafür verantwortlich, dass

15 Das Folgende nach ebd., S. 65ff.

16 Ebd., S. 66.

17 Ebd., S. 67.

18 Ebd., S. 68.

19 Diese Knappheit der Ressourcen als Grundbedingung totaler Institutionen ist nicht nur das Ergebnis konkreter historischer Rahmenbedingungen – etwa der allgemeinen wirtschaftlichen Notlage im Nachkriegsdeutschland –, sondern liegt auch in der Logik des Systems sozialer Sicherung in modernen Gesellschaften. Hier ist das „Abstandsgebot“ wirksam, wonach die durch

die Insassen ausreichend Schlaf bekommen, dass sie genügend essen, dass sie sauber sind, ihre Arbeit tun, die Einrichtung nicht beschädigen oder verschmutzen, nicht flüchten, sich nicht gegenseitig verletzen oder umbringen. Um all dies zu bewerkstelligen, kommt es entscheidend darauf an, reibungslose Betriebsabläufe zu schaffen. In einer straff durchorganisierten Tagesstruktur sollen die Insassen wie gut geölte Rädchen in einem Getriebe funktionieren, jede individuelle Lebensäußerung soll als potentieller Störfaktor abgeschliffen werden. Es liegt daher im elementaren Interesse des Personals, die straffe Ordnung in der totalen Institution aufrechterhalten.

Wenn die Bewohner/-innen die Hausordnung subversiv unterlaufen, Obstruktion üben, das Personal offen provozieren, arbeitsunlustig, träge, unordentlich, schmutzig oder widerspenstig sind, so stellt dies aus der Sicht der Mitarbeiter/-innen eine ernsthafte Bedrohung dar, die ihre fachliche Kompetenz, ihre Autorität, ihren sozialen Status in der Welt des Personals in Frage stellt. Die Binnenlogik der totalen Institution legt es dem Personal daher nahe, solche Verhaltensweisen – und eigentlich jede individuelle Lebensäußerung der Insassen – schon im Ansatz zu unterbinden oder, falls dies nicht gelingt, mit Gewalt zu unterdrücken.

Die psychologische Situation des Personals wird durch eine zweite fundamentale Grundbedingung der Arbeit in einer totalen Institution weiter kompliziert: Denn ungeachtet des eigentlichen Organisationszwecks totaler Institutionen als „Aufbewahrungslager für die Insassen“[20] verfolgen totale Institutionen natürlich auch ihre je eigenen offiziellen, positiv konnotierten Organisationsziele: Erziehung, Bildung, Therapie, Rehabilitation, Besserung usw. Und natürlich ist das Personal gehalten, sich mit diesen Organisationszielen zu identifizieren – ein großer Teil des Personals wird seine Motivation aus diesen Organisationszielen ableiten. Manche Alltagspraxis ist damit indes unvereinbar. Daraus folgt eine ungeheure „kognitive Dissonanz“.[21] Die Mitarbeiter müssen den unauflöslichen Widerspruch zwischen den anerkannten Organisationszielen und dem eigentlichen Organisationszweck in ihrem eigenen Gedanken- und Gefühlshaushalt ausbalancieren.

Die Strukturen einer totalen Institution scheinen auf den ersten Blick mit dem Selbstverständnis freier christlicher Liebestätigkeit unvereinbar. Und doch zeigt die empirische Forschung, dass nicht wenige Heime im Bereich der Diakonie und der Caritas bis weit in die 1960er Jahre hinein Züge einer „totalen Institution“ trugen. In historischer Perspektive ist freilich hervorzuheben, dass sich

---

staatliche Transferleistungen gewährleisteten Lebensbedingungen deutlich unter denen liegen sollen, die ein Mensch durch Arbeitseinkommen selber erwirtschaften kann, um „Fehlanreize“ im sozialen System auszuschalten.

20 Goffman, Asyle, S. 78.

21 Vgl. Leon Festinger, Theorie der kognitiven Dissonanz, Bern u. a. 1978 (engl.: A Theory of Cognitive Dissonance, Stanford 1957). *Kognitive Dissonanz* bezeichnet einen als unangenehm empfundenen emotionalen Zustand, der darauf zurückzuführen ist, dass Wahrnehmungen, Gedanken, Meinungen, Einstellungen Wünsche oder Absichten eines Individuums logisch unvereinbar sind oder mit früher gemachten Erfahrungen nicht übereinstimmen.

Einrichtungen der Inneren Mission erst um die Wende zum 20. Jahrhundert in totale Institutionen verwandelten. In den ersten beiden Dritteln des 19. Jahrhunderts, als diakonische Einrichtungen, seit 1848 unter dem weiten Dach der inneren Mission, anfingen, sich um Menschen am Rande der Gesellschaft zu kümmern, da taten sie dies noch weitgehend in eigener Regie und nahezu außerhalb jeder Konkurrenz. Als freie christliche Liebeswerke gehörten sie der Sphäre der Zivilgesellschaft an und waren dem Freiwilligkeitsprinzip verpflichtet – die Durchführung freiheitsbeschränkender Maßnahmen stand ihnen als privaten Vereinen und Stiftungen rechtlich auch gar nicht zu.

Erst im letzten Drittel des 19. Jahrhunderts nahm der moderne Interventionsstaat in Deutschland Gestalt an. Mehr und mehr verstand der Staat die Fürsorge für gesellschaftliche Randgruppen als eine öffentliche Aufgabe. Nun war es aber nicht so, dass der Staat alle die Hilfefelder, die bis dahin entstanden waren, an sich gezogen und die konfessionellen Träger, die sich auf diesen Feldern etabliert hatten, verdrängt hätte – dazu wäre er gar nicht in der Lage gewesen, und es hätte auch dem Subsidiaritätsgedanken[22] widersprochen, der das System sozialer Staatlichkeit in Deutschland prägte. So blieben die freigemeinnützigen konfessionellen Träger bestehen, sie wurden aber ab den 1880er/1890er Jahren zunehmend zum Objekt staatlicher Reglementierung und Kontrolle. Die Fürsorge durch die freigemeinnützigen Träger geschah nun zunehmend im Auftrag des Staates, und sie wurde vom Staat refinanziert.

Auf diese Weise wurden diakonische Einrichtungen zu einem Teil der staatlichen Zwangserziehung von verwahrlosten Kindern und Jugendlichen und der geschlossenen Fürsorge für körperlich und geistig behinderte, psychisch kranke und epilepsiekranke Menschen. Diakonie entwickelte eine gleichsam „subversive Strategie“ – man erbrachte Dienstleistungen für den Sozialstaat und versuchte, indem man quasi nebenbei das Evangelium verkündete, mit den staatlichen Zuwendungen so etwas wie einen „religiösen Mehrwert“ zu erzielen. Dieses Kalkül ging freilich nur teilweise auf: Denn ein Teil des staatlichen Gewaltmonopols wurde auf die freigemeinnützigen Träger übertragen. In deren Reihen wurde diese Entwicklung indes kaum reflektiert. Oft wurde erst nach Jahrzehnten klar, dass sich die Arbeit durch die Teilverstaatlichung grundlegend verändert hatte: dass es nun geschlossene Türen, vergitterte Fenster, eingezäunte Anstaltsgelände, Zwangsjacken und Isolierzellen geben musste, dass Diakonissen und Diakone ihre Schutzbefohlenen notfalls mit Gewalt von einer Entweichung abhalten, dass sie die Bewohner der Heime zwingen mussten, sich erziehen, bilden, therapieren oder rehabilitieren zu lassen.

Die kognitive Dissonanz, der sich das Personal in totalen Institutionen wegen der Spannung zwischen Organisationszielen und Organisationslogik stets ausge-

[22] *Subsidiaritätsprinzip* meint hier den in der deutschen Theorie der Selbstverwaltung seit dem frühen 19. Jahrhundert maßgeblichen Grundsatz, dass eine Aufgabe der Daseinsvorsorge auf der jeweils untersten Ebene wahrgenommen werden soll, die sie zu erfüllen vermag: Wo die Kräfte des Einzelnen und der Familie nicht hinreichen, soll die bürgerliche Gesellschaft in Form freier Assoziationen tätig werden; und erst, wenn die gesellschaftliche Selbsthilfe überfordert ist, sollen die Städte und Gemeinden, Länder und Provinzen und schließlich der Nationalstaat einspringen.

setzt sieht, war in diakonischen Einrichtungen besonders stark ausgeprägt, wollte man hier doch nicht einfach nur erziehen, beschulen, behandeln, therapieren und rehabilitieren – sondern man wollte zugleich „Reichgottesarbeit“ leisten, die Seelen der Insassen „retten“, sie zu Gott führen und damit an der „unsichtbaren Kirche“ bauen. Einrichtungen der Inneren Mission stellten an sich selbst den Anspruch, nicht nur – wie staatliche Institutionen – arbeitsame, ordentliche und tugendhafte Bürger zu formen, sondern auch überzeugte Christen. Mit anderen Worten: Die offiziellen Organisationsziele wurden noch religiös überhöht. Die Kluft zwischen Anspruch und Wirklichkeit musste sich dementsprechend noch tiefer auftun als in staatlichen Einrichtungen. Damit mussten Diakonissen und Verbandsschwestern, Diakonen und Diakonenschüler, die ja mit dem Vorsatz an die Arbeit gingen, „dem Herrn Jesu in Seinen Elenden und Armen“ zu dienen, in ihrem Arbeitsalltag zurechtkommen.

Die vorangegangenen Kapitel bieten zahlreiche Beispiele dafür, wie Bewohner/-innen unter den Vorzeichen unzureichender räumlicher Ausstattung, Personalknappheit und fehlender fachlicher Qualifikation einem rigiden Regime unterworfen wurden, um die Betriebsabläufe in der Anstalt aufrechtzuerhalten – vom Festschnallen schwer behinderter Menschen auf Toilettenstühlen, der Fixierung unruhiger Bewohner/-innen durch Zwangsjacken, ihrer Isolierung im „Kämmerle“ und ihrer Ruhigstellung durch Psychopharmaka über die Mehrfachnutzung des Badewassers, die starre Regelung der Wäscheausgabe, die Bettbehandlung und Sondenernährung schwer pflegebedürftiger Bewohner/-innen bis hin zur Festlegung minutiöser Tagespläne, der Ausgabe von Speisen aus Eimern, der Verwendung von Aluminiumgeschirr und dem Auflegen von Schwammtüchern als Tischsets. Die Eingliederung in eine „Zwangsgemeinschaft“, die willkürlichen Verlegungen, die strikte Geschlechtertrennung, die räumliche Enge, die fehlende Privat- und Intimsphäre, das Vorenthalten persönlichen Besitzes, die uniforme Kleidung, die weitgehende Fremdbestimmung – das alles trug dazu bei, die Individualität der Bewohner/-innen tendenziell auszulöschen.

Auch die verschiedenen von Erving Goffman geschilderten Strategien der Insassen totaler Institutionen gegen diese Tendenz zeichnen sich in den Interviews ab – wie ein Mitarbeiter sich ausdrückte: „die haben schon ihre Möglichkeiten“. Manche Bewohner/-innen rebellierten, übten Obstruktion, zerstörten Einrichtungsgegenstände, brachten ihren Arbeitsplatz in Unordnung, verhielten sich selbst, ihren Mitbewohner/-innen und den Mitarbeiter/-innen gegenüber aggressiv und wurden gewalttätig. Andere wählten den Weg der „Kolonisierung“, zogen sich – so weit dies in den überfüllten Schlafsälen und Tagesräumen möglich war – zurück, fanden und finden in der Musik oder beim Theaterspielen einen Lebensinhalt. Andere wurden zu „Konvertiten“ und leisteten als Hilfspfleger/-innen, haus- oder landwirtschaftliche Kräfte schwere Arbeit, um die Anerkennung und Zuneigung der Mitarbeiter/-innen zu gewinnen und ein Gefühl des eigenen Wertes zu bekommen.

Manche Mitarbeiter/-innen gerieten infolge der Überfüllung der Stationen, der Personalnot und fehlender Qualifikation in eine permanente Überforderungssituation, die sich in Gewalt gegen Bewohner/-innen entlud. Als besondere Stressfaktoren erwiesen sich Bettnässen und Einkoten, überhaupt alle Formen von Unsauberkeit – hierauf reagierten Mitarbeiter/-innen mitunter mit körperlichen Züchtigungen, wohl nicht zuletzt eine Folge der lange Zeit völlig unzureichenden sanitären Einrichtungen und des kaum zu bewältigenden Anfalls von schmutziger Bettwäsche und Kleidung. Die Rahmenbedingungen der totalen Institution – darauf sollte noch einmal hingewiesen werden – schufen indes nur die Bedingungen der Möglichkeit einer Subkultur der Gewalt. Ob ein Mitarbeiter oder eine Mitarbeiterin tatsächlich gewalttätig wurde, hing letztlich von der Persönlichkeitsstruktur ab. Viele Mitarbeiter/-innen ließen sich nicht zur Gewalt hinreißen, wenngleich auch sie unter den Verhältnissen litten. Die interviewten Mitarbeiter/-innen, die zumeist zu Beginn der Reformen in den 1960er/70er Jahren in die Arbeit eintraten, stehen bis heute unter dem Eindruck früher Erlebnisse von Gewalt, Missständen oder Verwahrlosung. Der Schock sitzt umso tiefer, als sie alle hoch motiviert an die Arbeit gingen und das diakonische Ideal Neuendettelsaus mittragen – Anzeichen einer kognitiven Dissonanz, die aus dem Auseinanderklaffen von Erlebtem und Erstrebten entsteht.

Pierre Bourdieus Konzept des „sozialen Feldes“

Das Konzept der „totalen Institution“ ist gut geeignet, um offene oder verdeckte Gewaltverhältnisse in Einrichtungen der Behindertenhilfe zu analysieren. In dem Maße, wie sich das erkenntnisleitende Interesse verschiebt, wird indessen die begrenzte Reichweite des Konzepts deutlich. Gewalt stellt zwar ein konstitutives Element des sozialen Systems „Heim“ dar, die sozialen Beziehungen im Heim erschöpften sich aber nicht in struktureller, physischer, psychischer und symbolischer Gewalt. Will man die „Heimwelten“ als umfassende soziale Systeme untersuchen, und zwar über die Zäsur des gesellschaftlichen Um- und Aufbruchs von 1968 hinweg, muss man einen weiteren theoretischen Ansatz wählen. Zu diesem Zweck sollen nun zentrale Begriffe aus dem Werk des französischen Ethnologen und Soziologen *Pierre Bourdieu* (1930–2002) – insbesondere die Begriffe des „sozialen Feldes“, des „Kapitals“ und des „Habitus“ – auf die „Heimwelten“ angewandt werden.[23]

Betrachten wir also (christliche) Heime für Menschen mit einer geistigen Behinderung, Epilepsie oder psychischen Erkrankung als *soziale Felder* im Sinne Bourdieus. In dessen Soziologie ist ein soziales Feld definiert als „eine Konfiguration von objektiven Relationen zwischen Positionen“.[24] Bis in die 1950er Jahre

23 Zum Folgenden ausführlicher: Hans-Walter Schmuhl, Lebensbedingungen und Lebenslagen von Menschen mit geistiger Behinderung in den v. Bodelschwinghschen Stiftungen Bethel seit 1945. Theoretische Vorüberlegungen und empirische Streiflichter, in: Schmuhl/Winkler (Hgg.), Welt in der Welt, S. 133–160, hier: S. 134–147.

24 Pierre Bourdieu / Loïc J. D. Wacquant, Die Ziele der reflexiven Soziologie, in: dies., Reflexive Anthropologie (1992), Frankfurt am Main 2006, S. 95–249, S. 127.

hinein wiesen die Einrichtungen der Diakonie ein aus dem 19. Jahrhundert überkommenes, wenig ausdifferenziertes Ensemble von sozialen Positionen auf: An der Spitze des Hauses – das als „Ganzes Haus“ im Sinne vormoderner Gesellschaften aufgefasst wurde – standen, sofern es sich um ein Haus für Männer handelte, ein „Hausvater“ und eine „Hausmutter“, zumeist ein Diakon und seine Ehefrau, die mit ihren Kindern im Haus wohnten. Handelte es sich um ein Haus für Frauen, so lag die Leitung in der Regel in der Hand einer – als „Hausmutter“ bezeichneten – leitenden Schwester, zumeist einer Diakonisse. Den Hausleitungen unterstanden die in der Pflege, Betreuung und Erziehung eingesetzten „Brüder“ und „Brüderschüler“, „Schwestern“ und „Schwesternschülerinnen“, die in der Hauswirtschaft tätigen Dienstmädchen und Hausgehilfinnen, die in Haus, Garten und Landwirtschaft eingesetzten männlichen Hilfskräfte, schließlich die „Pfleglinge“. Als einzige Vertreter akademischer Professionen hatten der „Hausarzt“ und der „Hausseelsorger“ eine Position innerhalb des Hauses inne – sie waren jedoch nicht ständig präsent, sondern traten nur sporadisch – der Arzt bei den Visiten und in Krankheitsfällen, der Pastor bei der Seelsorge, im Konfirmandenunterricht oder bei Andachten und Gottesdiensten an Sonn- und Feiertagen – in Erscheinung. Seit den „langen 1960er Jahren“ differenzierte sich dieses soziale Feld zunehmend weiter aus: Schwestern und Pfleger waren nun immer seltener Angehörige der religiösen Personengenossenschaften, sondern – wie es im Jargon der Häuser hieß – „freie“ oder „zivile Kräfte“. Neue Positionen waren etwa die der „Praktikantin“ und des „Praktikanten“, des „Ersatzdienstleistenden“, des Lehrers oder der Lehrerin in der „Heimschule“, des Werkmeisters in der „Werkstatt für Behinderte“, der „Ehrenamtlichen“. Hinzu kam eine zunehmende Zahl von Positionen für „Fachleute“ (Psychologen und Psychologinnen, Heilpädagogen und Heilpädagoginnen usw.).

Soziale Felder sind für Bourdieu „Ding gewordene Geschichte“.[25] Die sozialen Strukturen objektivieren sich in der Form des sozialen Feldes. Mit anderen Worten: Die Akteure, welche die Positionen in einem sozialen Feld besetzen, erleben die prägende Kraft sozialer Ordnungen, und zwar in Form der Grenzen, die ihre Position ihrem Handeln setzt: Sie haben innerhalb des sozialen Feldes bestimmte Rollen zu spielen, die ihren Handlungsspielraum objektiv begrenzen. Die klassische Konstellation in Einrichtungen der Diakonie orientierte sich am Modell der vormodernen Familie: Hier nahmen „Hausvater“ und „Hausmutter“ die Rolle der Eltern ein, „Brüder“ und „Schwestern“ die Rolle unverheirateter erwachsener, noch im Haushalt der Eltern lebender und dort unentgeltlich „mitarbeitender“ Söhne und Töchter, die übrigen Mitarbeitenden die Rolle des „Gesindes“ und die „Pfleglinge“ schließlich die Rolle der „unmündigen Kinder“. Dabei beanspruchten die „Hauseltern“ für sich die „elterliche Gewalt“ über alle „Hausgenossen“. Diese Rollenverteilung änderte sich mit dem Umbruch der 1960er Jahre: Die Arbeitsverhältnisse wurden entpersonalisiert, verrechtlicht, professionalisiert, dem allgemein herrschenden Modell der Lohnerwerbsarbeit

---

25 Pierre Bourdieu, Sozialer Raum und „Klassen“. Leçon sur la leçon. Zwei Vorlesungen, Frankfurt am Main 1985, S. 69.

angepasst. Die Hierarchien wurden flacher, kollegiale Leitungen kamen auf, zwischen den einzelnen Gruppen von Mitarbeitenden spielte sich ein eher partnerschaftlicher Umgang ein, die Menschen, die in den Häusern untergebracht waren, galten nicht mehr als „Kinder", sondern zunehmend als „Bewohner", seit den 1990er Jahren dann als „Klienten".

Bourdieu hat soziale Felder immer wieder als „Spiel-Räume"[26] beschrieben, in denen bestimmte „Spielregeln" gelten. Die Akteure besetzen die Positionen der „Spieler" (wobei für die einzelnen Positionen unterschiedliche „Spielregeln" gelten können), zweigen aus dem ihnen zur Verfügung stehenden Kapital ihren „Spieleinsatz" ab und machen „Spielzüge", um das eingesetzte Kapital zu vermehren. Dabei können die „Spieler" eine von zwei grundsätzlichen „Spielstrategien" verfolgen: Entweder sie versuchen, auf der Grundlage des eingespielten Regelwerks ihr Kapital zu vermehren, oder aber sie versuchen, die Regeln zu ihren Gunsten zu ändern. In der Regel sind es die „Alteingesessenen", die „Konservierungsstrategien" verfolgen, die darauf abzielen, „aus einem allmählich akkumulierten Kapital Profit zu ziehen", während die „Neulinge" zu „Subversivstrategien" tendieren, die auf eine „mehr oder weniger radikale Umwälzung der Werteskala", eine „Entwertung des von den Herrschenden gehaltenen Kapitals"[27] und eine Aufwertung des eigenen Kapitals ausgerichtet sind. Werden die „Spielregeln" von allen „Mitspielern" als selbstverständlich, ja als „natürlich" wahrgenommen, dann erscheint die Ordnung eines sozialen Feldes in der Sprache Bourdieus als „doxisch". Die selbstverständlichen Regeln eines sozialen Feldes machen seine „Doxa" aus: Über sie wird nicht nachgedacht, nicht gesprochen, und sie wird schon gar nicht zum Gegenstand kritischen Räsonnierens.[28] Ist die fraglose Geltung einer Ordnung verloren gegangen, weil konkurrierende Weltdeutungen und Ordnungsvorstellungen auf den Plan getreten sind, so entsteht eine „orthodoxe" Sozialform, die die vormals selbstverständliche, jetzt bereits hinterfragte Ordnung verteidigt und alle Alternativen als „ketzerisch" verwirft.[29] Herrscht auf einem sozialen Feld die Orthodoxie, so sind Konflikte unvermeidlich.

Bis in die „langen 1960er Jahren" hinein hatte in diakonischen Einrichtungen für Menschen mit geistiger Behinderung eine doxische Ordnung geherrscht, die als unhinterfragbar galt, da das hier praktizierte Familienmodell als keimhafte Verwirklichung des „Reiches Gottes" in der diesseitigen Welt empfunden wurde. In Frage gestellt wurde diese Ordnung erst, als der Nachwuchsmangel in den religiösen Personengenossenschaften in den 1960er dazu führte, dass in zunehmender Zahl „weltliche Kräfte" eingestellt werden mussten, nun auch häufig mit einer professionellen Qualifikation. Hinzu kam, dass auch manche aus der jünge-

26 Werner Fuchs-Heinritz / Alexandra König, Pierre Bourdieu. Eine Einführung (2005), Wien u. a. ^{2}2011, S. 144–150.

27 Pierre Bourdieu, Haute couture und Haute culture, in: ders., Soziologische Fragen (1974), Frankfurt am Main 1993, S. 187–196, S. 188f.

28 Pierre Bourdieu, Entwurf einer Theorie der Praxis auf der ethnologischen Grundlage der kabylischen Gesellschaft (1972), Frankfurt am Main 1976, S. 330.

29 Ebd., S. 332.

ren Generation der Diakonissen und Diakone nun eine professionelle Aus- oder Fortbildung durchliefen, etwa als Heimerzieher/in oder Heilpflegehelfer/in. Die fachliche Qualifikation stellte für diese neuen Gruppen ihr Kapital dar, sie brachten eine Werteskala mit, die sich auf Bildung, Fachlichkeit und formelle Bildungspatente gründete. Trafen sie etwa auf einen „Hausvater“ oder eine „Hausmutter“, die ihre Autorität auf eine besondere Form der Frömmigkeit gründeten, jedoch keine fachliche Ausbildung hatten, diese auch gering schätzten und die neuen, ihm in Hinblick auf formale Qualifikation überlegenen Mitarbeiter energisch auf ihre untergeordneten Positionen verwiesen, so waren heftige Konflikte unvermeidlich. „Hausvater“ oder „Hausmutter“ versuchten, die herrschenden „Spielregeln“ unter Berufung auf die religiöse Tradition aufrechtzuerhalten, die „Neulinge“ versuchten, die Regeln zu ändern, ihre Werteskala durchzusetzen und ihr spezifisches Kapital zur Geltung zu bringen.

Aus dem Vorangegangenen dürfte bereits deutlich geworden sein, dass Bourdieu unter „Kapital“ viel mehr versteht als *ökonomisches Kapital.*[30] Freilich ist auch für Bourdieu das ökonomische Kapital – dazu zählt er alle Formen des materiellen Besitzes, die in Gesellschaften mit einer entwickelten Marktwirtschaft in und mittels Geld getauscht werden können – die wichtigste „Kapitalsorte“. Er kennt aber auch noch andere „Kapitalsorten“ – und diese Grundsorten (das ist eine besondere Pointe in Bourdieus Soziologie) sind bis zu einem gewissen Grade untereinander konvertierbar. Eine wichtige Rolle spielt bei Bourdieu das *kulturelle Kapital*, das gleichsam in drei Aggregatzuständen vorkommt: in „objektivierter Form“ (etwa in Gestalt der eigenen Bibliothek oder Kunstsammlung), in „inkorporiertem Zustand“ (hier ist die Gesamtheit der kulturellen Kenntnisse, Fähigkeiten und Fertigkeiten gemeint, also das, was man im Deutschen als „Bildung“[31] bezeichnet) und schließlich in „institutionalisierter Form“, als Schulzeugnis, akademischer Grad, abgeschlossene Berufsausbildung.[32] Das *soziale Kapital* wiederum definiert Bourdieu als die Möglichkeit, Informationen, Rat, Unterstützung, Protektion durch andere zu bekommen. Voraussetzung dafür ist ein Netz sozialer Beziehungen (Verwandtschaftsverhältnisse, Freundschaften, Bekanntschaften, Geschäftsbeziehungen, Mitgliedschaften usw.), das man sich durch „Beziehungsarbeit“ aufbauen muss. *Symbolisches Kapital* schließlich bezeichnet bei Bourdieu die Chance, soziale Anerkennung und soziales Prestige zu gewinnen.

Der Wert der Kapitalien, über die ein Mensch verfügt, hängt davon ab, auf

30 Bourdieu definiert „Kapital“ ganz knapp als „soziale Energie“ (Pierre Bourdieu, Die feinen Unterschiede. Kritik der gesellschaftlichen Urteilskraft (1979), Frankfurt am Main [11]1999, S. 194) oder auch als „akkumulierte Arbeit“ (Pierre Bourdieu, Die verborgenen Mechanismen der Macht, Hamburg 2005, S. 49). Vgl. Pierre Bourdieu, Ökonomisches Kapital, kulturelles Kapital, soziales Kapital, in: Reinhard Kreckel (Hg.), Soziale Ungleichheiten (Soziale Welt, Sonderband 2), Göttingen 1983, S. 183–198. Vgl. Markus Schwingel, Pierre Bourdieu zur Einführung (1995), Hamburg [5]2005, S. 86–94; Fuchs-Heinritz / König, Pierre Bourdieu, S. 159–173.

31 In einem weiten Sinn verstanden, entsprechend dem französischen „culture“ und dem englischen „cultivation“. Fuchs-Heinritz/König, Pierre Bourdieu, S. 164.

32 Vgl. Pierre Bourdieu, Die drei Formen des kulturellen Kapitals (1979), in: ders., Wie die Kultur zum Bauern kommt. Über Schule, Bildung und Politik, Hamburg 2001, S. 111–120.

welchem sozialen Feld er sich bewegt – ein und dieselbe Kapitalsorte kann auf dem einen sozialen Feld von hohem Wert, auf dem anderen hingegen völlig wertlos sein, das hängt von den jeweils geltenden „Spielregeln“ ab. Jedes soziale Feld hat in diesem Sinne seine eigene Ökonomie. Am Beispiel des eben skizzierten Konflikts wird das sehr deutlich: Die Vertreter akademischer Professionen, die in den 1960er Jahren Zugang zur „Heimwelt“ erhielten, vertrauten auf ihr kulturelles Kapital, ihre in Schule und Hochschule erworbene Expertise, ausgewiesen durch Bildungspatente. Die „Spielregeln“ in der überkommenen „Heimwelt“ räumten kulturellem Kapital aber nur einen geringen Wert ein. Entscheidend war hier ein besonderes soziales Kapital: die Zugehörigkeit zu einer religiösen Personengenossenschaft, im Wert potenziert durch seine Sublimierung zu symbolischem Kapital: Der „erweckte Christ“ bestätigt seine „Rettung“ durch unausgesetzte tätige Nächstenliebe und „heiligt“ auf diese Weise sein eigenen Leben. Seine soziale Wertschätzung beruht auf seinem Nimbus als religiöser Virtuose. Von dieser Werteskala aus betrachtet, erscheinen Arbeitsvertragsverhältnisse, die Trennung von Arbeit und Freizeit, die professionelle Distanz zur Arbeit, Fachlichkeit als etwas Anstößiges und leicht Verächtliches. Die „Häretiker“ verfolgten dementsprechend eine „Subversivstrategie“, um ihre eigene – diametral entgegengesetzte – Werteskala im sozialen Feld des Heims durchzusetzen und die eigene Position aufzuwerten.

Bisher haben sich die gewählten Beispiele nur mit einer der beiden Sphären befasst, aus denen sich die „Heimwelt“ konstituiert: mit der „Welt des Stabes“. Wie aber steht es mit der „Welt der Insassen“? Kann man die Bewohnerinnen und Bewohner der Häuser auch als „Spieler“ in einem „Spiel-Raum“ auffassen, die Kapital „aufs Spiel setzen“, „Spielstrategien“ entwickeln, Kapital akkumulieren, gar Einfluss auf die „Spielregeln“ zu nehmen versuchen, um ihre Position im sozialen Feld zu verbessern? Prinzipiell ist diese Frage zu bejahen. Menschen mit einer psychischen Erkrankung, Epilepsie oder geistigen Behinderung waren zu allen Zeiten – so die hier vertretene Grundthese – nicht nur *Objekte* einer „fürsorglichen Belagerung“. Sie waren immer auch eigen-sinnige und eigen-willige *Subjekte*, die eigene Strategien im Umgang mit der Heimsituation entwickelten. Auch sie waren „Mitspieler“ in diesem „Spiel“. Freilich wurden sie durch die „Spielregeln“ extrem benachteiligt – um es mit Bourdieu im Bild des Kartenspiels[33] auszudrücken: Sie hatten ein „schlechtes Blatt“ ohne „Trümpfe“, um andere „Mitspieler“ „auszustechen“, und mussten versuchen, mit „niedrigen Karten“ den einen oder anderen „Stich“ zu machen.

Das „schlechte Blatt“ der Bewohner hing elementar mit der Position zusammen, die ihnen im sozialen Feld des Heims zugewiesen war. In der Konstellation der Relationen zwischen den Positionen eines Feldes drücken sich, wie bereits erwähnt, soziale Strukturen aus. Die Position eines „Insassen“ in einer „Behinderteneinrichtung“ spiegelte die Segregation, ja Exklusion von Menschen mit

---

33 So z. B. Bourdieu/Wacquant, Ziele, S. 128. Interessanterweise benutzt auch Helmut B., einer der interviewten Bewohner, das Bild des Kartenspiels, um die Ohnmacht des Heimbeirats gegenüber der Leitung zu beschreiben: „der Obere sticht den Unteren“.

Behinderungen auf der gesamtgesellschaftlichen Ebene wider. Die engen Grenzen des Handelns, die durch die Position eines „Insassen“ gezogen wurden, waren der Niederschlag des eingeschränkten Rechtsstatus, der politischen Machtlosigkeit, der ökonomischen Marginalisierung, der sozialen Diskriminierung und des äußerst geringen sozialen Prestiges von Menschen mit Behinderung. Entsprechend gering fiel das Kapital aus, das den Bewohnern und Bewohnerinnen eines Heims zur Verfügung stand.

Betrachten wir die Verhältnisse vor dem Umbruch der 1960er Jahre, so stellen wir fest: Die Bewohnerinnen und Bewohner besaßen in aller Regel so gut wie kein ökonomisches Kapital – sie verfügten weder über ein Einkommen noch über Vermögen noch über materielle Güter; lange Zeit konnten sie nicht einmal ihre wenigen persönlichen Habseligkeiten ihr eigen nennen. Vom Geldverkehr waren sie weitgehend ausgeschlossen, sieht man von geringen „Taschengeldern“ und „Arbeitsprämien“ ab, die häufig nur innerhalb der „Heimwelt“ gegen Waren eingetauscht werden konnten. Auch das soziale Kapital der Bewohnerinnen und Bewohner war in aller Regel gering: Hier waren die Bindungen an die Familie, die sich allerdings mit zunehmender Dauer der Heimunterbringung oft lockerten, der wichtigste Aktivposten. Auch Verbindungen zu ehemaligen Mitbewohnern konnten nützlich sein, ebenso eine privilegierte Beziehung zu einzelnen Mitarbeitenden oder gar zur Einrichtungsleitung. Bewohner konnten sich auch miteinander verbünden und versuchen, ihre Interessen kollektiv zu vertreten, doch standen die Rahmenbedingungen des Heims einer solchen Solidarisierung lange Zeit entgegen. Das kulturelle Kapital der Bewohnerinnen und Bewohner war zumeist ebenso marginal, gerade wenn sie schon als Kinder in ein Heim gekommen waren und auf keine Biographie vor der „Heimkarriere“ zurückgreifen konnten. „Bildung“ wurde in Einrichtungen für Menschen mit Behinderungen lange Zeit kaum vermittelt (oft nicht einmal einfache Kulturtechniken), einen Schulabschluss oder ein anderes Bildungspatent hatten nur wenige Bewohnerinnen und Bewohner, und selbst der Zugang zu „objektiviertem kulturellen Kapital“ – etwa zu Büchern oder Zeitschriften – war streng reglementiert und rationiert. Am ehesten konnten die Bewohnerinnen und Bewohner noch symbolisches Kapital mobilisieren.

Ein weiteres Moment kam hinzu. Denn die soziale Prägung des Individuums erfolgt nicht nur durch das soziale Feld. Der im sozialen Feld „Ding gewordenen Geschichte“ korrespondiert in der Soziologie Bourdieus die im *Habitus* eines Menschen „Leib gewordene [...] Geschichte“:[34] Im allgemeinsten Sinn meint Habitus bei Bourdieu ein Ensemble von Dispositionen. Dieses Ensemble umfasst, *erstens*, Schemata, die unsere alltägliche *Wahrnehmung* der sozialen Welt strukturieren und die ganz elementar bis in die Funktionsweise unserer fünf Sinne – des Sehens, Hörens, Fühlens, Riechens und Schmeckens – hineinwirken. Nach Bourdieu verfügt jeder Mensch darüber hinaus über eine Fülle weiterer „Sinne“: einen „Wirklichkeitssinn“ zur Unterscheidung von Realität und Phantasma,

[34] Bourdieu, Sozialer Raum, S. 69. Zum Folgenden: Schwingel, Pierre Bourdieu, S. 59–65; Fuchs-Heinritz/König, Pierre Bourdieu, S. 112–134.

einen „moralischen Sinn", der Pflicht und Verantwortung erkennen lässt, einen „religiösen Sinn" für das Sakrale, einen „politischen Sinn", einen „Sinn fürs Geschäft", einen „ästhetischen Sinn", um Schönes und Hässliches, und einen „Sinn für Humor", um Ernstes und Lächerliches unterscheiden zu können, und andere mehr.[35] Das Gesamtensemble aller „Sinne" nennt Bourdieu auch den „praktischen Sinn",[36] der es uns erlaubt, uns in der sozialen Welt im Allgemeinen und auf bestimmten sozialen Feldern im Besonderen zu orientieren. *Zweitens* schließt der Habitus nach Bourdieu spezifische *Denkschemata* ein – das reicht von den „Alltagstheorien", mit deren Hilfe wir die soziale Welt ordnen und deuten, über die impliziten moralischen Werte und Normen, nach denen wir handeln (unser „Ethos") bis hin zu den unhinterfragten ästhetischen Maßstäben (unserem „Geschmack"). *Drittens* schließlich beinhaltet der Habitus eines Menschen Handlungsschemata, die seine sozialen Praktiken präformieren. Das geht bis in so elementare Dinge wie Körperhaltung und Körpersprache, Gestik und Mimik oder die Art zu sprechen. Der Habitus ist einem Menschen keineswegs angeboren, sondern wird im Laufe seiner Sozialisation geformt. Er wird geprägt durch die Familie, das Milieu, die Schicht, in der Soziologie Bourdieus: die Klasse, in die ein Mensch hineingeboren wird. In diesem Sinne stellt der Habitus für Bourdieu die „einverleibte"[37] soziale Realität dar. Diese ist im Körper so fundamental verankert, dass sie zur „zweiten Natur"[38] wird.

Soziale Strukturen formen den Habitus eines Menschen. Der Habitus wiederum präformiert das soziale Handeln eines Menschen und wirkt sich auf soziale Praxis aus, die wiederum die sozialen Strukturen formt. Erkenntnistheoretisch erhebt sich hier die Frage, wie in einem solchen Wechselwirkungsmechanismus überhaupt sozialer Wandel entstehen kann. Denn wenn soziales Feld und Habitus gleichgerichtet sind, führt dies dazu, dass die Akteure genau das tun *wollen*, was sie tun *sollen* – die Strukturen prägen die Praxis, die Praxis festigt die Strukturen.[39] Genau dies war die Situation der Bewohner/-innen von geschlossenen Häusern für psychisch erkrankte, epilepsiekranke und geistig behinderte Menschen vor dem Umbruch der 1960er Jahre. Sie lebten in der Regel seit ihrer Kindheit, wenn nicht gar von Geburt an und nicht selten ihr Leben lang in der „Heimwelt", ihr Habitus war durch das soziale Feld „Heim" und ihre Position darin geprägt. Konkreter: Die Bewohnerinnen und Bewohner solcher Heime wurden als „immerwährende Kinder"[40] sozialisiert. Im Hinblick auf ihre Wahr-

---

35 Bourdieu, Entwurf, S. 270.

36 Bei Bourdieu „le sens pratique", manchmal als „sozialer Sinn" übersetzt. Vgl. Pierre Bourdieu, Sozialer Sinn. Kritik der theoretischen Vernunft (1980), Frankfurt am Main 1993.

37 Bourdieu spricht von „incorporation" (manchmal nicht ganz glücklich als „Verinnerlichung" übersetzt), „um die körperliche Dimension des Prozesses zu betonen". (Fuchs-Heinritz/König, Pierre Bourdieu, S. 135).

38 So Pierre Bourdieu, Rede und Antwort, Frankfurt am Main 1992, S. 84 (wobei es eine „erste Natur" des Menschen nach der Habitus Theorie streng genommen gar nicht gibt).

39 Vgl. dazu Schwingel, Pierre Bourdieu, S. 77–81.

40 Dazu demnächst: Hans-Walter Schmuhl, Aus „Kindern" werden „Klienten", in: Traugott Jähnichen u. a. (Hgg.), Neue soziale Bewegungen als Herausforderung sozialkirchlichen Handelns – zur Neuformatierung der Zivilgesellschaft seit dem Ende der 1960er Jahre.

nehmungsschemata bedeutete dies, dass viele Aspekte ihres „praktischen Sinnes“ kaum ausgebildet wurden (etwa der „Sinn fürs Geschäft“, der „politische Sinn“, der „ästhetische Sinn“, auch der „Sinn für Humor“). Ihre Denkschemata waren auf den engen „Heimkosmos“ bezogen, ihre „Alltagstheorien“ waren von Gehorsam, Unterordnung unter die Autorität des Personals, Anpassung an die „Hausordnung“ geprägt – mit einer kräftigen Unterströmung, die man als Logik der Obstruktion und Subversion bezeichnen könnte. Das Fehlen elementarer Kulturtechniken, etwa der Fertigkeit, mit Messer und Gabel zu essen, selbst einfache Mahlzeiten zuzubereiten, sich selbstständig anzukleiden, auf Körperhygiene zu achten usw., zementierte die Position als Bewohnerinnen und Bewohner im sozialen Feld. Körperhaltung, Körpersprache, Gestik und Mimik, die Art des Sprechens waren von erlernter Unselbstständigkeit und Unverantwortlichkeit geprägt, wiesen die solcherart geprägten Menschen eindeutig als Bewohner einer primitiven Parallelwelt aus und wirkten als Stigmata, an denen sich soziale Distinktion orientierte. Kurz: Die subjektiven (durch den Habitus präformierten) Handlungsspielräume der Bewohnerinnen und Bewohner waren ebenso eng begrenzt wie die objektiven (durch die Position im sozialen Feld bestimmten).

Gleichwohl weiteten sich sowohl die subjektiven wie auch die objektiven Spielräume von Bewohnerinnen und Bewohnern seit den 1960er Jahren zusehends aus – und sie waren dabei nicht nur Nutznießer sich verändernder allgemeiner Rahmenbedingungen, sondern erkämpften sich auch aktiv bessere Lebensbedingungen. Wie kam es dazu? Es steht zu vermuten, dass sie vom Verblassen der bis dahin selbstverständlichen Ordnung des sozialen Feldes, vom Vordringen neuer Akteure auf der Seite des Personals, von der Konkurrenz und dem Konflikt verschiedener Ordnungsvorstellungen, kurz: von der zunehmenden Heterodoxie des Feldes profitierten. Was in den 1960er Jahren auf Seiten des Personals geschah, kann man als ein Auseinanderdriften von Habitus und sozialem Feld beschreiben: Die „Neuen“ brachten aus ihren Herkunftsfamilien, aus den Schulen und von den im Aufbruch begriffenen Hochschulen einen Habitus mit, der nicht zur sozialen Situation im „Heim“ passte, der Habitus der „Altgedienten“ vermochte sich den zunächst langsam, dann immer schneller sich verändernden Rahmenbedingungen nicht schnell genug anzupassen. Für die Bewohnerinnen und Bewohner bedeutete dies, dass sie mit zwei konkurrierenden Ordnungen konfrontiert wurden, wodurch kurzfristig ihre Position im sozialen Feld verbessert wurde – konnten sie nun doch die Spannungen und Konflikte innerhalb des Stabes für sich nutzen – und langfristig der spezifische Habitus des „Heimbewohners“ aufgeweicht wurde.

Der weiter oben skizzierte Gegensatz zwischen „Alteingesessenen“ und „Neulingen“, das Aufeinanderprallen von „Konservierungs-“ und „Subversivstrategien“ findet sich auch in den Schilderungen der Verhältnisse in der Diakonissenanstalt Neuendettelsau und ihren Filialen in den 1960er/70er Jahren immer wieder. Neue Gruppierungen – Praktikantinnen, Zivildienstleistende, ganz allgemein „freie Kräfte“ – kamen hinzu. Wichtiger noch: Viele aus der nachwachsenden Generation der Diakonissen und Diakone qualifizierten sich als Heimerzieher/-innen, Heilpädagogen und Heilpädagoginnen oder Psychiatrie-

Fachkrankenschwester und -pfleger. Neue Professionen tauchten auf, wie Psychologen und Psychologinnen und Sozialarbeiter/-innen. Zwischen diesem jüngeren, fachlich qualifizierten Personal und der bis dahin bestimmenden älteren Generation der Diakonissen und Diakone kam es – wie überall im konfessionellen Anstaltswesen, so auch in Neuendettelsau – zu Spannungen, die aber nicht immer in offene Konflikte mündeten. In manchen Fällen resignierten die älteren Diakonissen in leitender Position und überließen den jüngeren Kräften das Feld. Oder man einigte sich auf eine interne Arbeitsteilung, die die medizinischen Belange den älteren, in der Krankenpflege ausgebildeten Diakonissen vorbehielt und die pädagogischen Fragen den jüngeren, heilpädagogisch qualifizierten Mitarbeiter/-innen übertrug. Manche der jungen Männer und Frauen, die in die Arbeit eintraten, betrachteten die Arbeit der älteren Mitarbeiter/-innen kritisch, behielten aber ihre Vorbehalte für sich und warteten einfach ab, bis die altgedienten Kräfte in den Feierabend gingen. Für die Bewohner/-innen waren die „Häretiker“ wichtige Bezugspersonen, die völlig neue Anschauungen in die „Heimwelt“ trugen, einen anderen Lebensstil vorlebten und sich mitunter auch mit den Bewohner/-innen solidarisierten, wie jene Mitarbeiterinnen in Bruckberg, die 1981 die Bewohnerinnen des Sandhofs 2 in ihrer Forderung nach einer gemischtgeschlechtlichen Belegung des Hauses unterstützten, wobei sie ihre fachliche Qualifikation – allgemeiner gesprochen: ihr kulturelles Kapital – zugunsten der Bewohnerinnen in die Waagschale warfen.

Mit dem Generationenwechsel in der Mitarbeiterschaft vollzog sich, manchmal als scharfer Bruch, manchmal in Form eines gleitenden Übergangs ein grundstürzender Wandel der Konzeption in der „Behindertenarbeit“, der den Bewohner/-innen neue Freiräume eröffnete, ihre Interessen zu artikulieren. Am sinnfälligsten wird dies in der neuen Institution des Heimbeirats – auch wenn die Bewohner/-innen, die sich in dieser Form der Mitbestimmung engagieren, die Einflussmöglichkeiten der Heimbeiräte eher skeptisch beurteilen. Die Interviews mit den Bewohner/-innen bringen deutlich zum Ausdruck, dass der überkommene Habitus des „Heiminsassen“ in fortschreitender Auflösung begriffen ist. Dieser Habitus war von „erlernter Hilflosigkeit“ geprägt – etwa der Unfähigkeit, mit Messer und Gabel zu essen, sich seine Mahlzeiten selbst zuzubereiten, Wurst oder Brot zu schneiden, Essen gerecht zu teilen, das eigene Wohnumfeld zu gestalten, zu lesen und zu schreiben, mit Geld umzugehen, sich außerhalb der Anstalt zu bewegen, mit dem anderen Geschlecht unbefangen umzugehen usw. Der Übergang war, wie es scheint, oft mühsam, die Fortschritte indes sind unverkennbar. In den Interviews mit Menschen, die seit Jahrzehnten, manchmal von früher Jugend an, in einem der Häuser Neuendettelsaus leben, wird ein gehöriges Maß an Selbstbewusstsein, auch Stolz auf das erreichte Maß an persönlicher Freiheit, Lebensfreude und Lebensmut sichtbar. Die graue und schäbige „Heimwelt“ der 1950er/60er Jahre gehört der Vergangenheit an – und das ist unbestreitbar ein geschichtlicher Fortschritt.

Abkürzungsverzeichnis

BSHG	Bundessozialhilfegesetz
bzw.	beziehungsweise
ders.	derselbe
dies.	dieselbe
d. h.	das heißt
DIN	Deutsches Institut für Normung
DM	Deutsche Mark
EREV	Evangelischer Reichserziehungsverband
etc. pp.	et cetera; perge, perge („und so weiter, und so fort")
e. V.	eingetragener Verein
f.	folgende/r
h. c.	honoris causa (ehrenhalber)
Hg.	Herausgeber/in
Hgg.	Herausgeber/-innen
Jg.	Jahrgang
Mio.	Million/en
Nr.	Nummer
RGBl.	Reichsgesetzblatt
u. a.	und andere/unter anderem
WG	Wohngemeinschaft
ZADN	Zentralarchiv der Diakonie Neuendettelsau
z. B.	zum Beispiel

Tabellenverzeichnis

Literaturverzeichnis

Ammon, Johannes, Die Behindertenarbeit der Neuendettelsauer Diakonissenanstalt von der Gründung (1854) bis zum Ersten Weltkrieg, Frankfurt am Main u. a. 1986.

Balz, Viola, Zwischen Wirkung und Erfahrung – eine Geschichte der Psychopharmaka. Neuroleptika in der Bundesrepublik Deutschland, 1950–1980, Bielefeld 2010.

Balz, Viola, 1953 – Megaphen wird zur Wirkung gebracht. Die klinische Konstitution eines erfolgreichen Behandlungsfalls an der Psychiatrischen Universitätsklinik Heidelberg, in: Eschenbruch u. a. (Hgg.), Arzneimittel, S. 167–198.

Beauftragter der Bundesregierung für die Neuen Bundesländer (Hg.), Aufarbeitung der Heimerziehung in der DDR. Expertisen, Berlin 2012.

Benad, Matthias / Schmuhl, Hans-Walter (Hgg.), Bethel – Eckardtsheim. Von der Gründung der ersten deutschen Arbeiterkolonie bis zur Auflösung als Teilanstalt (1882–2001), Stuttgart 2006.

Benad, Matthias / Schmuhl, Hans-Walter / Stockhecke, Kerstin (Hgg.), Endstation Freistatt. Fürsorgeerziehung in den v. Bodelschwinghschen Anstalten Bethel bis in die 1970er Jahre, Bielefeld 2009, [2]2011.

Berger, Peter L. / Luckmann, Thomas, Die gesellschaftliche Konstruktion der Wirklichkeit. Eine Theorie der Wissenssoziologie (1966), Frankfurt am Main 1991.

Bezzel, Hermann, „Überblick über 50 Jahre Geschichte der Diakonissen-Anstalt Neuendettelsau, gegeben von Rektor Dr. Bezzel (9. Mai 1904)“, in: Freimunds Kirchlich-Politisches Wochenblatt für Stadt und Land, Nr. 38, 22.9.1904.

Bösl, Elsbeth, Politiken der Normalisierung. Zur Geschichte der Behindertenpolitik in der Bundesrepublik Deutschland, Bielefeld 2009.

Bösl, Elsbeth, Was ist und wozu brauchen wir die Dis/ability History?, in: Schmuhl/Winkler (Hgg.), Welt in der Welt, S. 21–41.

Bösl, Elsbeth / Klein, Anne / Waldschmidt, Anne (Hgg.), Disability History. Konstruktion von Behinderung in der Geschichte. Eine Einführung, Bielefeld 2010.

Bourdieu, Pierre, Entwurf einer Theorie der Praxis auf der ethnologischen Grundlage der kabylischen Gesellschaft (1972), Frankfurt am Main 1976.

Bourdieu, Pierre, Sozialer Raum und „Klassen“. Leçon sur la leçon. Zwei Vorlesungen, Frankfurt am Main 1985.

Bourdieu, Pierre, Rede und Antwort, Frankfurt am Main 1992.

Bourdieu, Pierre, Haute couture und Haute culture, in: ders., Soziologische Fragen (1974), Frankfurt am Main 1993, S. 187–196.

Bourdieu, Pierre, Die feinen Unterschiede. Kritik der gesellschaftlichen Urteilskraft (1979), Frankfurt am Main [11]1999.

Bourdieu, Pierre, Die verborgenen Mechanismen der Macht, Hamburg 2005.

Bourdieu, Pierre, Ökonomisches Kapital, kulturelles Kapital, soziales Kapital, in: Kreckel (Hg.), Soziale Ungleichheiten, S. 183–198.

Bourdieu, Pierre, Die drei Formen des kulturellen Kapitals (1979), in: ders., Wie die Kultur zum Bauern kommt. Über Schule, Bildung und Politik, Hamburg 2001, S. 111–120.

Bourdieu, Pierre / Wacquant, Loïc J. D., Die Ziele der reflexiven Soziologie, in: dies., Reflexive Anthropologie (1992), Frankfurt am Main 2006, S. 95–249.

Bracken, Helmut von, Vorurteile gegen behinderte Kinder, ihre Familien und Schulen, Berlin 1976.

Bradl, Christian, Anfänge der Anstaltsfürsorge für Menschen mit geistiger Behinderung (‚Idiotenanstaltswesen'). Ein Beitrag zur Sozial- und Ideengeschichte des Behindertenbetreuungswesens am Beispiel des Rheinlands im 19. Jahrhundert, Frankfurt am Main 1991.

Bräutigam, Helmut, Heimerziehung im Evangelischen Johannesstift zwischen 1945 und 1970, Berlin 2011.

Brignell, Victoria, When the disabled were segregated, in: New Statesman, 15.12.2010.

Brinkmann, Ernst, Heil und Heilung. Gedenkbuch für Johannes Klevinghaus, Witten 1970.

Bundesvereinigung Lebenshilfe für Menschen mit geistiger Behinderung (Hg.), 50 Jahre Lebenshilfe. Aufbruch – Entwicklung – Zukunft, Marburg 2008.

Damberg, Wilhelm / Frings, Bernhard / Jähnichen, Traugott / Kaminsky, Uwe (Hgg.), Mutter Kirche – Vater Staat? Geschichte, Praxis und Debatten der konfessionellen Heimerziehung seit 1945, Münster 2010.

Dünne, Jörg / Günzel, Stephan (Hgg.), Raumtheorie. Grundlagentexte aus Philosophie und Kulturwissenschaften, Frankfurt am Main 2006/[7]2012.

Engelbracht, Gerda / Hauser, Andrea, Mitten in Hamburg. Die Alsterdorfer Anstalten 1945–1979, Stuttgart 2013.

Eschenbruch, Nicholas / Balz, Viola / Klöppel, Ulrike / Hulverscheidt, Marion (Hgg.), Arzneimittel des 20. Jahrhunderts. Historische Skizzen von Lebertran bis Contergan, Bielefeld 2009.

Evangelische Stiftung Volmarstein (Hg.), 100 Jahre ESV. Entschieden für das Leben, Volmarstein 2004.

Festinger, Leon, Theorie der kognitiven Dissonanz, Bern u. a. 1978 (engl.: A Theory of Cognitive Dissonance, Stanford 1957).

Föcking, Friederike, Fürsorge im Wirtschaftsboom. Die Entstehung des Bundessozialhilfegesetzes von 1961, München 2007.

Foucault, Michel, Die Ordnung des Diskurses (1972), Frankfurt am Main 1991.

Foucault, Michel, Von anderen Räumen (1967), in: Dünne/Günzel (Hgg.), Raumtheorie, S. 317–327.

Foucault, Michel, Die Heterotopien. Der utopische Körper, Frankfurt am Main 2005.

Foucault, Michel, Die Heterotopien, Radiovortrag vom 7.12.1966, Berlin 2013.

Frank, Manfred, Das Sagbare und das Unsagbare. Studien zur deutsch-französischen Hermeneutik und Texttheorie, Frankfurt am Main 1989.

Frank, Manfred, Was ist ein „Diskurs"? Zur „Archäologie" Michel Foucaults, in: ders., Das Sagbare und das Unsagbare, S. 408–426.

Freitag, Walburga, Contergan. Eine genealogische Studie des Zusammenhangs wissenschaftlicher Diskurse und biographischer Erfahrungen, Münster u. a. 2005.

Frings, Bernhard, Heimerziehung im Essener Franz Sales Haus 1945–1970. Strukturen und Alltag in der „Schwachsinnigen-Fürsorge", Münster 2013.

Frings, Bernhard, Behindertenhilfe und Heimerziehung – Das St. Vincenzstift Aulhausen und das Jugendheim Marienhausen (1945–1970), Münster 2013.

Frings, Bernhard / Kaminsky, Uwe, Gehorsam - Ordnung - Religion. Konfessionelle Heimerziehung 1945–1975, Münster 2012.

Fuchs-Heinritz, Werner / König, Alexandra, Pierre Bourdieu. Eine Einführung (2005), Wien u. a. [2]2011.

Gemsjäger, Klaus / Dill, Manfred, Arbeits- und Berufsförderung von Behinderten. Berufliche Rehabilitation, Stuttgart u. a. 1977.

Göhler, Annett, Theoretische Definitionen und klinische Handhabungen des Begriffs „Psychopathie“ in der deutschen Psychiatrie der zwanziger und dreißiger Jahre unseres Jahrhunderts unter besonderer Berücksichtigung der Praxis der Heil- und Pflegeanstalt Leipzig-Dösen in den Jahren 1929 bis 1939, med. Diss. Leipzig 1987.

Goffman, Erving, Asyle. Über die soziale Situation psychiatrischer Patienten und anderer Insassen, Frankfurt am Main 1973 [1961].

Hähner-Rombach, Sylvelyn, „Das ist jetzt das erste Mal, dass ich darüber rede …“ Ergebnisse der Studie zur Heimgeschichte der Gustav Werner Stiftung zum Bruderhaus und der Haus am Berg gGmbH zwischen 1945 und 1970, Frankfurt am Main 2013.

Hänsel, Dagmar, Die NS-Zeit als Gewinn für Hilfsschullehrer, Bad Heilbrunn 2006.

Havekost, Tonni, Die Werkstatt für Behinderte (1984 bis 1995), in: Benad/Schmuhl (Hgg.), Bethel - Eckardtsheim, S. 421–427.

Hegel, Marie-Luise, Eine Pioniertat, an die man sich erinnern sollte. Vor vierzig Jahren begann im Diakoniewerk Neuendettelsau die Ausbildung von Heimerzieherinnen, in: Korrespondenzblatt der diakonischen Gemeinschaften Neuendettelsau 124, 1990, S. 10–13.

Herbert, Ulrich (Hg.), Wandlungsprozesse in Westdeutschland. Belastung, Integration, Liberalisierung 1945–1980, Göttingen 2002.

Herbert, Ulrich, Liberalisierung als Lernprozess. Die Bundesrepublik in der deutschen Geschichte - eine Skizze, in: ders. (Hg.), Wandlungsprozesse in Westdeutschland, S. 7–49.

Hottenrott, Laura, „Roter Stern - wir folgen deiner Spur“. Umerziehung im Kombinat der Sonderheime für Psychodiagnostik und pädagogisch-psychologische Therapie (1964–1987). Eine Bestandsaufnahme, Torgau 2012.

Kaiser, Jochen-Christoph / Scheepers, Rajah (Hgg.), Dienerinnen des Herrn. Beiträge zur weiblichen Diakonie im 19. und 20. Jahrhundert, Leipzig 2010.

Klevinghaus, Johannes, Die Anstalt als Lebenshilfe?, in: Die Innere Mission, 54. Jg., Nr. 1, 1964, S. 9–17.

Klevinghaus, Johannes, Der geistig behinderte Mensch in der heutigen Gesellschaft, in: Brinkmann (Hg.), Heil und Heilung, S. 87–93.

Kreckel, Reinhard (Hg.), Soziale Ungleichheiten (Soziale Welt, Sonderband 2), Göttingen 1983.

Krey, Ursula / Schmuhl, Hans-Walter (Hgg.), Von der inneren Mission in die Sozialindustrie? Gesellschaftliche Erfahrungsräume und diakonische Erwartungshorizonte im 19. und 20. Jahrhundert, Bielefeld 2014.

Latzel, Klaus, Kriegsbriefe und Kriegserfahrung: Wie können Feldpostbriefe zur erfahrungsgeschichtlichen Quelle werden?, in: Werkstatt Geschichte 22 (1999), S. 7–23.

Latzel, Klaus, Vom Kriegserlebnis zur Kriegserfahrung. Theoretische und methodische Überlegungen zur erfahrungsgeschichtlichen Untersuchung von Feldpostbriefen, in: Militärgeschichtliche Mitteilungen 56 (1997), S. 1–30.

Lüdtke, Alf (Hg.), Alltagsgeschichte. Zur Rekonstruktion historischer Erfahrung und Lebensweisen, Frankfurt am Main / New York 1989.

Lüdtke, Alf, Einleitung: Was ist und wer treibt Alltagsgeschichte?, in: ders. (Hg.), Alltagsgeschichte, S. 9–47.

Lutz, Tilman, Strenge Zucht und Liebe: die pädagogischen Arrangements im Rauhen Haus in den 1950ern und 1960ern, München 2010.

Marckwort, Hans-Jürgen, Die Lehre von der Psychopathie, med. Diss. Bonn 1970.

Meinzolt, Marie, Grundsätzliches über die Strafe in der Heimerziehung, in: Evangelische Jugendhilfe, Heft 5, 1952, S. 16–23.

Mentner, Regina, „Vom Almosenempfänger zum Steuerzahler" – Von der Krüppelanstalt zur Rehabilitationseinrichtung. Aus der Geschichte der ersten 50 Jahre der Evangelischen Stiftung Volmarstein, in: Evangelische Stiftung Volmarstein (Hg.), 100 Jahre ESV, S. 37–252.

Meyer, Hans-Hermann, Die Winterschlafbehandlung in der Psychiatrie und Neurologie, in: Deutsche medizinische Wochenschrift, 78 Jg., Nr. 33/34, 14.8.1953, S. 1097–1100.

Mürner, Christian / Sierck, Udo, Krüppelzeitung. Brisanz der Behindertenbewegung, Neu-Ulm 2009.

Mürner, Christian / Sierck, Udo, Behinderung. Chronik eines Jahrhunderts, Weinheim/ Basel 2012.

Nirje, Bengt, Das Normalisierungsprinzip – 25 Jahre danach, in: Vierteljahresschrift für Heilpädagogik und ihre Nachbargebiete, Nr. 1, 1994, S. 12–32.

Nohl, Arnd-Michael, Interview und dokumentarische Methode. Anleitungen für die Forschungspraxis, Wiesbaden 2006.

Niethard, Fritz Uwe / Marquardt, Ernst / Eltze, Jürgen (Hgg.), Contergan – 30 Jahre danach, Stuttgart 1994.

Raphael, Lutz / Tenorth, Heinz-Elmar (Hgg.), Ideen als gesellschaftliche Gestaltungskraft im Europa der Neuzeit. Beiträge für eine erneuerte Geistesgeschichte, München 2006.

Röper, Ursula / Jüllig, Carola (Hgg.), Die Macht der Nächstenliebe. Einhundertfünfzig Jahre Innere Mission und Diakonie, 1848–1998, Berlin ^{2}2007.

Rudloff, Wilfried, Institutionalisierung und Deinstitutionalisierung in der bundesdeutschen Behindertenpolitik (1945–1990), in: Schmuhl/Winkler (Hgg.), Welt in der Welt, S. 109–131.

Sarasin, Philipp, Michel Foucault zur Einführung, Hamburg 2013.

Schneider, Kurt, Die psychopathischen Persönlichkeiten, Wien ^{3}1944.

Schwingel, Markus, Pierre Bourdieu zur Einführung (1995), Hamburg ^{5}2005.

Schmuhl, Hans-Walter, Arbeitsmarktpolitik und Arbeitsverwaltung in Deutschland 1871–2002. Zwischen Fürsorge, Hoheit und Markt, Nürnberg 2003.

Schmuhl, Hans-Walter (Hg.), Hundert Jahre Jugendhilfe Hephata Diakonie, 1908–2008, Schwalmstadt-Treysa 2008.

Schmuhl, Hans-Walter, Experten in eigener Sache. Der Beitrag psychiatrischer Patienten zur „Irrenrechtsreform" im 19. und frühen 20. Jahrhundert, in: Sozialpsychiatrische Informationen 39, 2009, Heft 3, S. 7–9.

Schmuhl, Hans-Walter, Exklusion und Inklusion durch Sprache – Zur Geschichte des Begriffs Behinderung, Berlin 2010.

Schmuhl, Hans-Walter, Lebensbedingungen und Lebenslagen von Menschen mit geistiger Behinderung in den v. Bodelschwinghschen Stiftungen Bethel seit 1945. Theoretische Vorüberlegungen und empirische Streiflichter, in: Schmuhl/Winkler (Hgg.), Welt in der Welt, S. 133–160.

Schmuhl, Hans-Walter, Aus „Kindern" werden „Klienten", in: Traugott Jähnichen u. a. (Hgg.), Neue soziale Bewegungen als Herausforderung sozialkirchlichen Handelns – zur Neuformatierung der Zivilgesellschaft seit dem Ende der 1960er Jahre, erscheint 2014.

Schmuhl, Hans-Walter, „Du wirst Dich nähren von Deiner Hände Arbeit". Der Ort der Arbeit in der theologischen Anthropologie der Diakonie, in: Krey/Schmuhl (Hgg.), Von der inneren Mission in die Sozialindustrie?, S. 77–98.

Schmuhl, Hans-Walter / Winkler, Ulrike, Auf dem Weg ins 20. Jahrhundert. Die Diakonissenanstalt Neuendettelsau unter den Rektoren Hermann Bezzel (1891–1909) und Wilhelm Eichhorn (1909–1918), Neuendettelsau 2009.

Schmuhl, Hans-Walter / Winkler, Ulrike, Gewalt in der Körperbehindertenhilfe. Das Johanna-Helenen-Heim von 1947 bist 1967, Bielefeld 2010, [2]2012.

Schmuhl, Hans-Walter / Winkler, Ulrike, „Als wären wir zur Strafe hier". Gewalt gegen Menschen mit geistiger Behinderung – der Wittekindshof in den 1950er und 1960er Jahren, Bielefeld 2011, [3]2012.

Schmuhl, Hans-Walter / Winkler, Ulrike „Der das Schreien der jungen Raben nicht überhört". Der Wittekindshof – eine Einrichtung für Menschen mit geistiger Behinderung, 1887 bis 2012, Bielefeld 2012.

Schmuhl, Hans-Walter / Winkler, Ulrike (Hgg.), Welt in der Welt. Heime für Menschen mit geistiger Behinderung in der Perspektive der Disability History, Stuttgart 2013.

Schmuhl, Hans-Walter / Winkler, Ulrike, Im Zeitalter der Weltkriege. Die Diskonissenanstalt Neuendettelsau unter den Rektoren Hans Lauerer (1918–1953) und Hermann Dietzfelbinger (1953–1955), Neuendettelsau 2014.

Stockhecke, Kerstin / Thau, Bärbel / Wedeking, Martin / Westheider, Rolf, Die Entdeckung der Beweglichkeit – Alter, Krankheit und Behinderung in der Geschichte, in: Lippische Mitteilungen, Nr. 76, 2007, S. 177–199.

Schütz, Alfred / Luckmann, Thomas, Strukturen der Lebenswelt, Bd. 1, Frankfurt am Main 1979.

Schwerin, Alexander v., Die Contergan-Bombe. Der Arzneimittelskandal und die neue risikoepistemische Ordnung der Massenkonsumgesellschaft, in: Eschenbruch u. a. (Hgg.), Arzneimittel des 20. Jahrhunderts, S. 255–282.

Seligmann, Martin E. P., Erlernte Hilflosigkeit, München/Weinheim [3]1986.

Störmer, Norbert, Innere Mission und geistige Behinderung, Münster 1991.

Störmer, Norbert, Die Zuwendung zu Menschen mit geistigen Behinderungen und psychischen Problemen, in: Röper/Jüllig (Hgg.), Die Macht der Nächstenliebe, S. 294–301.

Tenorth, Heinz-Elmar, Bildsamkeit und Behinderung – Anspruch, Wirksamkeit und Selbstdestruktion einer Idee, in: Raphael/ders. (Hgg.), Ideen als gesellschaftliche Gestaltungskraft, S. 496–520.

Thimm, Walter, Das Normalisierungsprinzip. Eine Einführung, Marburg [5]1994.

Thomann, Klaus-Dieter, Der „Krüppel". Entstehen und Verschwinden eines Kampfbegriffs, in: Medizinhistorisches Journal 27. 1992, S. 221–271.

Thomann, Klaus-Dieter, Das behinderte Kind. „Krüppelfürsorge" und Orthopädie in Deutschland 1886–1920, Stuttgart u. a. 1995.

Thomann, Klaus-Dieter, Die konfessionelle Körperbehindertenfürsorge, in: Röper/Jüllig (Hgg.), Die Macht der Nächstenliebe, S. 162–173.

Voss, Walter Friedrich, Psychopathie 1933–1945, med. Diss. Kiel 1973.

Wichern, Johann Hinrich, Rettungsanstalten als Erziehungshäuser in Deutschland (1868), in: ders., Sämtliche Werke, Bd. VII, Hamburg 1975, S. 374–541.

Winkler, Ulrike, „„Den eigenen Weg finden'. Hundert Jahre Jugendhilfe Hephata (1908–2008)", in: Schmuhl (Hg.), Hundert Jahre Jugendhilfe Hephata Diakonie, S. 16–51.

Winkler, Ulrike, Vom Rettungshaus zum Jugenddorf – Das Hessische Diakoniezentrum Hephata in den 1950er bis 1970er Jahren, in: EREV (Hg.), Heimerziehung in den 50er und 60er Jahren, in: Schriftenreihe des EREV, 51. Jg., Nr. 1, 2010, S. 57–64.

Winkler, Ulrike, „Gehste bummeln, kommste nach Ummeln". Sarepta-Diakonissen in der Fürsorgeerziehungsarbeit (1946–1979), in: Benad/Schmuhl/Stockhecke (Hgg.), Endstation Freistatt, S. 309–339.

Winkler, Ulrike, Gewalt in der evangelischen Heimerziehung in den 1950er und 1960er Jahren – Befunde und Erklärungsversuche, in: Kaiser/Scheepers (Hgg.), Dienerinnen des Herrn, S. 309–324.

Winkler, Ulrike / Schmuhl, Hans-Walter, Heimwelten. Quellen zur Geschichte der Heimerziehung in Mitgliedseinrichtungen des Diakonischen Werkes der Ev.-Luth. Landeskirche Hannovers e. V. von 1945 bis 1978, Bielefeld 2011.

Winkler, Ulrike, „Es war eine enge Welt" Menschen mit Behinderungen, Heimkinder und Mitarbeitende in der Stiftung kreuznacher diakonie, 1947 bis 1975, Bielefeld 2012.

Winkler, Ulrike, „Der ist Blöde und Dumm" – Erlebnis, Erfahrung und das „soziale Wissen" von Menschen mit geistiger Behinderung, in: Schmuhl/dies. (Hgg.), Welt in der Welt, S. 161–178.

Zichner, Ludwig / Rauschmann, Michael A. / Thomann, Klaus-Dieter (Hgg.), Die Contergankatastrophe – Eine Bilanz nach 40 Jahren, Darmstadt 2005.

„Zur Fortbildung". Mitarbeiterbriefe des Verbandes Deutscher Evangelischer Heilerziehungs-, Heil- und Pflegeanstalten, Nr. 1, 1968, S. 15f.

Personenregister

Autorin und Autor

Dr. Ulrike Winkler, geboren 1966, Studium der Politik-, Rechts- und Erziehungswissenschaften, lebt und arbeitet freiberuflich in Trier. Zahlreiche Veröffentlichungen zur Diakoniegeschichte, Zeitgeschichte und Sozialgeschichte.

Dr. Hans-Walter Schmuhl, geboren 1957, ist freiberuflicher Historiker, außerplanmäßiger Professor an der Fakultät für Geschichtswissenschaft, Philosophie und Theologie der Universität Bielefeld und stellvertretender Leiter des Instituts für Diakonie- und Sozialgeschichte an der Kirchlichen Hochschule Wuppertal/Bethel. Zahlreiche Veröffentlichungen zur Zeitgeschichte, Wissenschaftsgeschichte, Stadtgeschichte und Diakoniegeschichte.

www.schmuhl-winkler.de

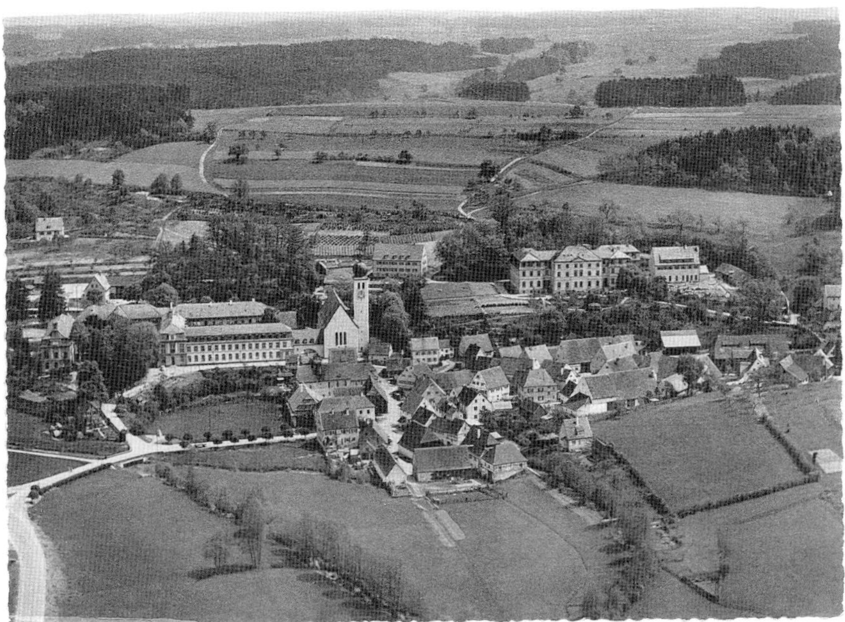

Das Foto zeigt die Pflegeanstalt Bruckberg. Links im Bild das Schloss, rechts im Hintergrund Haus Gottestreue.

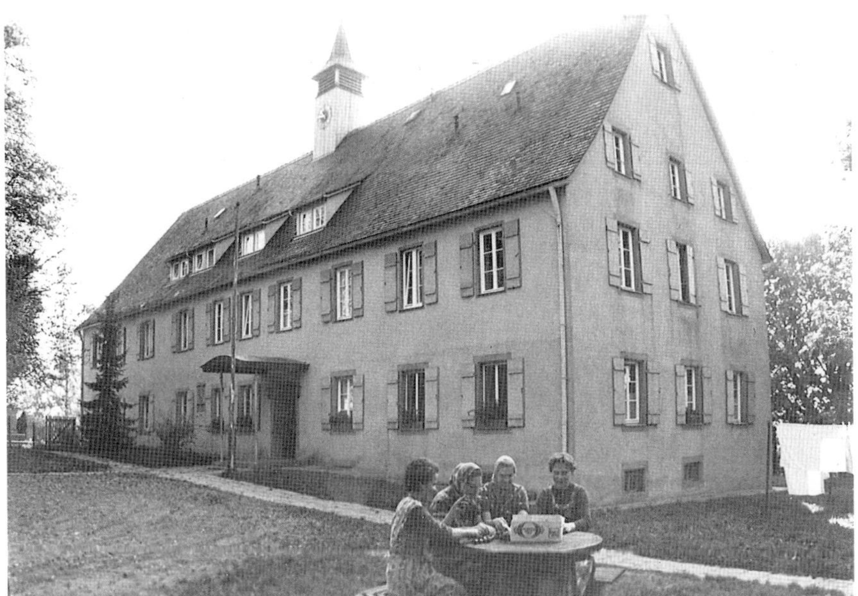

Vier junge Frauen sitzen an einem Holztisch vor Haus Gottesweg in Rothenburg ob der Tauber.

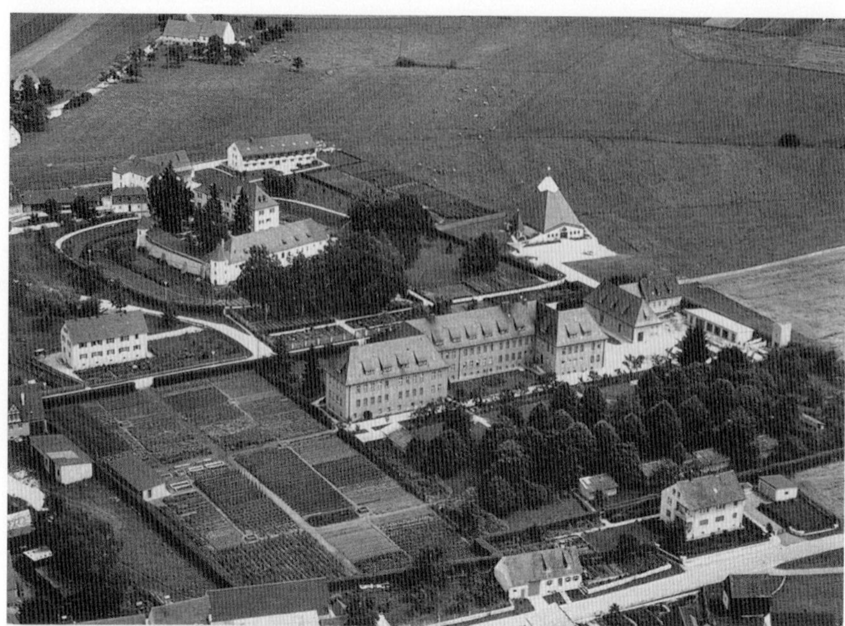

Die Postkarte zeigt die Pflegeanstalt Polsingen. Im Vordergrund ist die „Heimat" zu sehen, in dem Männer mit geistiger Behinderung wohnten, während die Frauen im Schloss – streng getrennt durch Zaun und Graben – lebten.

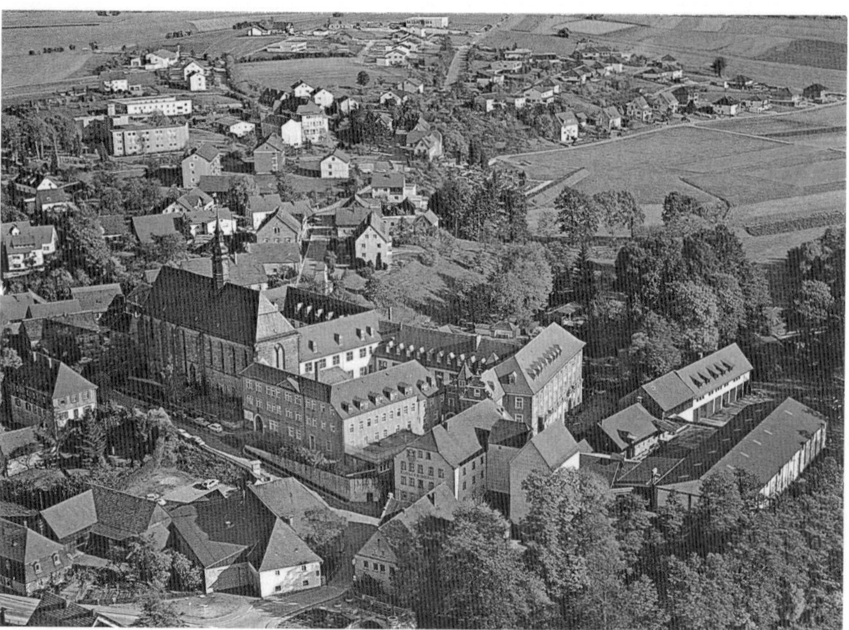

Zu sehen ist die Pflegeanstalt Himmelkron bei Bayreuth.

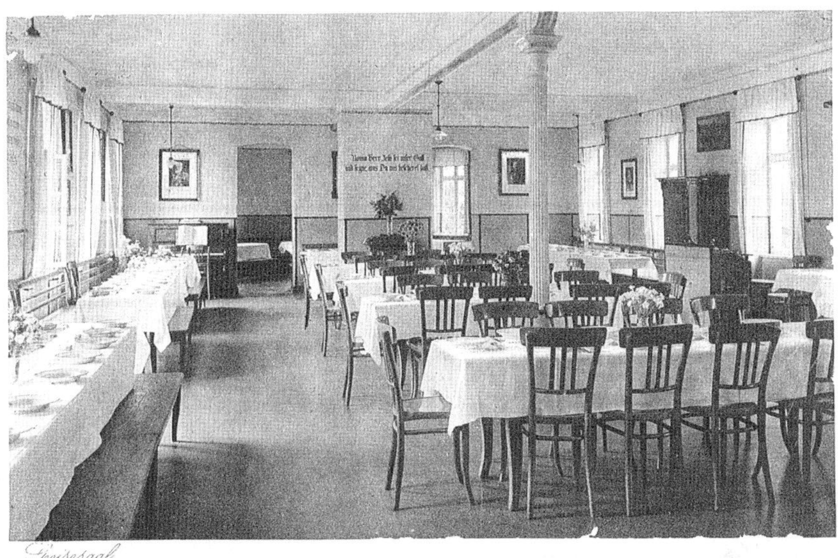

Blick in den Speisesaal der Pflegeanstalt I in Neuendettelsau. Die Tische links im Bild sind für die Bewohner/innen vorgesehen. Zwar sind sie weiß gedeckt, die Teller bestehen aber aus Aluminium. Anders hingegen die Tische in der Mitte, die zudem von Stühlen umgeben sind, die ein individuelles Sitzen und Aufstehen möglich machen. An der Wand steht zu lesen: „Komm Herr Jesu, sei unser Gast, und segne, was Du uns bescheret hast.“

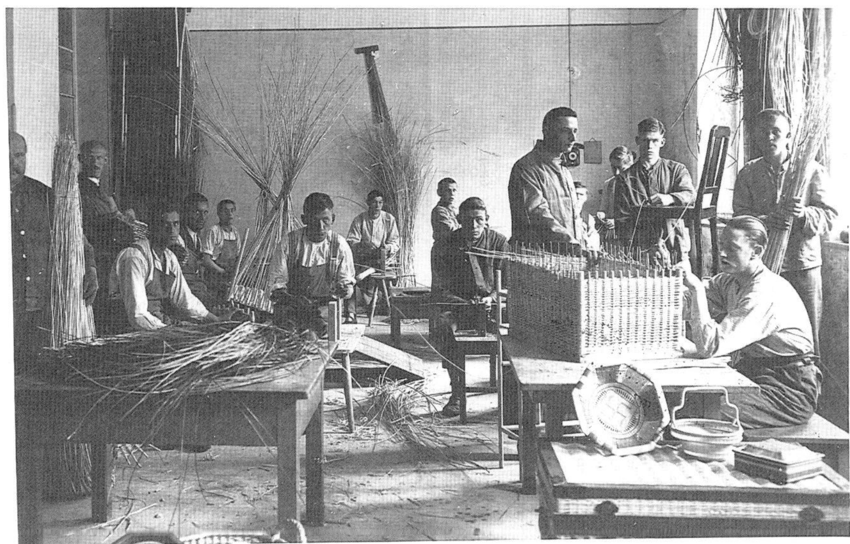

Bewohner von Bruckberg arbeiten in der Korbflechterei. Rechts vorne ist eine handgefertigte Schale zu sehen, deren Boden ein Hakenkreuz ziert. Das Foto entstand in den 1930er Jahren.

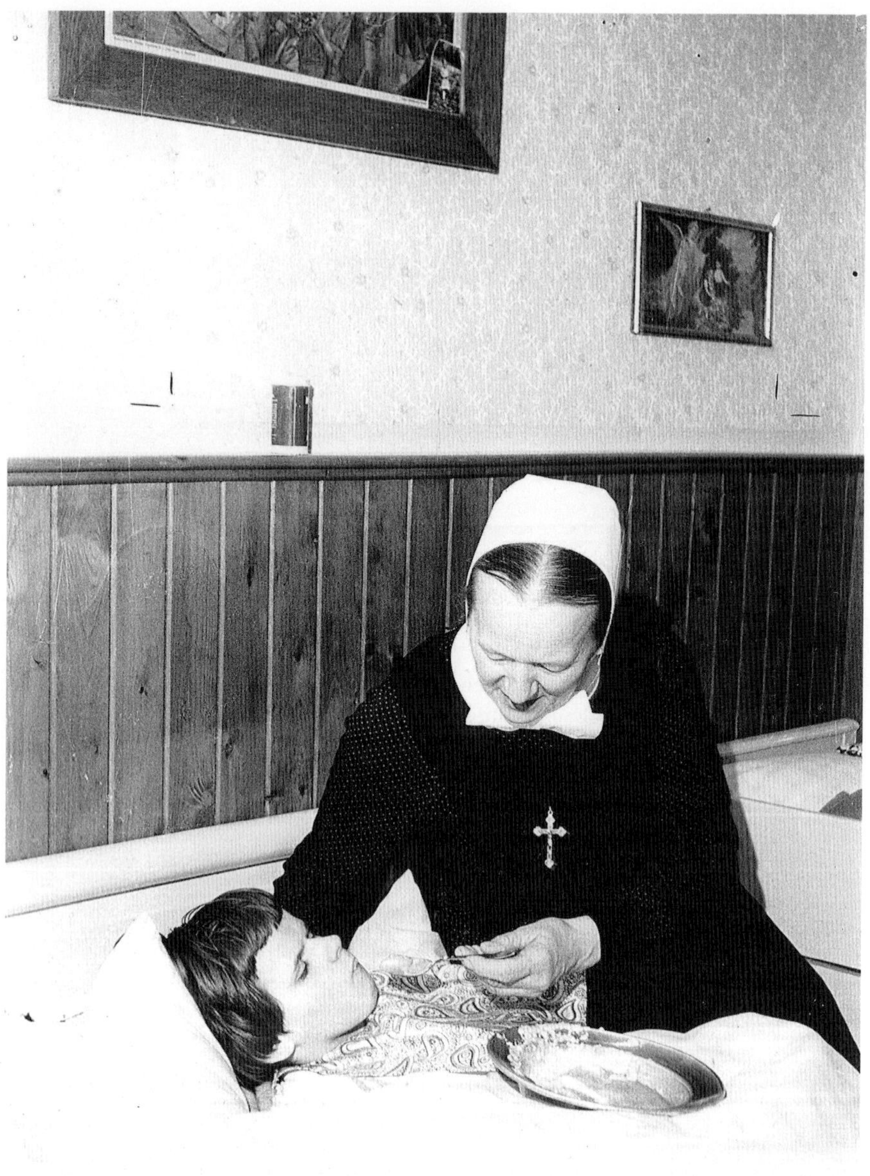

Eine Diakonisse füttert ein bettlägeriges Kind.

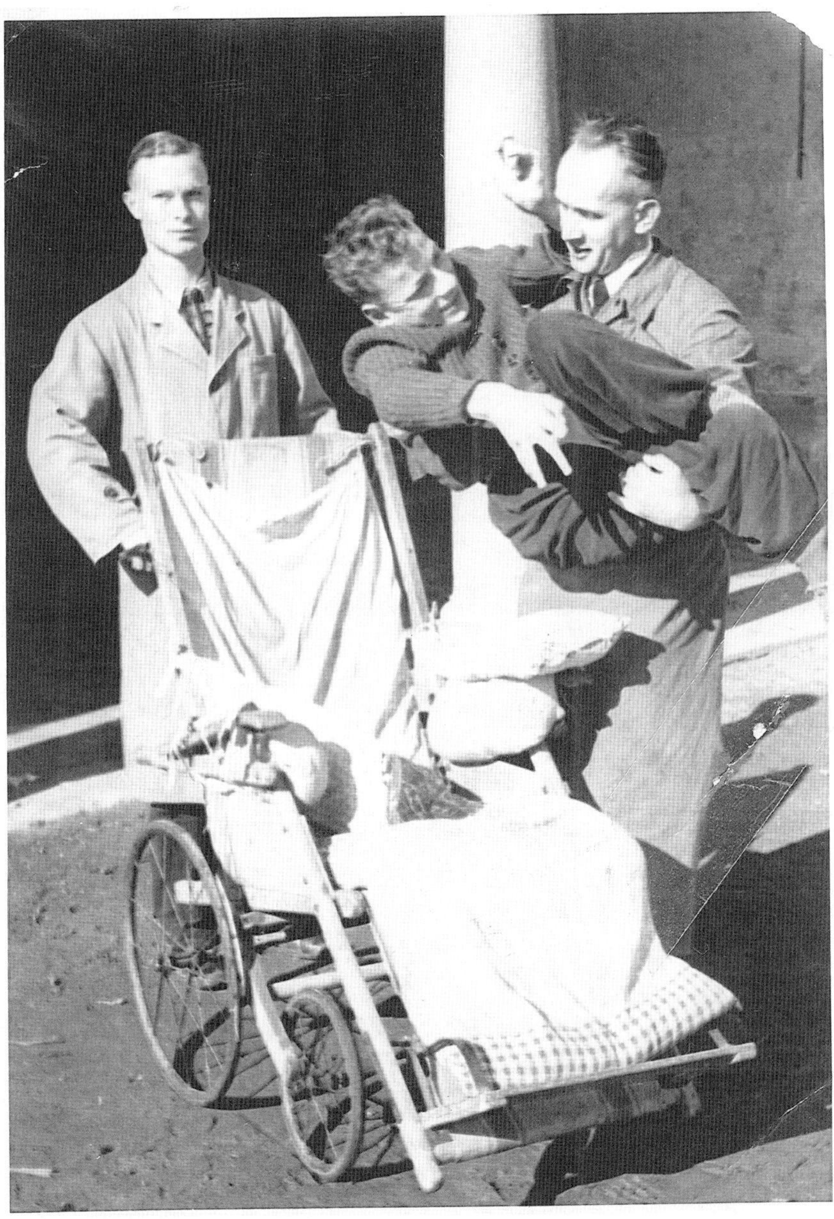

Ein Bewohner von Bruckberg wird in einen Rollstuhl gesetzt.

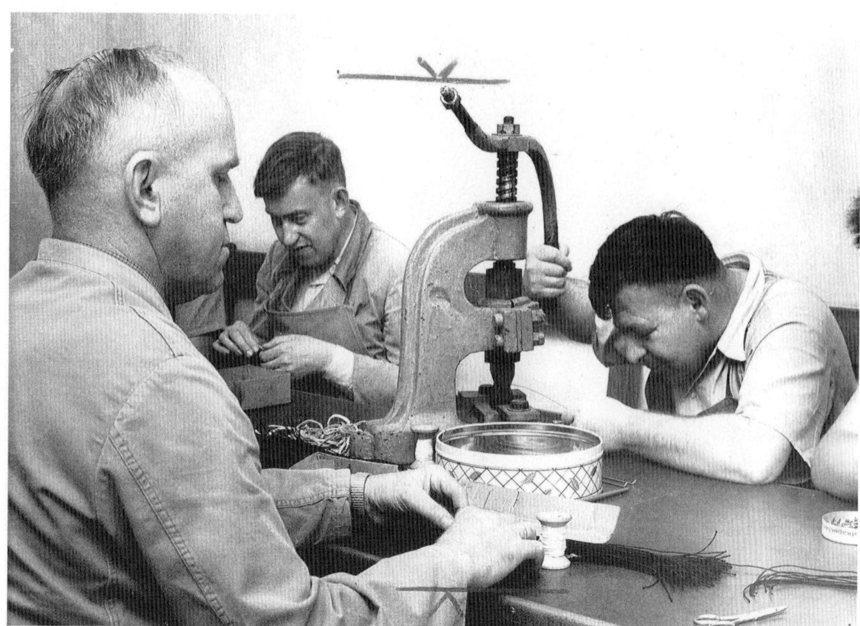

Unter Anleitung eines Diakons erledigen Bewohner von Bruckberg Arbeiten für Industriebetriebe.

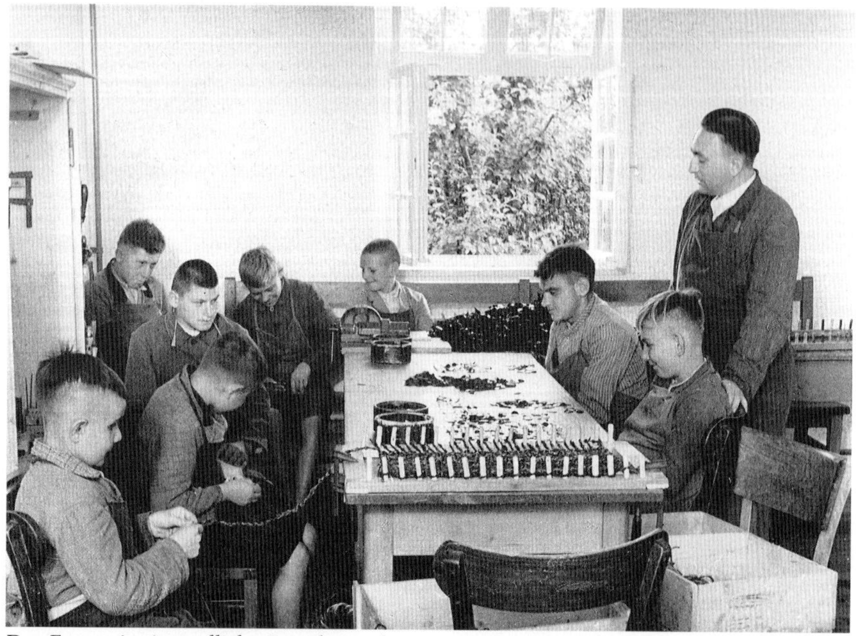

Das Foto zeigt jugendliche Bewohner, die mit verschiedenen Sortier- und Bastelarbeiten beschäftigt sind.

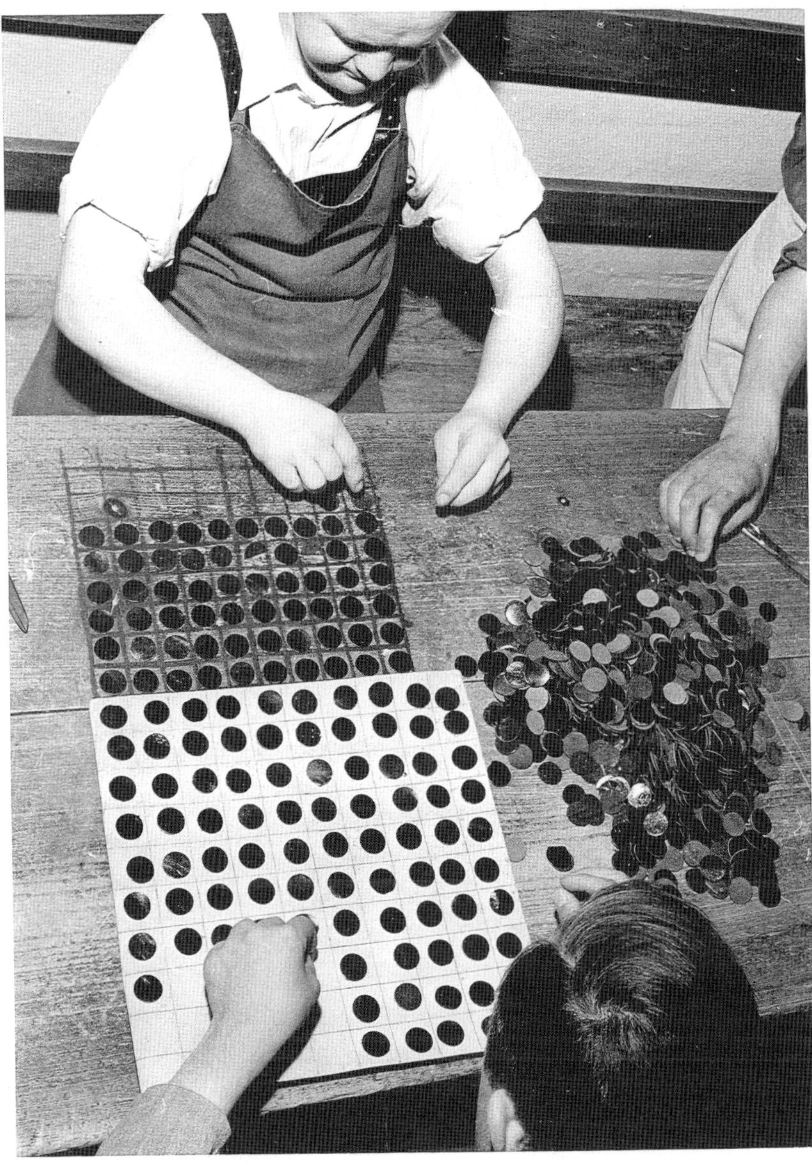

Bewohner im Heilerziehungsheim sortieren Lederplättchen.

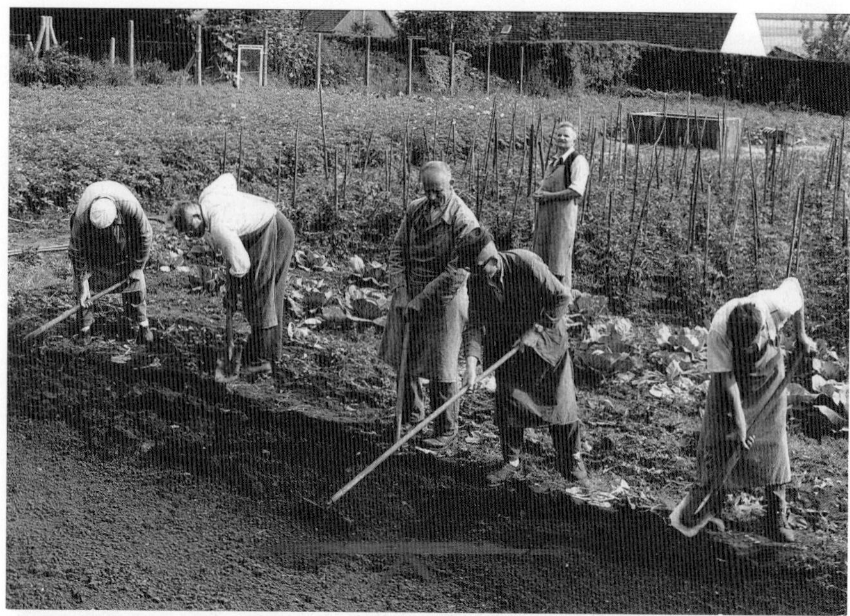

Ältere Bewohner von Neuendettelsau bei der Gartenarbeit.

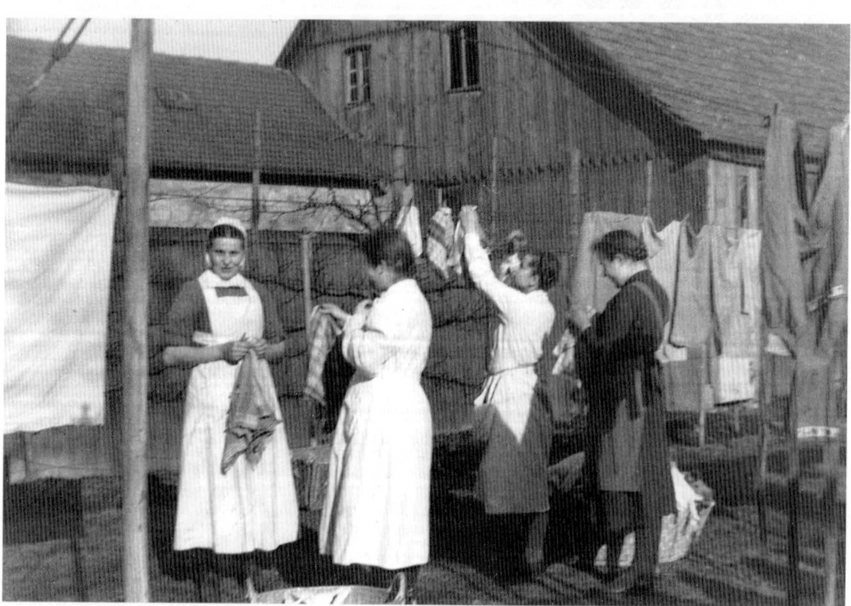

Unter Anleitung einer Diakonisse hängen Bewohnerinnen des Heilerziehungsheims in Neuendettelsau Wäsche auf.

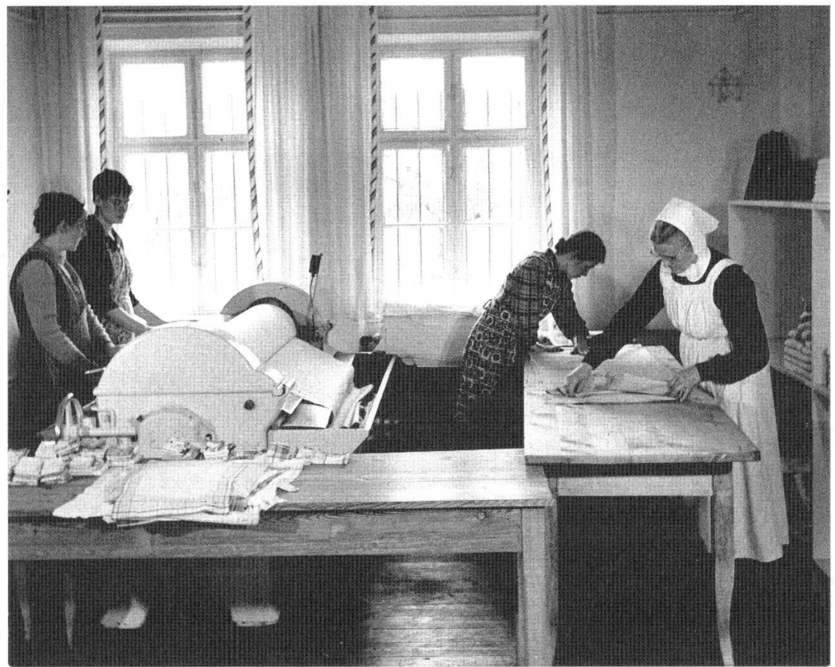

Junge Frauen beim Mangeln.

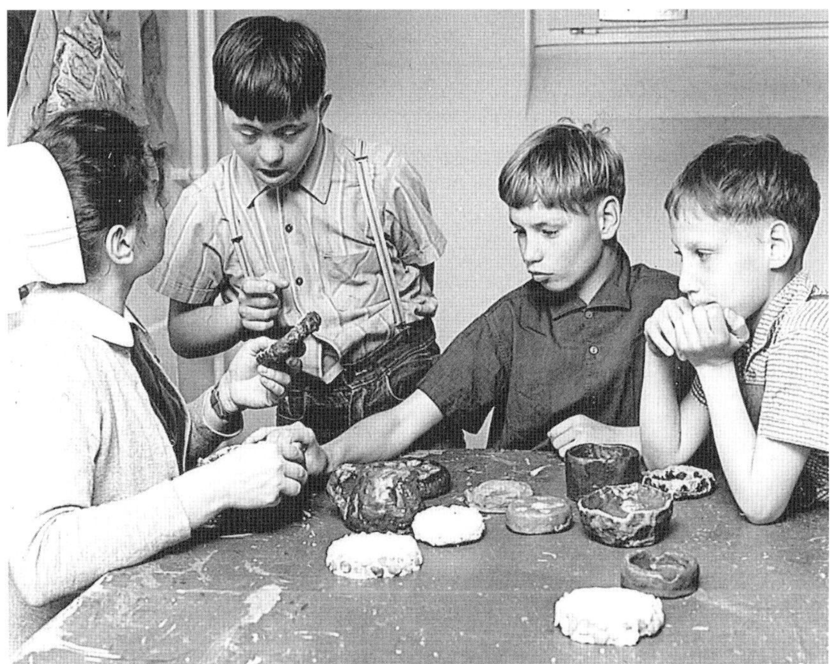

Töpfern in der Sonderschule Bruckberg, 1971.

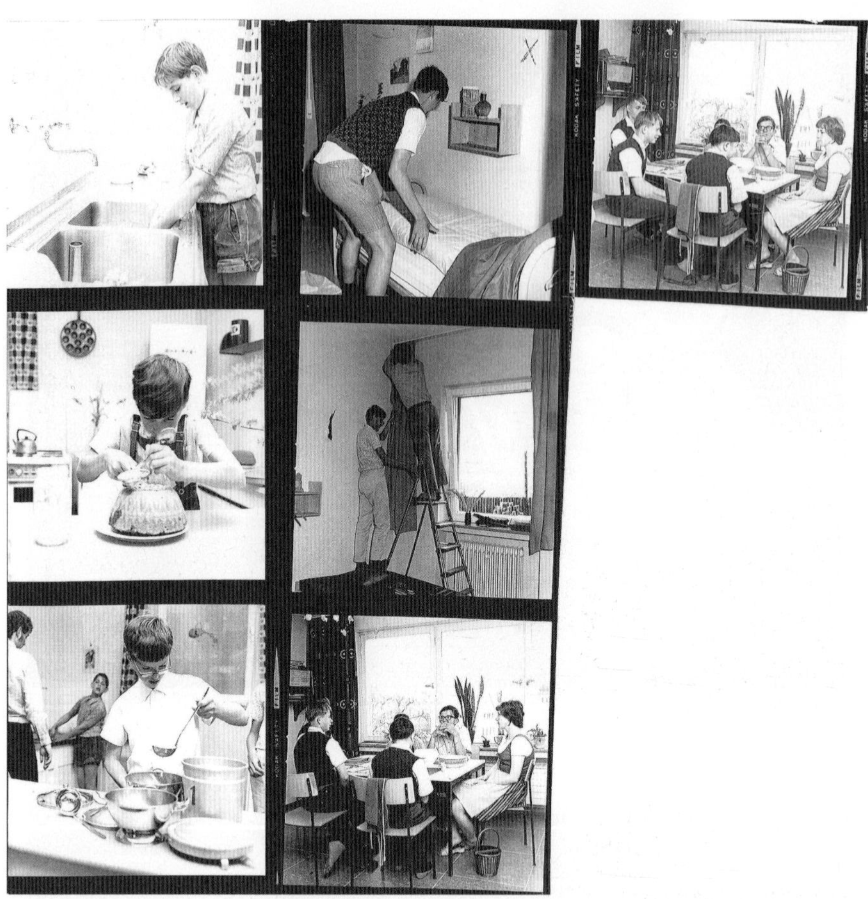

Impressionen aus dem Sonnenhof in Bruckberg. Seit den 1970er Jahren sollten die Jungen lernen, möglichst selbstständig ihren Alltag zu bewältigen. Einen Kuchen zu backen gehörte selbstverständlich auch dazu.

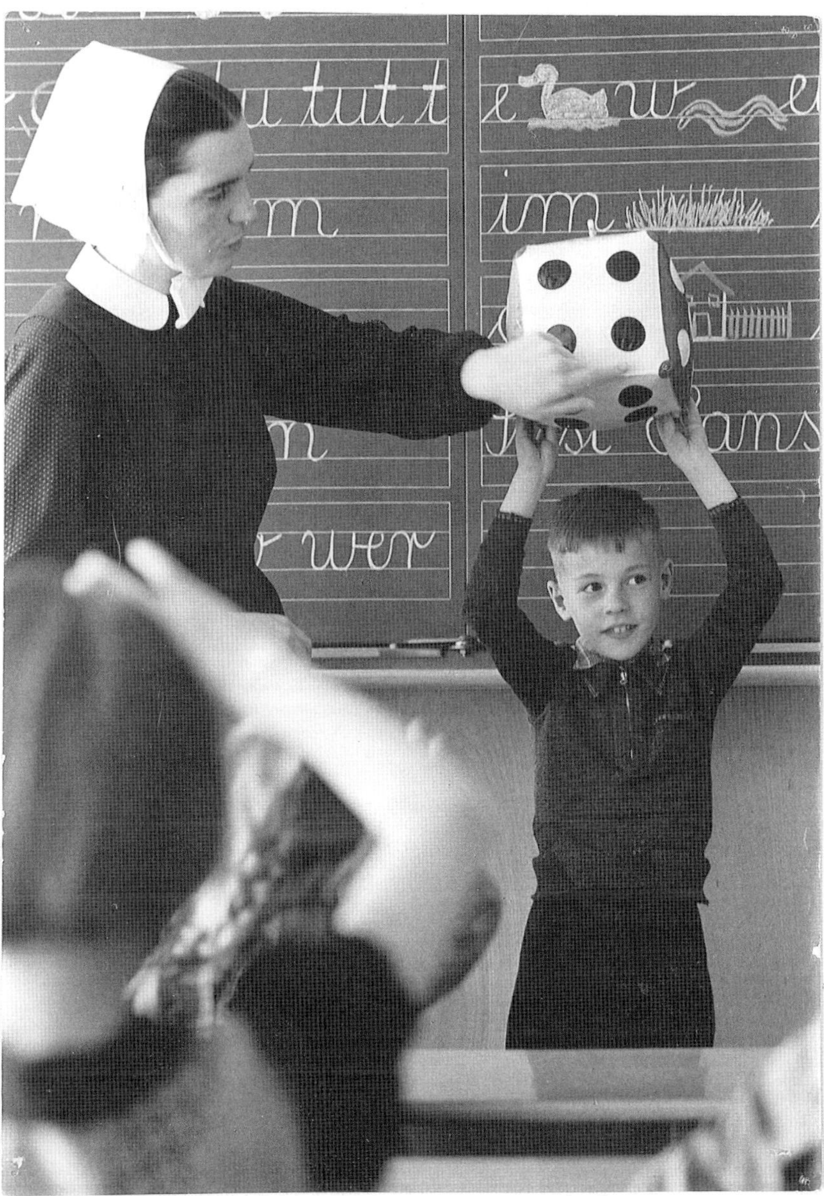

Unterricht in der Sonderschule.

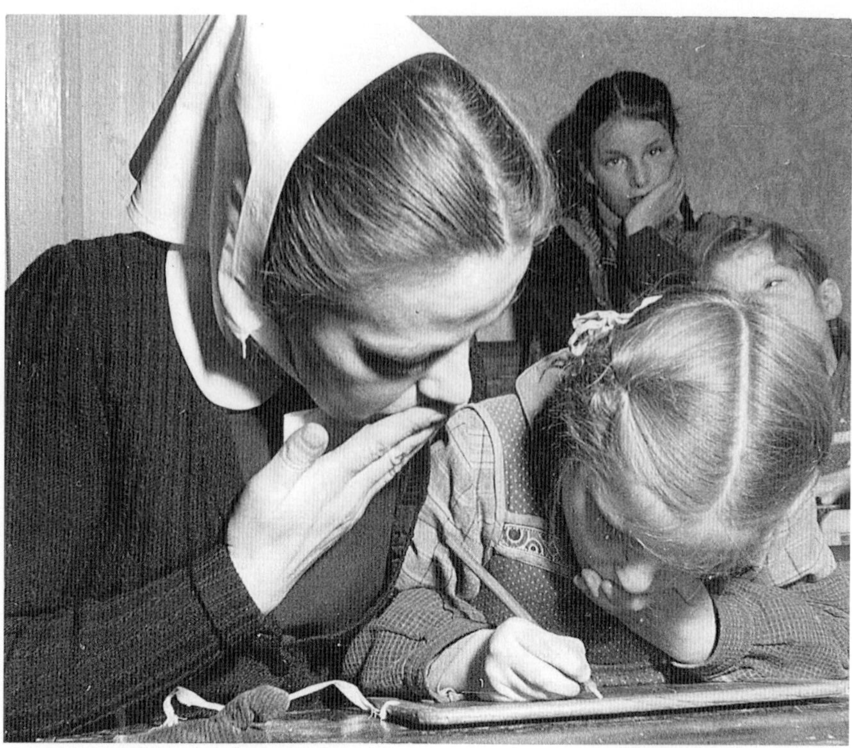

Gemeinsam mit einer Schwester meistert ein Mädchen seine Schreibübungen.

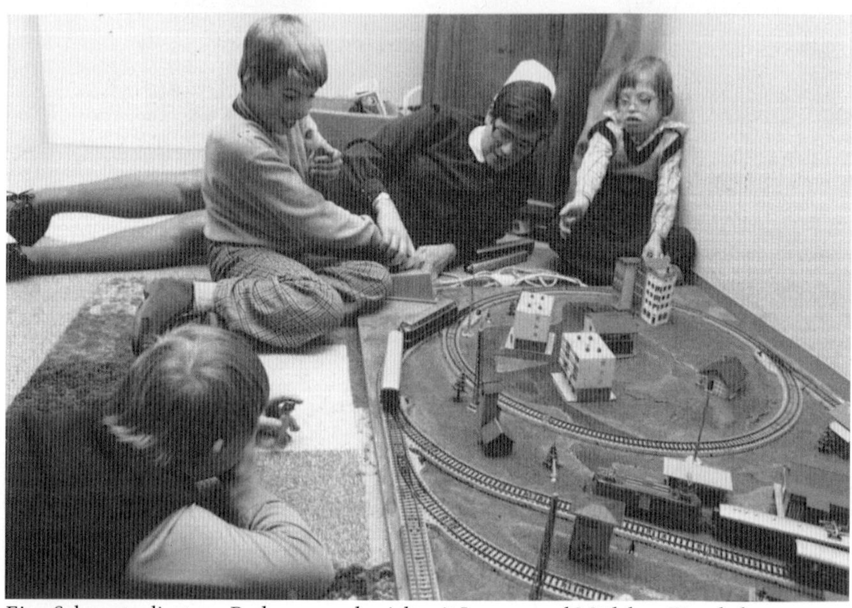

Eine Schwester liegt am Boden … und spielt mit Jungen und Mädchen Eisenbahn.

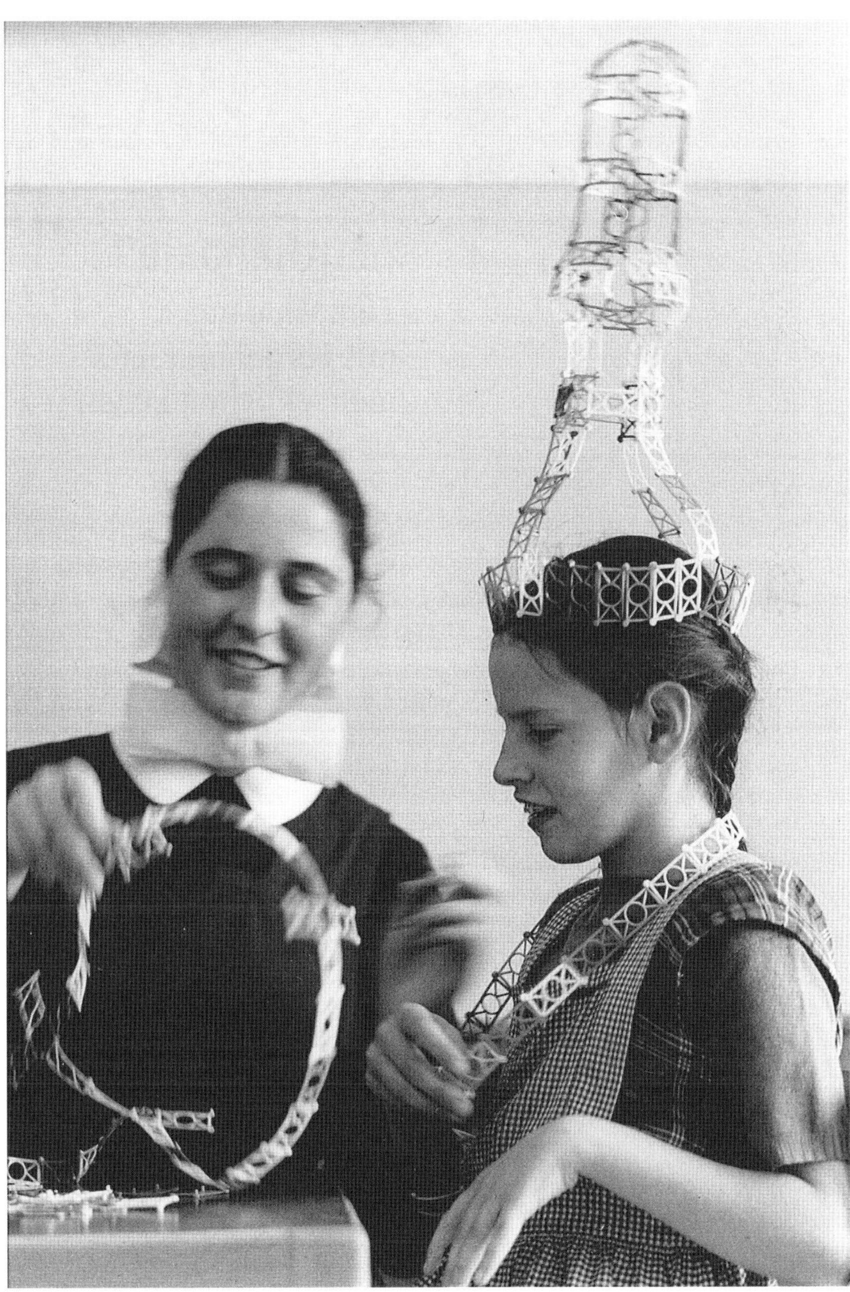

Basteln von Königinnenschmuck.